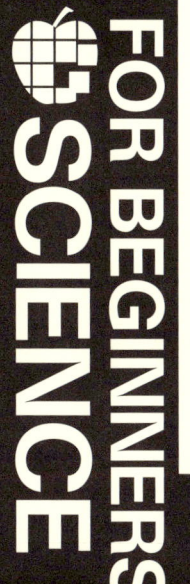

FOR BEGINNERS SCIENCE

最新 危ないコンビニ食

山田博士［文］　熊谷さとし［絵］

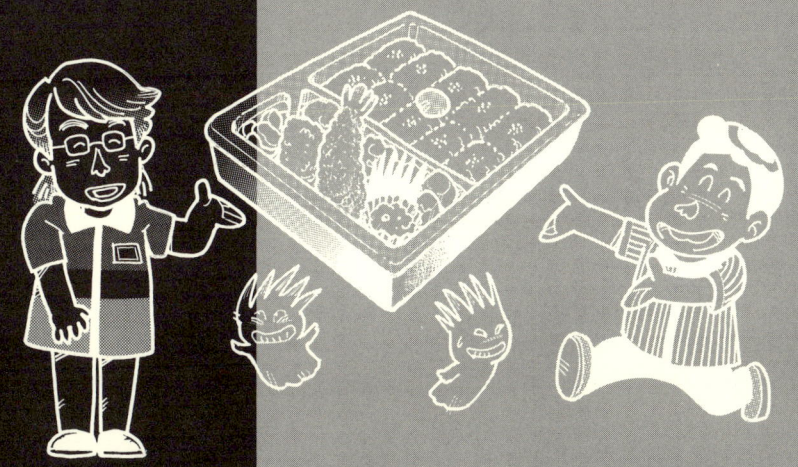

現代書館

もくじ

はじめに　いのちの「非常事態」……………………………………… 4
　コンビニ食、みんなで食べれば怖くない？　4
　「パソコン症候群」を笑えますか。これじゃもう倒れるしかないよね　6
　コンビニ食は、ゴミを大量生産する！　世界のゴミ焼却炉の75％が、日本に　10
　略奪行為を自慢する肉食文明と、いのちを大切にする植物文明と　12
　英国では10歳の少年が2歳の子を、日本では12歳の少年が4歳の子を　16
　「自分のいのちは自分で作る」、これが21世紀のキーワード　18

第1章　大疑問1：なぜ、大手コンビニの株主に大商社が参入するのだろう …………………………………………………… 23
　人を幸せにしない、コンビニ食のカラクリ　24
　「便利さ」だけでは計れない分野が、この世には二つある　26
　生きものはみんな、生まれ故郷のいのちを食べて生きている　30
　コンビニ弁当に突き刺さる万国旗が、あなたに見えるか　34
　日本人の胃袋の4割は、アメリカと中国に押さえられている　40
　三菱商事や伊藤忠などが、新コンビニ展開を始めた　44
　中国の「有機田んぼ」に置かれた空っぽの農薬袋　48
　コンビニ食御用達の冷凍野菜。輸入はなんとフリーパス　52
　「抗生物質漬けの冷凍エビ」、回収を公表しなかったニチレイ　56
　JR東日本が、違法の疑いの濃いアメリカ産冷凍弁当を輸入販売　58
　輸入食品が増えれば増えるほどブルーベビー症が増えてゆく　60

第2章　大疑問2：なぜ、コンビニ弁当の中身に、この三つが少ないのだろう ……………………………………………… 63
　コンビニ弁当のメニューに隠された食品企業の裏事情　64
　緑色野菜「100％無添加」のメニュ、あなたはこれに耐えられますか　70
　白いサラダばかり食べていては、赤いヘモグロビンが作れません　74
　牛乳の「栄養神話」はウソだった。緑色野菜こそカルシウムの宝庫　80
　あのダイオキシンさえ体から追い出してくれる緑色野菜　86
　豆類が極端に少ないコンビニ食。動脈硬化や痴呆を防ぐ大豆たち　88
　頭の良くなりたい人（？）に朗報。未精製穀物は白米より勝（すぐ）れもの　91

第3章　大疑問3：なぜ、コンビニ食が、子孫と地球を泣かせてしまうのだろう ………………………………………… 95
　コンビニの「おでん」を食べると、少子化が進む理由はこれだった　96
　偶然見つかった、乳ガンを増やす「環ホル」ノニルフェノール　99
　カップヌードル、ヤクルトよ、お前もか。「環ホル」スチレンモノマーが溶出　102
　烏龍（ウーロン）茶、ポカリスエット、缶ビールが「環ホル」ビスフェノールA入りとは　105

第4章　大疑問4：なぜ、コンビニ食に、若者をキレさせる
　　　　　五つの化学物質が使われているのだろう ……………… 109
　　学校給食のメニューこそが、日本人にコンビニ食を蔓延させた犯人だ　110
　　サプリメントやビタミン剤の中には「環ホル」疑惑のBHAが添加！　114
　　交番に大きく貼り出したい？「全国指名手配食」の五つはこれだ　116
　　心と体を簡単にキレさせるすさまじいアゾ系色素「黄色4号」　120
　　リポビタン、ダイエット・コカコーラ、この"健康志向品"に「安息香酸塩」　124
　　重症の気管支ぜん息を起こすアメリカで警告された「亜硝酸塩」　126
　　ファストフードの植物油など見えない所で使われている「BHA」　128
　　ぼくたちの舌を奪い、コンビニ食を全国に広げた「MSG」　130

第5章　大疑問5：なぜ、コンビニ食企業の社長たちが、
　　　　　この大切な質問に答えようとしないのだろう …………… 135
　　死の商人が作る商品は、兵器ばかりとは限らない　136
　　「黒豚」表示を偽って、白豚を混ぜた日本ハムの本音　140
　　ぼくが144件の食品企業に発した一番心配している八つの設問内容　142
　　回答無視の企業が116件。その商品の内容は、「やはりねえ…」　144
　　ぬるま湯のカエルを笑えるか。あなたが飛び出すしか方法はない　147

第6章　コンビニ食から足を洗うための、「お湯と桶」……………… 149
　　コンビニ食で染まった心と体、この方法で、足が洗えます　150
　　難しく考えない。料理をしよう。包丁一つで、あなたの足が洗えます　152
　　歯を見よう。そこに答が書いてある。少食一つで、あなたの足が洗えます　156
　　笑う武器をいつもポケットに持とう。笑顔一つで、あなたの足が洗えます　160
　　周囲の花を見よう。空の雲を見よう。速度ダウンで、あなたの足が洗えます　162

あとがき …………………………………………………………………… 167
　　宮沢賢治の言葉っていいよね。「農は国の基なり――」　167
　　少年Ａが卒業文集に貼り付けた尾崎豊の歌詞コピー「15の春」　168
　　「アミノ酸飲料？　なんじゃらほい」きっと賢治なら、こう言うだろうなあ　170

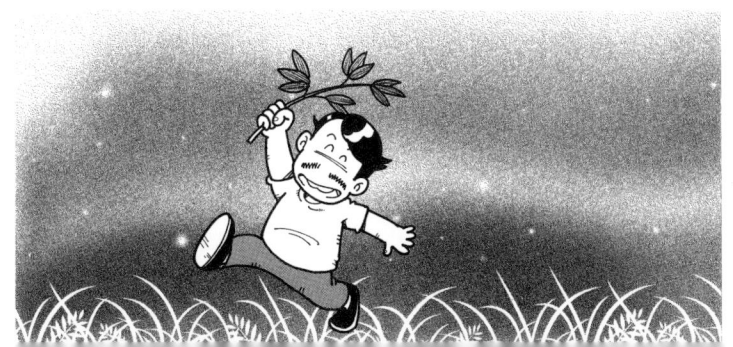

はじめに

いのちの「非常事態」

コンビニ食、みんなで食べれば怖くない?

　この本でぼくは、この世で一番大切なことをお話しします。何を大層な、と思われるかもしれません。でもまあ、ちょっとぼくの話を聞いて下さい。

　「コンビニ食」という言葉。これじつは、ぼくの造語なんです。1996年に発行した本のタイトルにそれを使いましたら、すぐに新聞の見出しなどで使われてポピュラーになりました。

　でもそれは、いわゆるコンビニで売られている食べものだけを指しているつもりでは、けっしてないんです。あなたのいのちを捨てるすべての食品。それは皆さんがふだん買うスーパーやデパ地下の食べもの、それにファストフードやファミレスなどでの外食、持ち帰り弁当など、すべてを含んだものなんですね。

　「ふふふ、私、あんまりコンビニなどで食べものを買わないのよね。だから大丈夫……」、というのんびりしたかたには、本書でそれこそ青天の霹靂（へきれき）の目に遭ってひっくり返っていただくことにします。イスをご用意して気を付けて本書をご覧下さい。

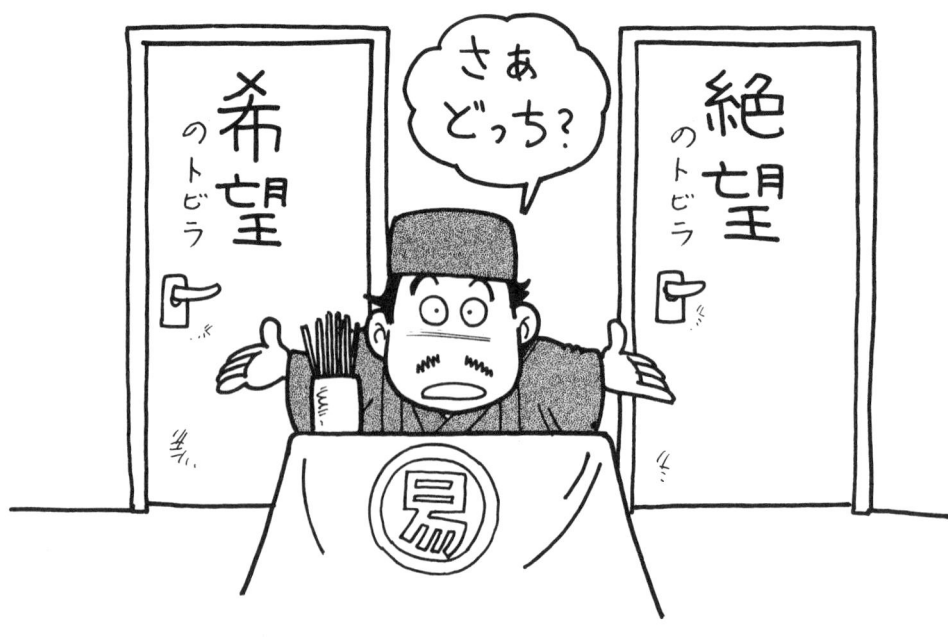

希望のドアと絶望のドア。これ、じつは隣同士なんです。ふだんの暮らし方のほんのちょっとした違いで、あなたが隣のドアのノブを握るのか握らないのか、決まってしまうんですね。

　あなたの明日のいのちがピンク色に輝くか、それとも空気の抜けた風船のようにある日突然すぽんでしまうのか。それぐらいの違いが、コンビニ食を選ぶか選ばないかにはあるとさえ、ぼくは思っています。

　先ほども言いましたが、外食やファストフードや居酒屋や市販弁当、そして近所のスーパーなどを頻繁に利用しているかた。じつはそれらこそがまさしくぼくの言う「コンビニ食」でした。いつでも食べられて便利、どこでも買えて便利、どこにでも空容器は捨てられて便利、そして同時に、あなたのいのちまでも簡単に捨てられて便利（あ、これは半分冗談、半分本心です）……。これ、まさしく「コンビニ食」と違いますか。

　「う、うわ、これ、最近イライラして旦那を責めてばかりいる私のことじゃないの！　そ、それに、非行がますます激しくなるうちの正美のことじゃないの！」なんて、本書を読みながら絶叫されるでしょうね（ごめんなさい、ちょっと大げさ？）。

　こんな食事でいいのかなあ、と思いながらも、「コンビニ食、みんなで食べれば怖くない」という気持ちで毎日を納得させていらっしゃるかたは、ぜひ本書を注意深く読んでほしいと願っています。

　ぼくが「コンビニ食品」という言葉じゃなく「コンビニ食」という場合、この「食」は、ただ単に食品という物質だけを指すつもりではなく、ぼくたちの「食文化」そのものをも指していると考えて下さい。

　つまり、ぼくたちの生き方や哲学なども含んだものとして、とらえてほしい。皆さんの暮らし方が本書を読まれて少しでもシンプルになり、真剣になり、ほんものに変わってゆくようになれば、食べるものなども自然に、ほんものに変わってゆくものなんです。

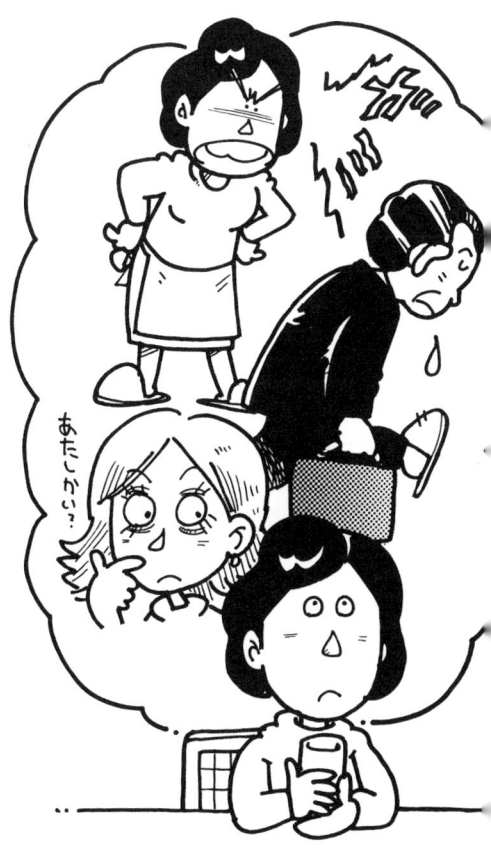

はじめに　いのちの「非常事態」

「パソコン症候群」を笑えますか。
これじゃもう倒れるしかないよね

いまの食の状況を、「パソコン症候群」なんて呼ぶ人もいるようですね。つまり、「パウチしてある惣菜を、コンビニで買い求め、チンする」ということのよう(笑)。その頭文字を採った言葉のようですが、そんな食卓の光景、考えただけでも寂寥としてしまいます。

でも、そんな生活を、あなたは指さして笑えますか。あなたもまさしくそんなコンビニ食生活を、気付かぬうちにしていらっしゃるのではないですか。ちょっと胸に手を当てて日々の暮らしを振り返ってみて下さい。

隣の人と同じファストフード、同じ回転寿司、同じデパ地下、同じスーパー、同じ惣菜、同じペットボトル、同じガム、同じタバコ、同じ菓子、同じファミレス、同じ寿司弁当、同じ駅弁……。

それにただ単に食品だけのことじゃなくても、隣の人と同じ洗剤、同じ化粧、同じ学校、同じテレビ番組、同じクルマ……。分かります。ぼくにも分かります。確かに、隣の人と同じ暮らしをしていれば安心という気持ちは、ぼくにも分かります。

少しでも違うことをしようとすると、そこには必ず周囲からの白い眼が突き刺さり、心にプレッシャーがかかるもの。

とくに、農耕民として生きてきたぼくたちには、村八分されれば即、自分の田んぼに水が流されなくなるという死の恐怖が、血液にいつも流れているのかもしれません。牧畜民にはない恐怖なんですね。これはぼくたちがいまのように都市住民になってさえも、変わっていません。「おかしいなと思っても、黙ってみんなと同じ行動を……」。これはいわば、ぼくたちの負の遺産と言えるのかもしれません。

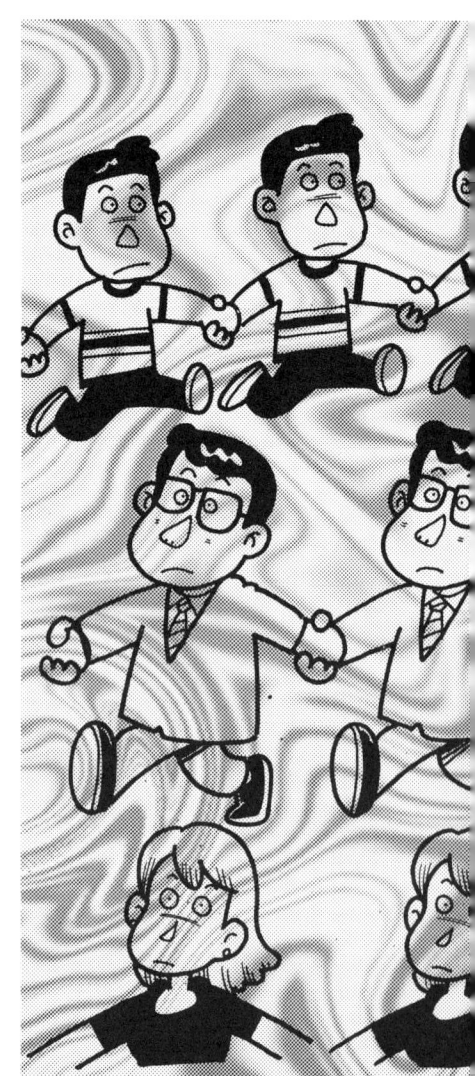

その対象がクルマやテレビなどの工業製品である間は、ま、いいでしょう。もっともぼくは、たとえそのようなものでも子どものときから、みんなと同じ服、同じカバン、同じ帽子、同じ靴、同じ歌、同じ運動、同じ勉強、同じ本、同じ女の子（あ、言ってしまった。すみません！）などを求めるという行為は、あまり好きではありませんでした。

いつも他人とは違う行動を好んでいたようなんですね。ま、これはぼくがたまたま団塊（だんかい）の世代という、大量生産された騒がしい世代に生まれたための生き抜く知恵だったのか、あるいは生まれつきの天邪鬼（あまのじゃく）だった（こちらのほうが真実？）のか、分かりませんけれど。だから、あまりぼくの真似をしてもらっても困ります（笑）。

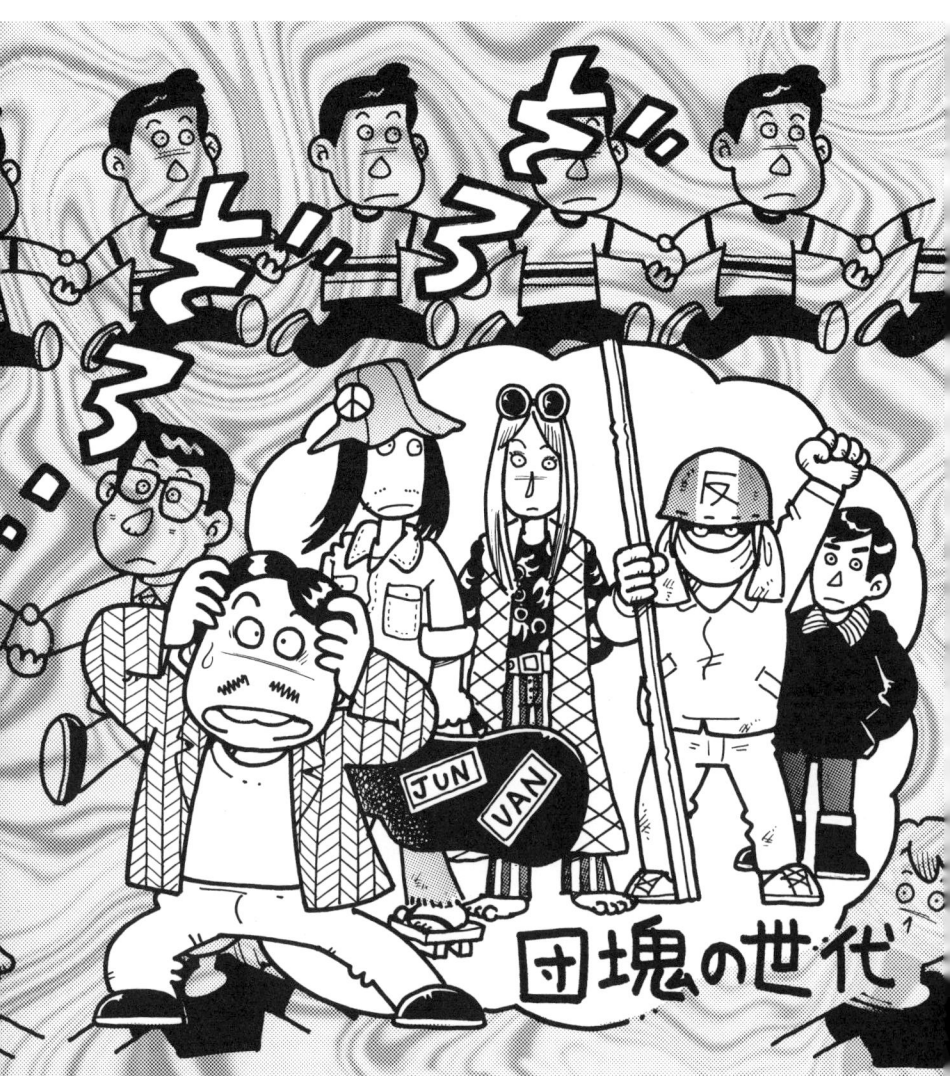

ただひとこと。食べものはファッションではないんです。あなたのいのちを燃やす食べものを、ただ周りの雰囲気だけで求めていいのかどうか。周囲の人間がみなコンビニ食だから、ファストフードだから、外食だから、デパ地下だから、と言って、同じものを食べていいのかどうか。

あなたの心や体が倒れるのは、あなた自身の毎日の暮らし方の結果なんですね。突き詰めれば食べ方の結果なんです。もちろん環境や生来の原因はあるでしょう。でも、それらを他人のせいにばかりしていても、何も生まれません。それらの解決のために、とりあえず、いま何が自分にできるのか。

ストレスが病気の強い要因だということも最近は理論的に分かってきました。でも、それに耐える強い心や体にするのは、親でもなく、ましてや教師でもなく、あなた以外にはできないのです。どんなことがあっても、他人のせいにしてはいけません。

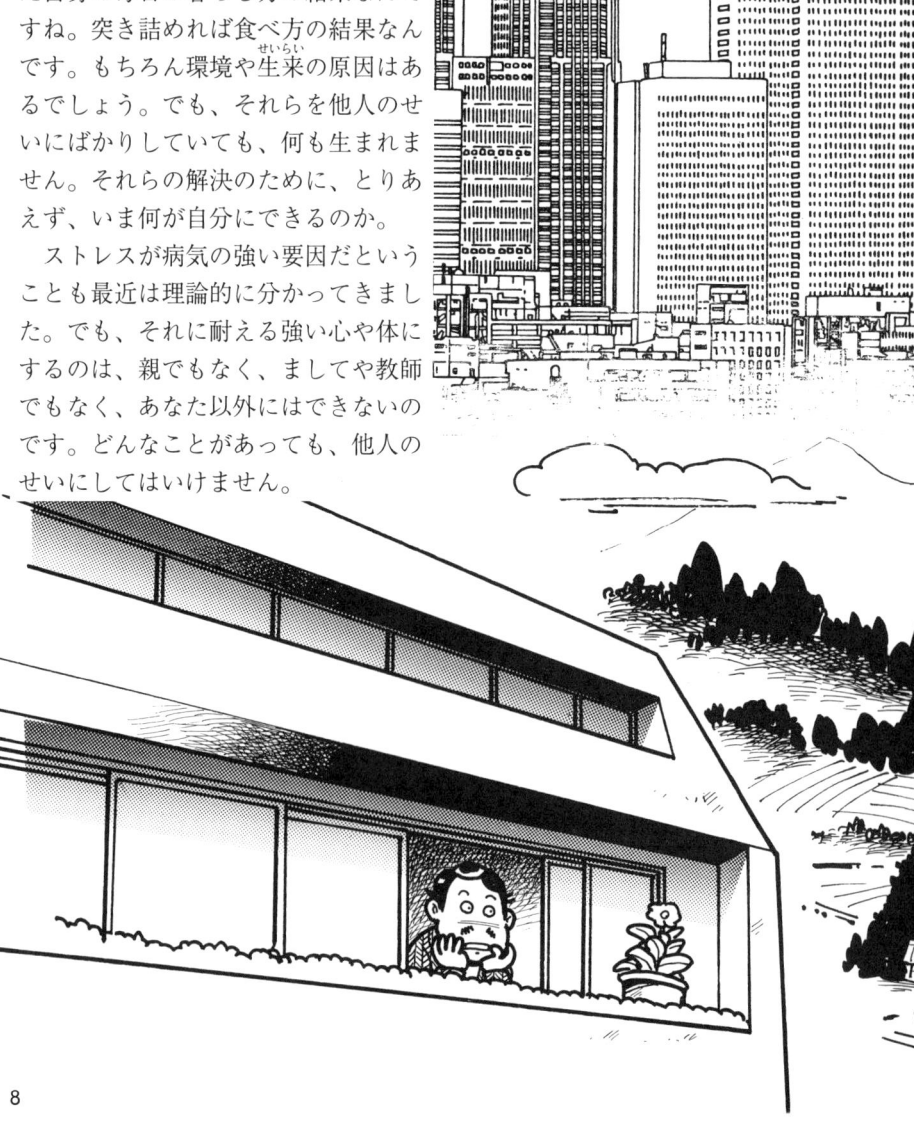

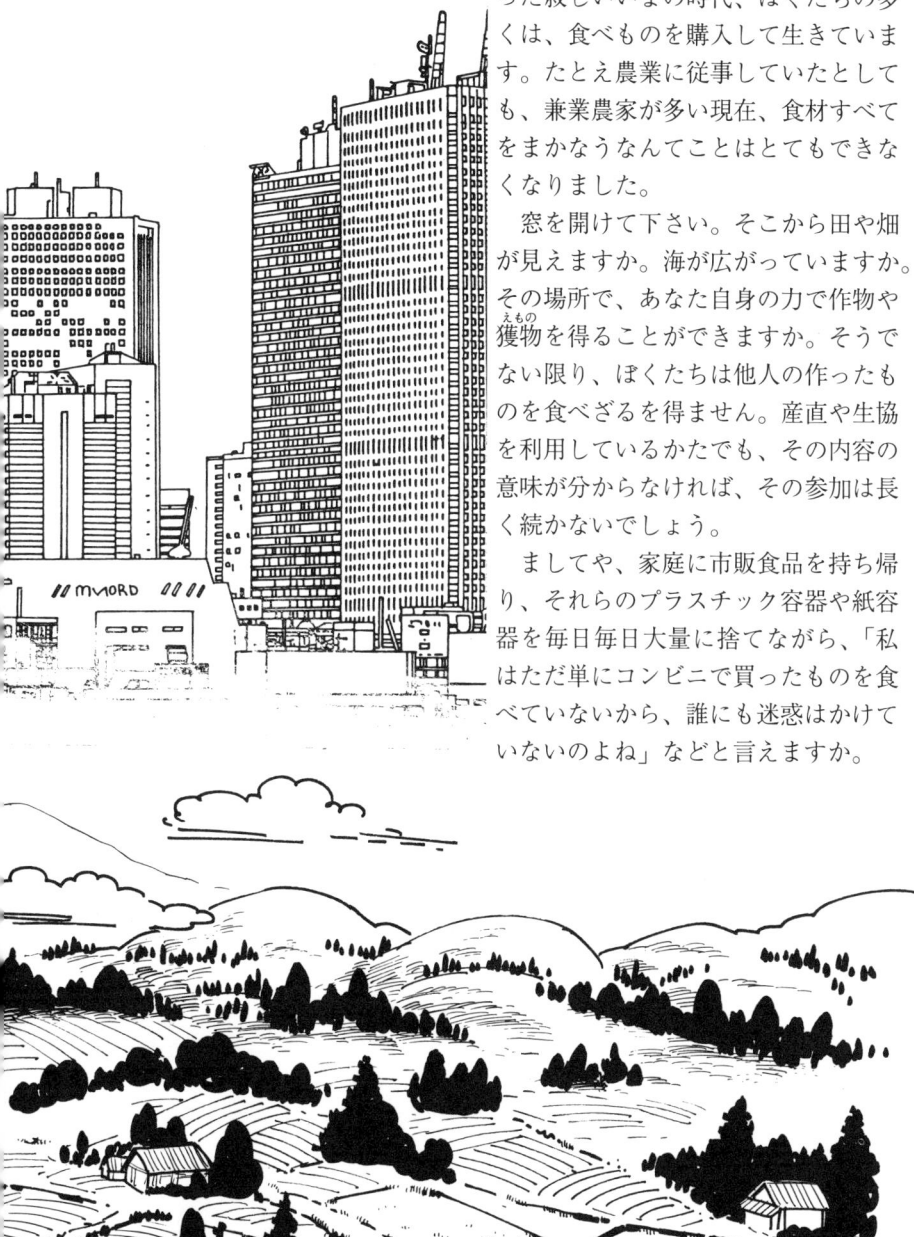

　全国が都市化、いや東京化してしまった寂しいいまの時代、ぼくたちの多くは、食べものを購入して生きています。たとえ農業に従事していたとしても、兼業農家が多い現在、食材すべてをまかなうなんてことはとてもできなくなりました。

　窓を開けて下さい。そこから田や畑が見えますか。海が広がっていますか。その場所で、あなた自身の力で作物や獲物(えもの)を得ることができますか。そうでない限り、ぼくたちは他人の作ったものを食べざるを得ません。産直や生協を利用しているかたでも、その内容の意味が分からなければ、その参加は長く続かないでしょう。

　ましてや、家庭に市販食品を持ち帰り、それらのプラスチック容器や紙容器を毎日毎日大量に捨てながら、「私はただ単にコンビニで買ったものを食べていないから、誰にも迷惑はかけていないのよね」などと言えますか。

はじめに　いのちの「非常事態」　9

コンビニ食は、ゴミを大量生産する！
世界のゴミ焼却炉の75%が、日本に

迷惑、そう、いまぼくたちが毎日食卓に並べたりしている多くの食べもの、とくにコンビニ食は、小口であるが故に、大量のゴミを地球に放出します。その点ですでに、地球に、そして環境に、大いに迷惑なものなんですね。なにしろ、それらによって毎日廃棄される膨大なゴミ量のため、この日本列島には、世界中のゴミ焼却炉のなんと75％が存在している、という恐ろしい事実。

こんな先進国がどこにありますでしょうか。先進国じゃなく、"先沈国"と呼ぶべきじゃありませんか。コンビニ食、とくにコンビニで売られている食べものは、ゴミを作ります。1日に3回も廃棄するコンビニ弁当。しかも小口のプラスチック容器や紙容器。これらがなければコンビニ食は1日たりとも実現しません。

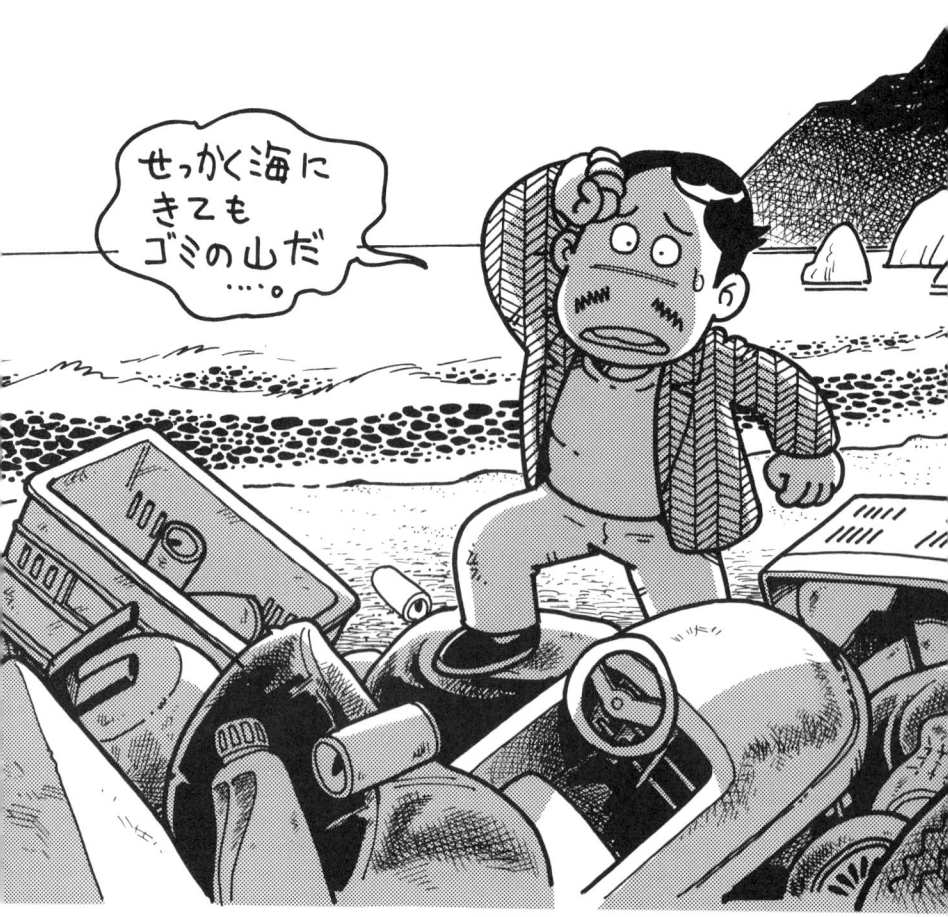

後でも述べるように、ゴミを焼却して生まれた環境ホルモン作用もあるダイオキシンなどは、誰が生んだのでもない、コンビニ食を毎日利用するあなたが、犯人の一人だったんですね。

しかも第4章でも述べるように、コンビニ食が人の心や行動にまで影響を与えることが最近分かってきました。

広島県の中学生1,169人を対象にした調査によっても、本書で述べる「悪い食事」をするグループのなんと男子92％、女子98％が、日常イライラしているという結果なんですね（出所1）。寂しいことです。食事に気を付けているグループよりも明らかに数値が高かったとのこと。子孫たちにコンビニ食を引き継ぎ、同時に心の寒さまでリレーするなんて、とてもぼくにはできません。

たかが食べもの。そう、たかが食べものです。しかし、そのたかが食べものが、ぼくたちの文明を大きく決定づけてきたのも事実。ぼくたちは教科書で、「結果としての世界史」だけを学びました。しかし人間たちをそのような行動に突き動かした本当の原因は何だったのかは、学びませんでした。

教科書には、他民族を侵略した"勝者"だけが歴史として載っています。どの頁にも、土の上にこぼれた何トンもの涙は載っていません。まさしく「暴力の歴史」。なぜ人類はそのような行動に走ったのか、いまこそ立ち止まって考えてみたいと、ぼくは思っているんです。

食の問題を考えるにあたって、皆さんにはそこまで本書を「深読み」してほしい。暗黒の宇宙に浮かぶ地球という美しい星なのに、なぜ大地のあちらこちらから戦火の炎が上がり続けるのか。ぼくは、宇宙に対して本当に恥ずかしい。希望どころか、絶望の未来しか誰の頭にも浮かばない21世紀の地球。どうかその観点から食を考えてほしいのです。ただ単にコンビニ食をどうするかだけの観点ではなく、その背景をこそ、本書で考え続けてほしいなと思っています。

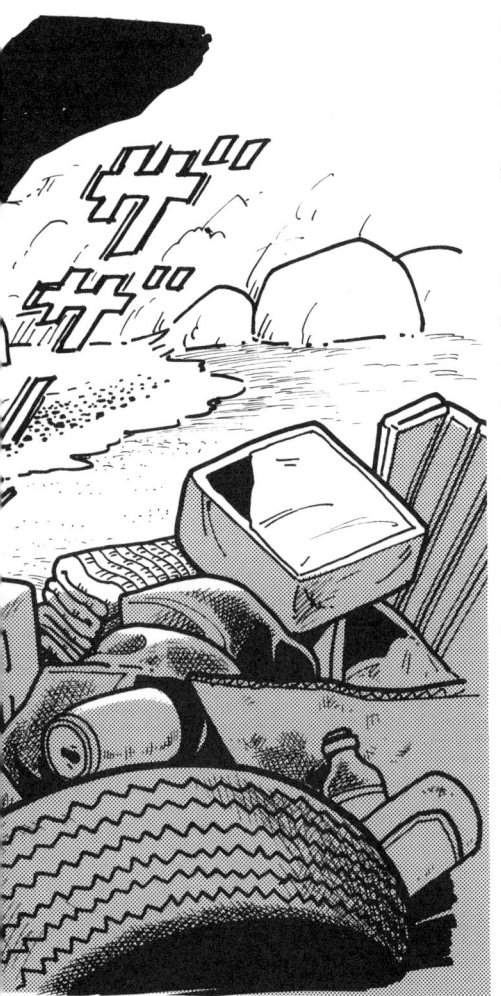

略奪行為を自慢する肉食文明と、いのちを大切にする植物文明と

　不毛の地とも言える欧州。そこを中心に、なぜあれだけの殺戮が繰り返されてきたのでしょう。

　生きてゆく上で一番大切な食べものを、痩せた土地に住む彼らが手っ取り早く入手するためには、他領土への侵略しかなかったのですね。驚かないで下さい。欧州での土地生産性は、本当に低いんです。

　たとえば牧草の収穫高。乾草換算にすると、イギリスやフランスではわずか3トン～5トン／haの収穫しかありません。日本では、なんと30トン～70トン！　10倍以上もあるんですね。そのような国々から見れば、日本はうらやまし過ぎるほど自然の豊かな天国なんですね。それなのに、なぜぼくたちは不毛の土地の真似をする必要がありますか。

　こうした気候や地理的条件を見ると、他国の領土を平気で武力で奪っていった「原始的資本主義」、そして「帝国主義」が彼らの土地から生まれたのも、なるほどねえと、うなずけるというものです。

　北に位置する不毛の地では、野菜など到底育てられないでしょう。だからそこに家畜を放牧し、その肉を食べるという肉食文明が自然に根付いたわけなんですね。そしてその領土を拡大するために他国をまた侵略する。

　イギリスの上流階層などではいまも、「ふっふふっ、わしの先祖はなあ、大海賊だったんじゃぞお。ふおっ、ふおっ、ふおっ（笑い声）」などと自慢しています。でもぼくたち日本人の常識では、略奪行為を誇るなんてそんな恥ずべきこと、とても他人様には言えません。

　そのような略奪を中心とする肉食文明。これがずっと西欧文明の基礎だったわけなんです。ところが悲しいかな、先述のように自然が豊かだった日本が、明治以降、いやとくに1945年の敗戦以降、何を間違ったのか、肉食文明をそのまま真似してしまったんですね。これが悲劇の始まりでした。「絶望のドア」のノブに、全国民が手をかけてしまったわけなんです。

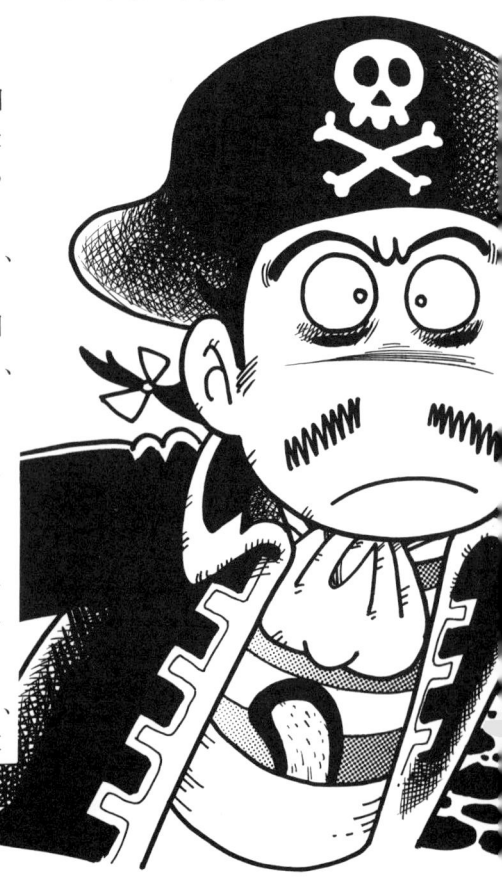

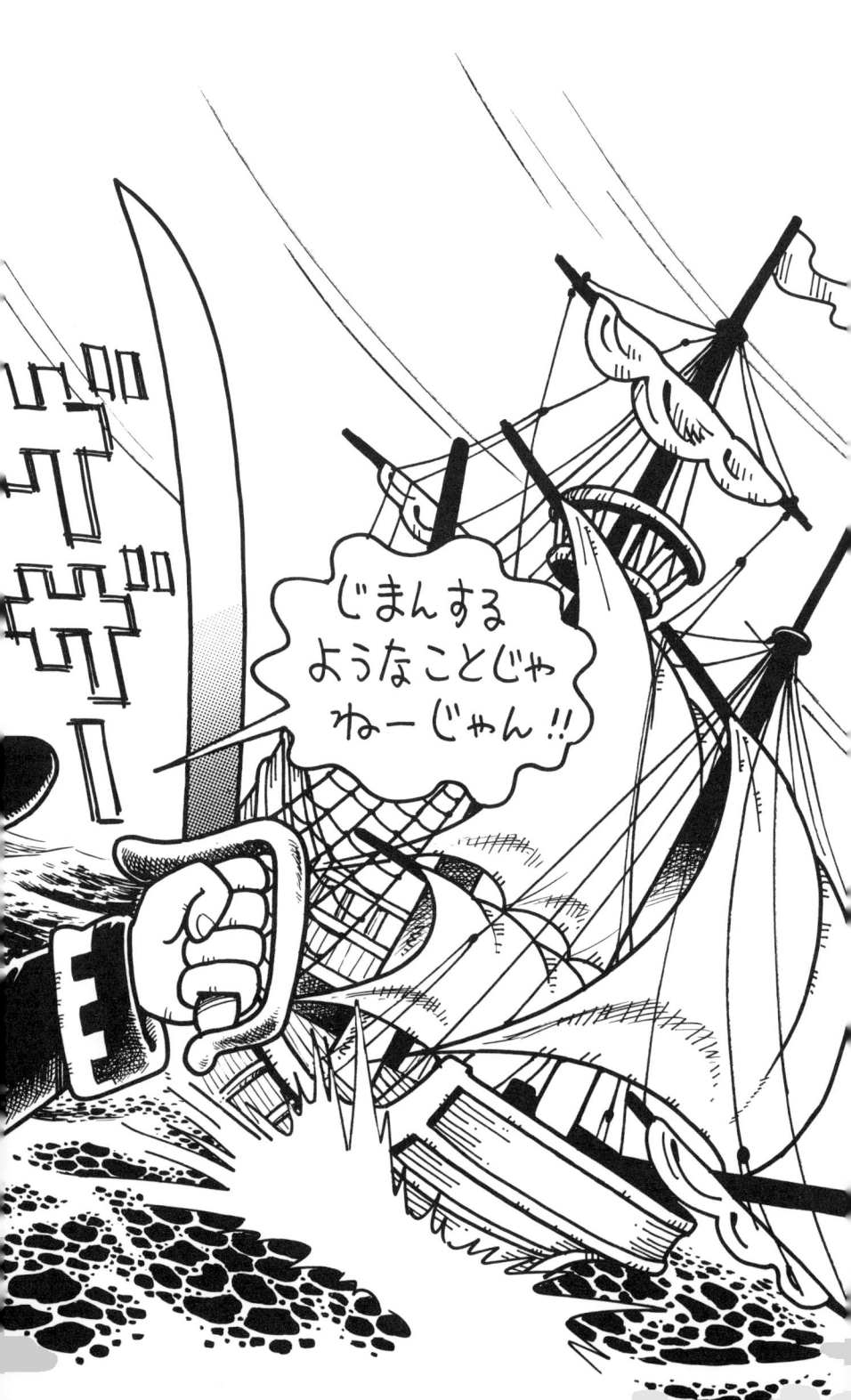

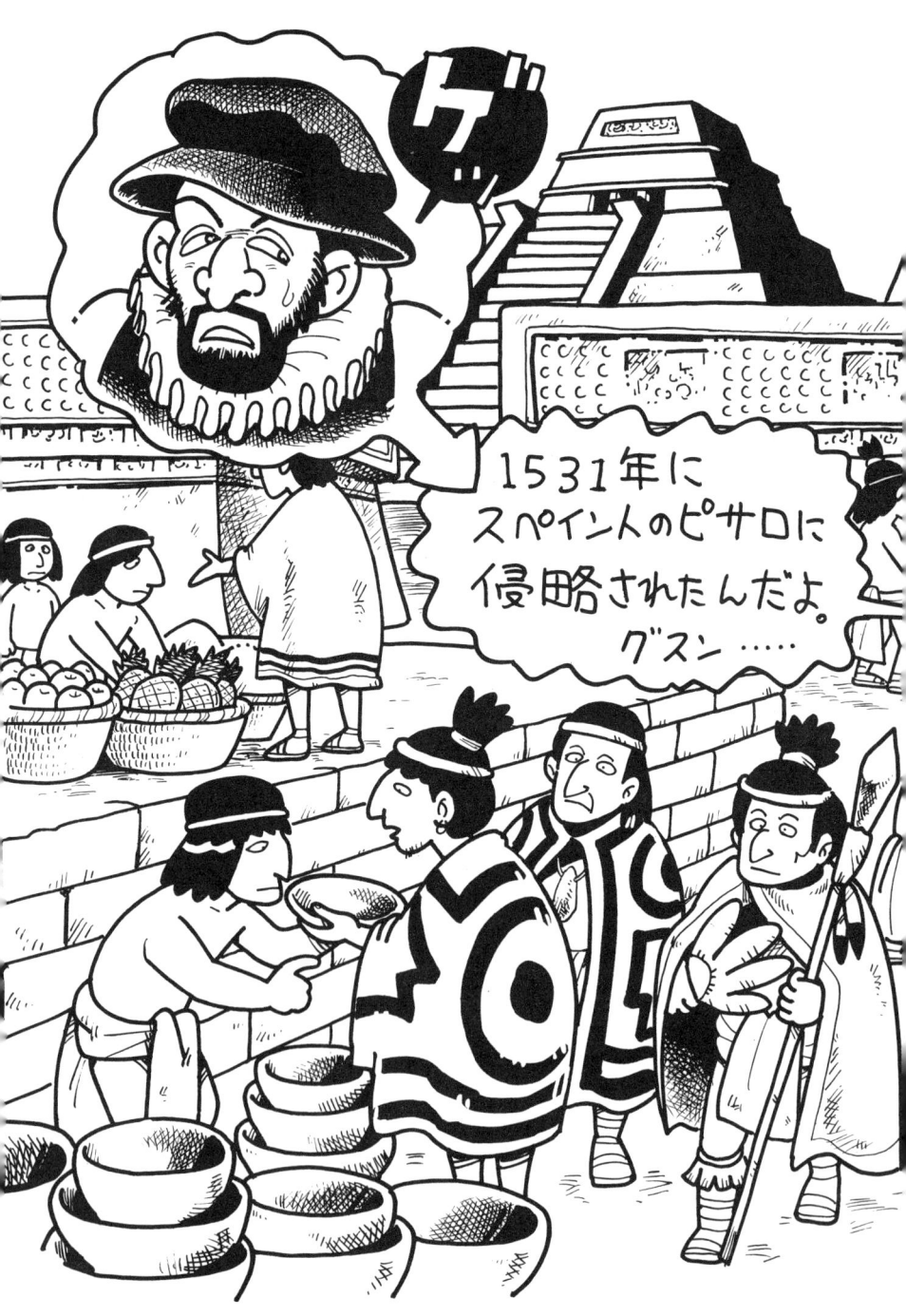

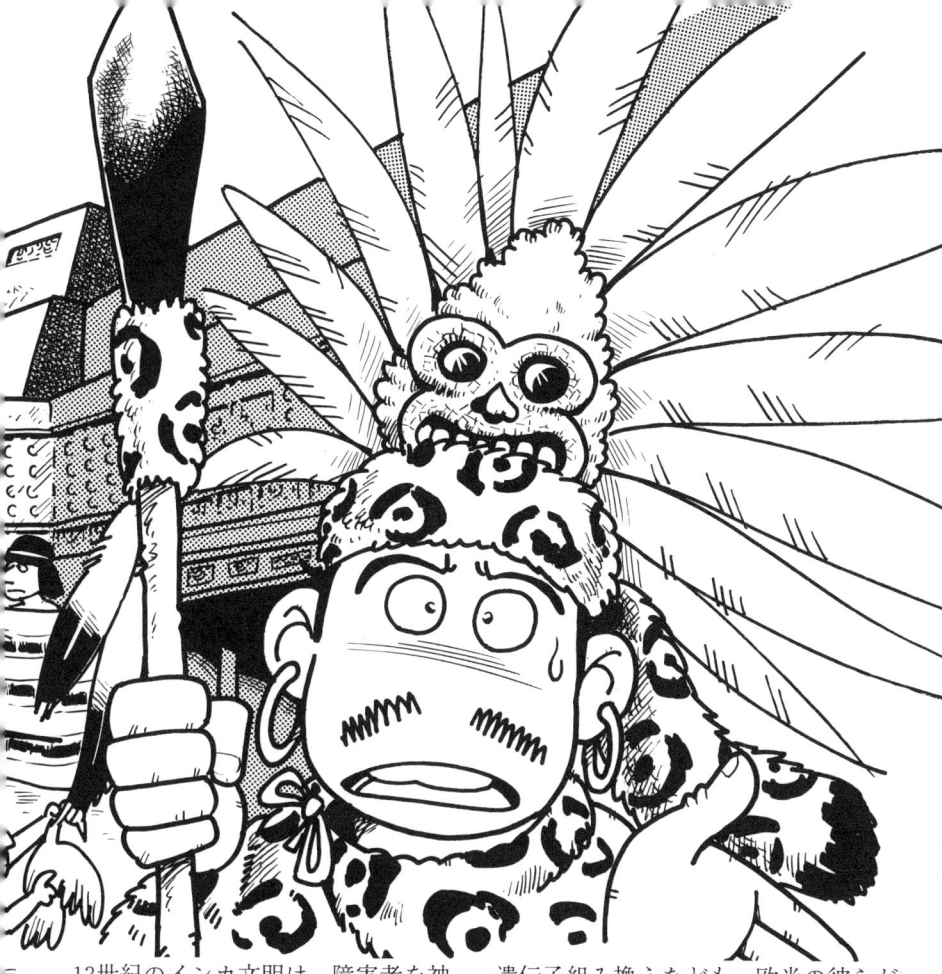

　13世紀のインカ文明は、障害者を神からのお使いだと尊敬するような社会でした。しかも武器じゃなく、植物の種を分け与えるかどうかということで人心を把握したように、農耕技術に優れた優しい文明でもあったんです。
　逆に、西欧の家畜文明（肉食文明）はどうだったでしょうか。先述したように、動物だけでなく人までも奴隷として扱い、異民族や異教徒は抹殺さえいとわないという殺伐とした社会を作りました。いま問題になっている"神の領域を侵す"とまで言われている遺伝子組み換えなども、欧米の彼らが中心になって進めています。ぼくらが始めたものではけっしてないんです。
　先祖が遺してくれた素晴らしい食文化、そして植物文明をきっぱり捨ててしまった日本。官と産が癒着し、肉食や牛乳やパン食などを、とくに戦後学校給食などで強制的に進めてきた結果が、いまのようなファストフードやコンビニ食全盛などという手軽な「食文明」に移行させた大きな原因じゃないかと、ぼくは思っているんです。

英国では10歳の少年が2歳の子を、日本では12歳の少年が4歳の子を

　いま、この狭い日本列島には、かつて肉食文明の国々が犯してきたような殺伐とした事件が次々と起こり、涙が満ち溢れています。全国に53カ所ある少年院はもはや満杯。学校段階ではとっくにお手上げの状況です。

　文部科学省がいかにスクールカウンセラーなどを学校に配置しても、このような対症療法ではいつまで経っても子どもたちの頬に流れる涙をくい止めることはできないでしょう。

　ぼくの読者である教師たちからいただく多くの悲痛な手紙を見ていると、それらが何の解決にもなっていないことがよく分かります。

　イギリスでは1980年代以降、すでに少年犯罪が深刻化していました。1993年には、当時2歳だった女の子バルジャーちゃんが、10歳の少年2人に殺された事件もありましたが、何のことはない、2003年に長崎で起こった12歳の少年による4歳児殺害事件とそっくりじゃありませんか。

　イギリスの中でもスコットランドでは、なんと8歳以上になるともう刑事責任が問われるんです。厳罰にすれば解決するだろうという「力の思想」。2003年に、国連などの調停を無視して小国イラクを攻撃した、どこかの大国の思想とよく似ています。目には目をという考えが、どんな幸せをも生み出しはしなかったことを、後世の人たちはきっと理解するでしょう。

　西欧を真似た日本では、子どもだけでなく、大人の刑務所でさえすでに現在満員御礼です。すでに48,000人もの人がここに収容され（2003年）、定員を2,100人もオーバーしているんですね。まさしく収容者列島と言えると思いませんか。この1年間だけで、10％も増えています。身近の人が刑務所に入る時代なんて、ぼくには想像もつきません。

　それに、体が倒れたら、多くのかたは「病院へ行けばなんとかなるさ」と安易に考えていらっしゃる。でもなぜ、医療技術が高度になったはずの病院に、患者が毎日毎日"湧いてくる"のか。

　不況と言われているいま、例外的に膨れ上がっている産業こそ、「医療産業」なんです。あえて「産業」とぼくは言います。医療はもうとっくの昔に仁術を捨てて、算術、いや忍術に変身しました。2003年にはすでに30兆円以上もの国民医療費でしたが、2025年にはなんと80兆円にもなろうと予想されているんですね。これ、何かが根本的に間違っていると思いませんか。

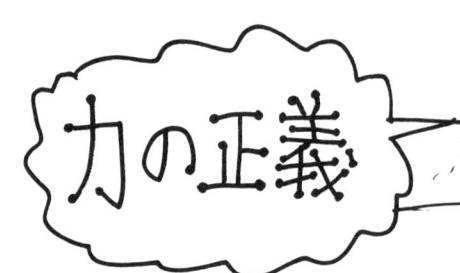

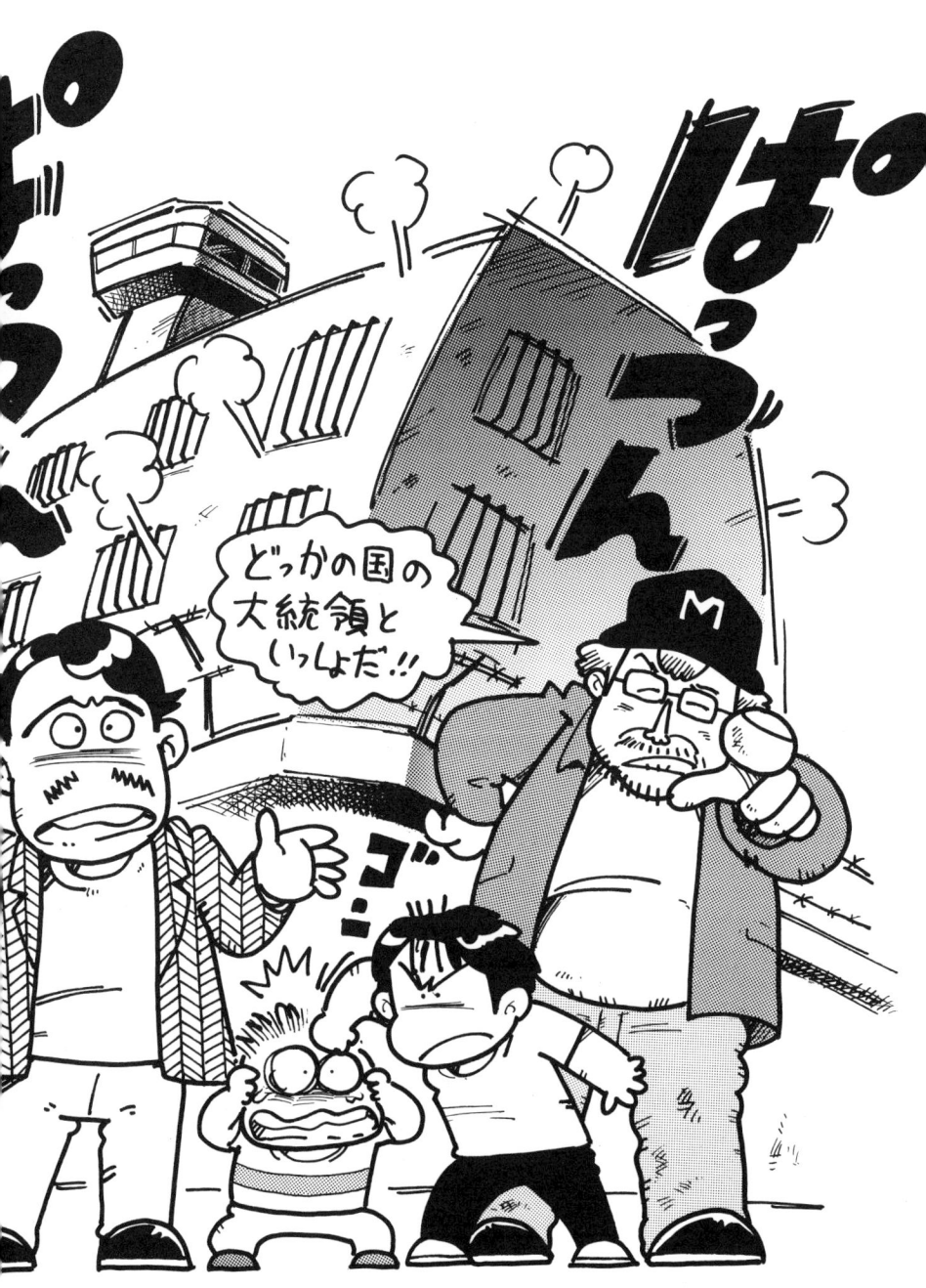

はじめに いのちの「非常事態」

「自分のいのちは自分で作る」、これが21世紀のキーワード

たとえば人工透析。簡単に人工透析だなんて言いますが、これ大変なことなんです。腎臓がやられると、尿がうまく排泄されなくなって、尿中毒になります。そのため定期的に治療施設に通い、人工透析をして尿を排泄しなくてはならないんですね。旅や、日々の予定を立てるのも難しくなります。

この治療を受ける患者がいま急増しています。2003年現在、約20万人。これだけ膨大な数のかたが透析治療に通っているのですが、最近の特徴は若い人が増えていること。なぜなら、透析を受けている人の約半分は糖尿病性腎不全なんですね。若い人の糖尿病が増えていますから、そのまま腎不全を起こし、人工透析へ、とつながるわけです。

若くして人工腎臓、そして人工透析だなんて、ぼくは悲しくなります。そしてこの治療に、莫大な費用がかかるんですね。1人当たりのこの医療費を計算してみると、年間約500万円以上にもなるんです。仮に1人500万円だとして20万人だと、合計でいくらになりますか。なんとこれだけで1兆円！

先天性のかたもいますけれども、多くの場合は食生活の結果でしょう。一度人工透析を受けると、一生通い続けることになります。治療費もかかり、人生での大切な時間を浪費し、苦痛を抱え、そして治ることもない治療が一生続く。

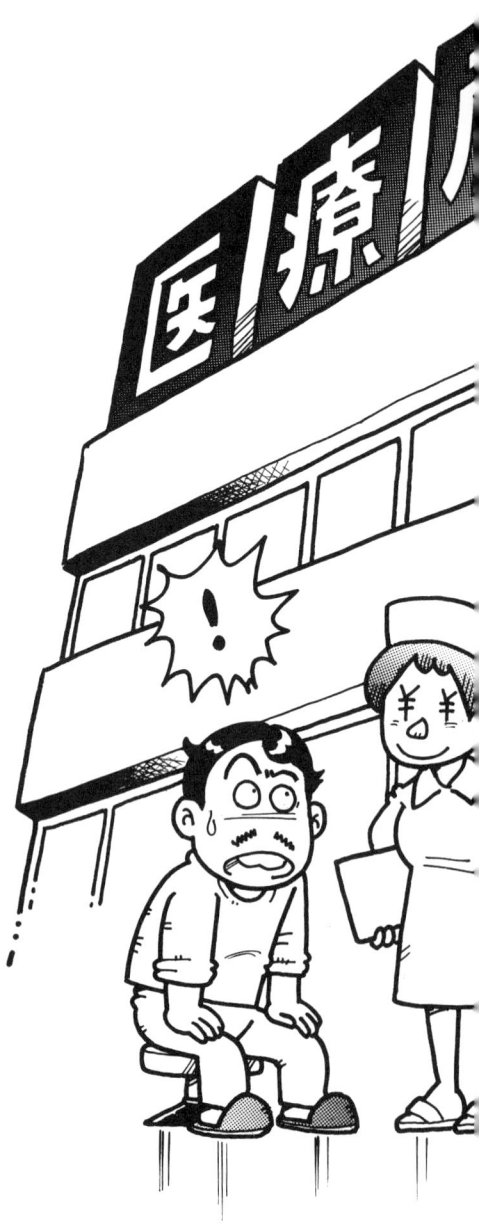

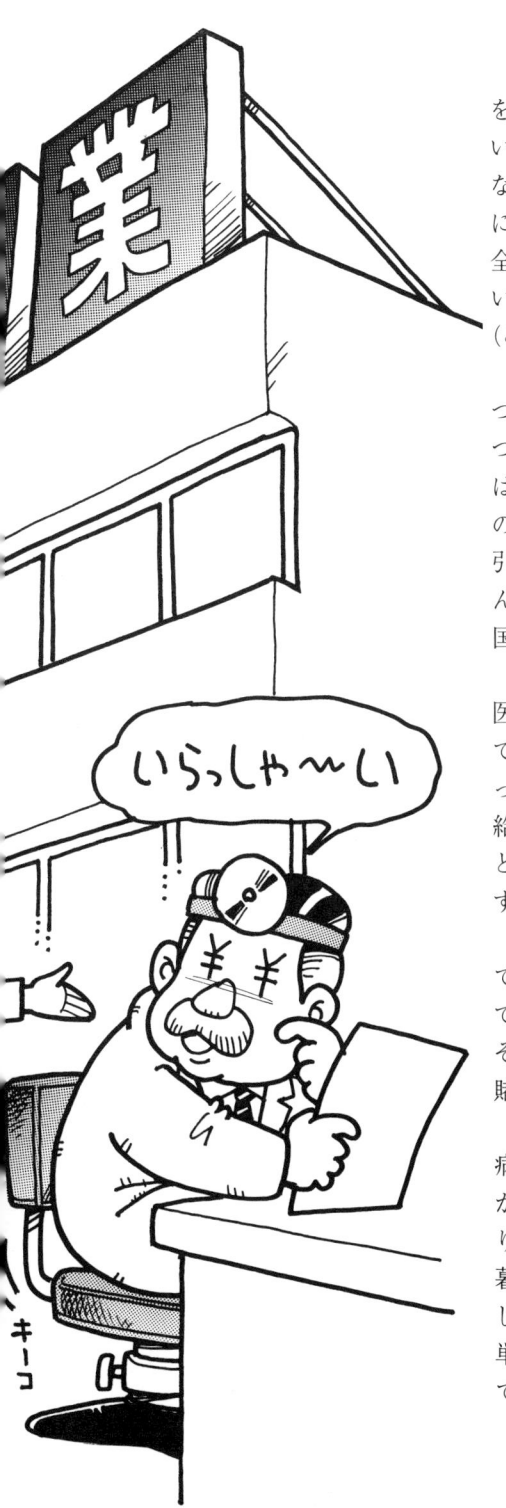

　しかも施設側は、この人工透析患者を１人でも多く自分のところに抱えたいんです。なぜなら大きな収入源（！）なんですね。本音を言えば、どの患者にも「治ってほしくない」。日本国民全員が人工透析患者になってくれたらいいのに、とさえ考えているはずです（ごめんなさい。極端ですが）。

　でも現実に、毎年なんと15,000人ずつの透析患者が"湧いて"います。じつは年間３万人の患者が新たに増えてはいるのですが、一方で毎年15,000人の患者が亡くなっていますから、差し引き計算するとこうなるんですね。なんとも寂しい数字です。こんな"長寿国"がどこにありますか。

　驚かないで下さい。先進国の中で、医者が自分の判断による出来高制だけで対価を保険に請求できるのは、「たったの日本だけ」。地域ごとに医療供給の総額が決められているドイツなどとはこの点で大きく異なっているんですね。

　しかも、医者にその専門知識がなくても、自分で決めた分野を自由に診療できるというのも、この国の不思議さ。そんな医療に、国民は自分のいのちを賭けているんですね。

　どうです、それでもまだ、倒れたら病院があるから大丈夫と、思われますか。一番の解決策は、もう……お分かりでしょう。自分で「病気にならない暮らし方」を早く見つけること。これしかありません。本書でぼくは、ただ単に「コンビニ食」の内容だけについて書いたつもりはありません。いまの

はじめに　いのちの「非常事態」　19

暮らしのあり方を真剣に問うことにぼくは力を入れたつもりです。どんなことが周囲に起ころうとも、心も体も病気にはならない強靱(きょうじん)な生き方。それこそが、いま必要じゃありませんか。

暮らしをシンプルにすること。自分だけではなく、他者のいのちを守るために自分に何ができるのかをいつも考える習慣を持つこと。そういう中で、自分のいのちを大切にし、何が一番いい食べものなのかも含め、暮らし方の答えが自然に分かってくるのだとぼくは思っています。

明日への希望もなく、目的もなく、自分のことだけを考えている人には、いい食べものも含め、いい情報や優れた人と出会うことはけっしてないでしょう。他者のいのちをいつも考えてい

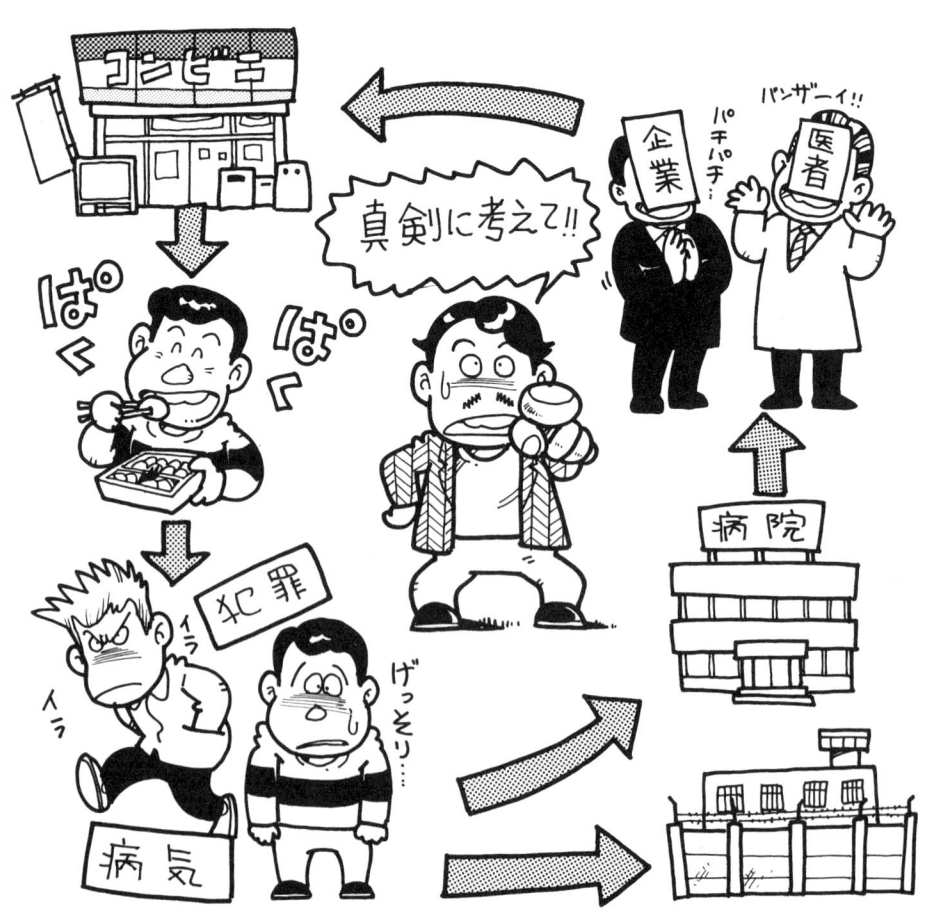

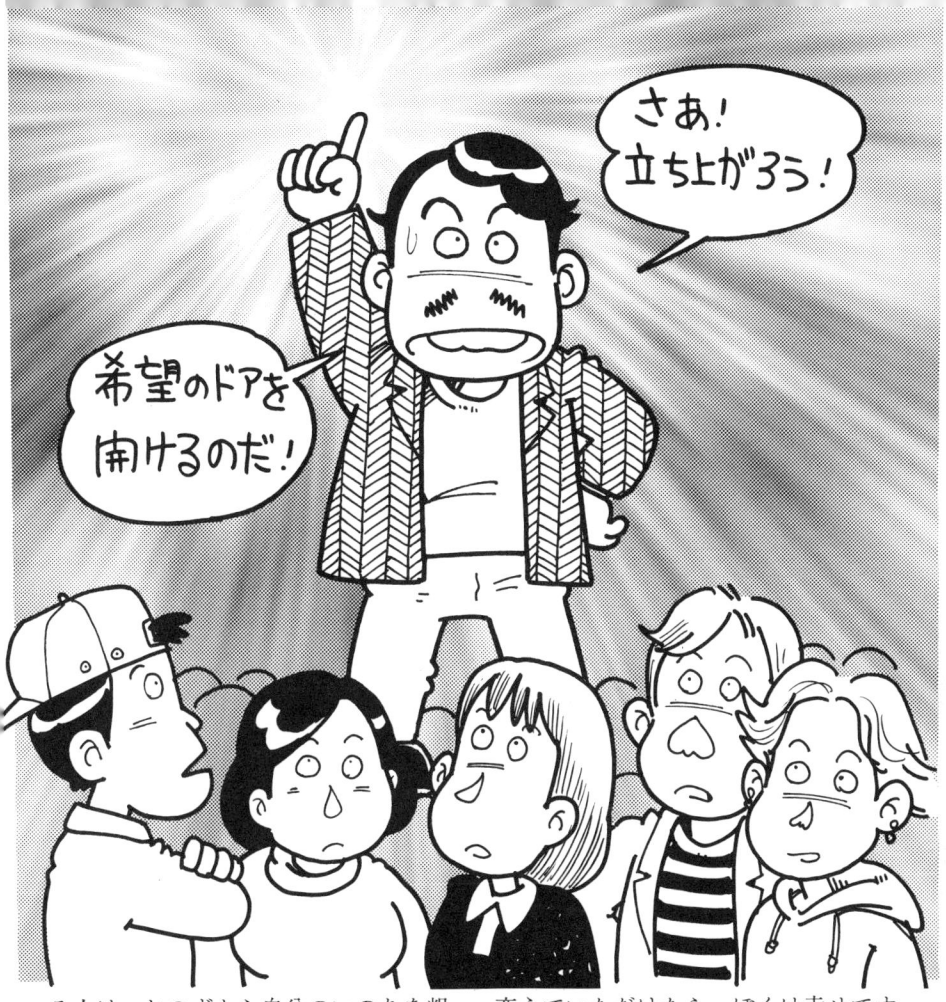

　る人は、おのずから自分のいのちを粗末にはしないもの。だってそうでしょう、自分自身が倒れたら、隣にいる困った人の荷物を持ってあげることなどできっこないですからね。

　いのちの非常事態。ぼくはいまそれを非常に実感しています。じつはもう手遅れかもしれない。本音を言えば、そんな気持ちがぼくの心の片隅にはちょこっとあります。でも多くのかたが本書を片手に、毎日の暮らしの針路をハッピーな方向へほんの少しだけでも変えていただけたら、ぼくは幸せです。

　イラストや楽しいクイズも入れました。「自分のいのちは自分のこの手で作る」。これこそが、こんな社会で21世紀を生き抜くキーワードだと、ぼくは思っています。目の前にあるのは希望のドアのノブなのか、はたまた絶望のドアなのか。いつもあなたを試すかのように、今日も美しく着飾ったコンビニ食が、微笑みながら、あなたを手で招いています。さあ、本書を手に、立ち上がって下さい。

⊙いのち腹ぺこクイズ【1】⊙
（答えは173頁）

Q1）コンビニ食とは、いったい何を指すのだと書かれていましたか。
1. キツネの「コン」君がいつも「ビニ」ール袋に入れている食べもの。
2. 外食やファストフード、それにコンビニ、スーパーなどで売られている多くの国民が食べている食べもの。
3. コンビニだけで売られているお菓子や惣菜などの食べもの。

Q2）本書の内容はコンビニ食だけでなく、何が念頭に置かれていますか。
1. 自分や家族のことだけをいつも大切に考えるようにすること。
2. 人間のことより、犬やネコたちのことだけを考える習慣を持つこと。
3. 暮らしをシンプルにし、他者を守るために自分に何ができるかをいつも考えること。

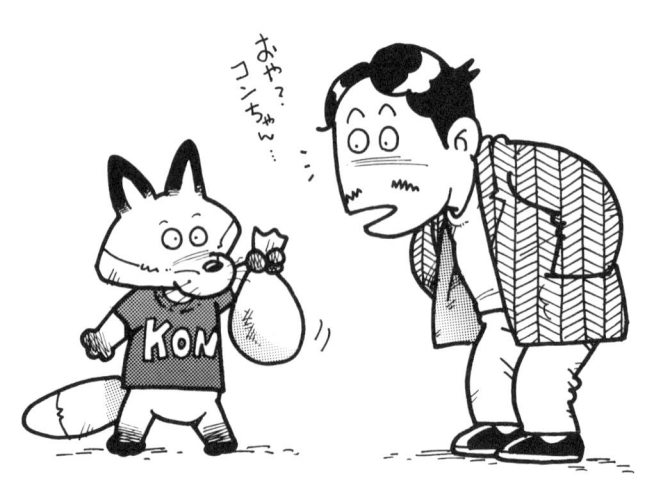

第1章

大疑問1： なぜ、大手コンビニの株主に大商社が参入するのだろう

そのコンビニ食の背後に、日本の畑が見えますか

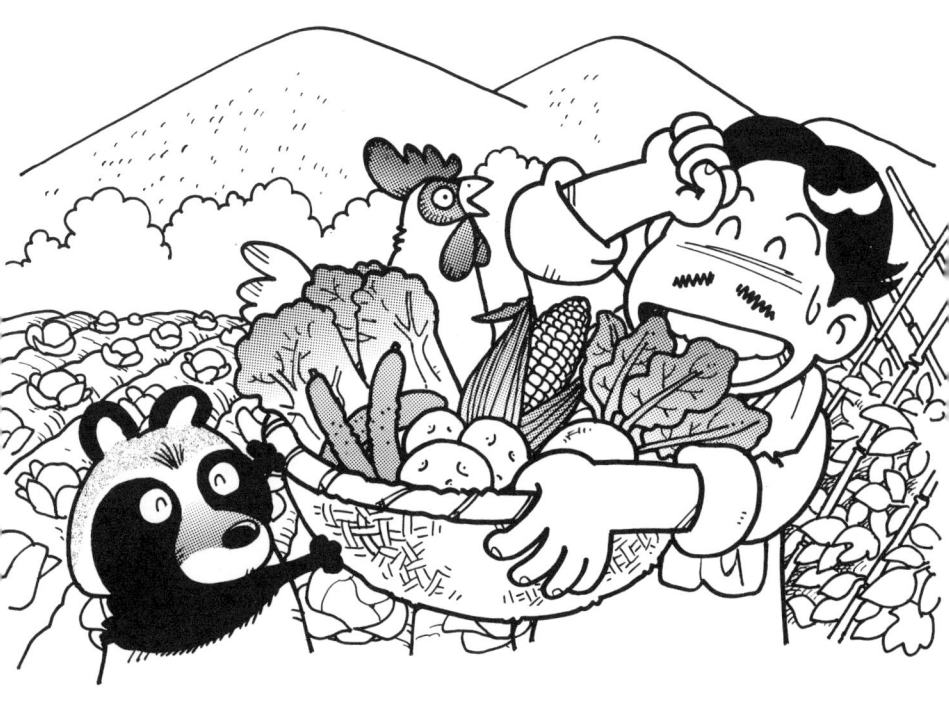

人を幸せにしない、コンビニ食のカラクリ

「いいじゃないの、幸せならば」という歌を、ぼくは昔、よく歌っていました。

いま思えば、周囲に物質ばかりが溢れつつあったあのころ、本当の幸せなんてこんなものじゃないよなあと、少しばかり自虐的な気持ちでこんな歌を歌っていたのかもしれませんね。

でも、いまの若者たちは口をそろえて言います。「いいじゃないの、便利ならばさあ」。そこにはもちろん、懐疑的な意味など1ミリさえありません。便利、う〜ん、周りのものを見ると、確かに世の中「便利」になりました。ぼくも逆の意味で、妙に納得してしまうんです。

たとえばカフェ。仕事の合間にゆっくりコーヒーを飲みながら心を休ませようとした会社員も、ケータイなんていうお位牌のような形の小さな箱から突然聞こえる上司のどなる声に、上着を片手に慌てて席を立たなければならないというような「便利」さもあります。

東京から大阪までぐらいなら、早朝に行って深夜に帰る強行日帰り出張旅行なんてのも、いまやどの会社でも当たり前になりました。昔のように、一泊して「やれやれ」と頭の上にタオルを置いて風呂に入りながら、ホ〜ッと疲れを癒す時間も消え、社員に何も考えさせず休ませずに、心も体も操作したい企業にとっては、本当に「便利」な社会になったと思います。

そして極め付き。そう、いつでもどこでも誰でも買える「便利な便利な」コンビニ食。それこそ24時間、残業、残業でフラフラになって仕事をさせられても、深夜でさえ形だけの食べものには困らない社会になり、ホント「便利」になりました。

ただ欧米では、このように四六時中人を働かせるのに便利なコンビニの形態、そしてコンビニ食は、思いどおりには広がりませんでした。何よりも大切な食べものが、無国籍食に陥ってしまうカラクリに人々は早くから気が付き、それを操作する企業の思惑どおりには、広がらなかったのですね。

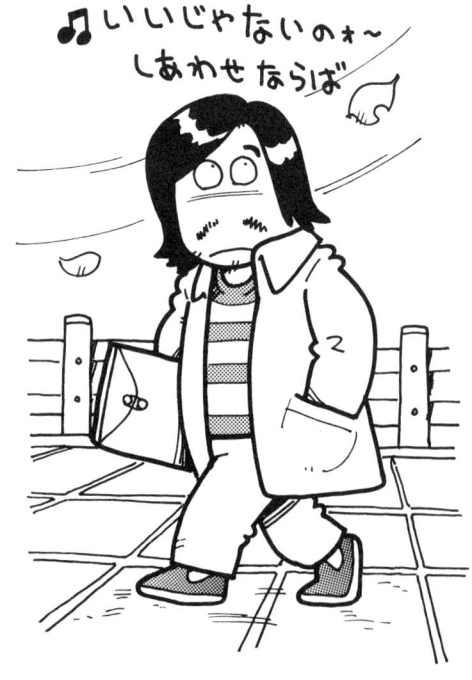

でも便利さだけを求める"効率日本"では、まるで燎原の火のようにまんまと広がってしまいました。この「便利店」の出現で、企業は労働者たちを10時間、12時間、15時間、いやいや24時間、昼夜を問わず働かせ続けることが可能になったんです。

　いのちを作る食べものを、コンビニ食というどこかの若い国が作った薬漬けの無国籍食に置き換え、みずから、「人をやめて家畜になる道」を嬉々として選んだぼくたちの国、ニッポン。いやあ、本当に「便利」な時代になったものです。

　でも考えてほしいこと。それらの便利さとは、「誰にとっての」便利さだったのか。ぼくたちのいのちや心や体にとって、本当に便利になったのかどうか。誰かが利益を得るために、その便利さをぼくたちにただ押しつけているだけではなかったのかどうか。そのような疑問点だけはいつも持ち続けてほしいなと、ぼくは強く思っています。心も体も沈みかけている日本を、これ以上見続けるのは、本当につらいですから。

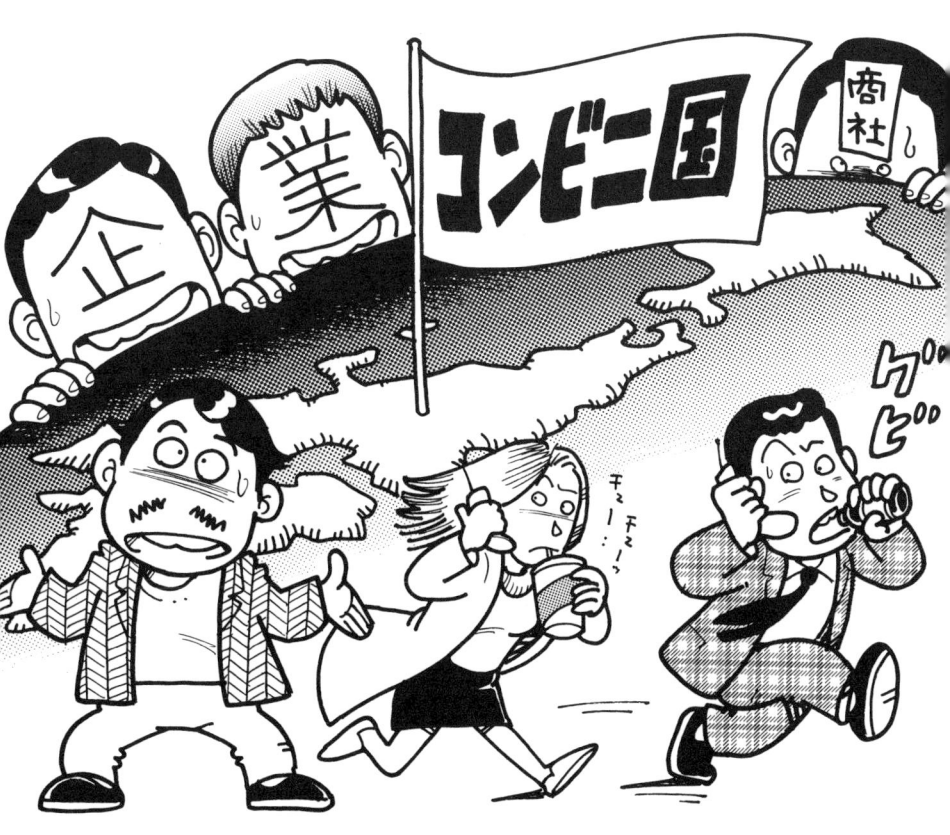

第1章　なぜ、大手コンビニの株主に大商社が参入するのだろう

「便利さ」だけでは計れない分野が、この世には二つある

　驚かれるかもしれませんが、便利さや効率だけでは絶対に片付かない分野が、この世にはあるんです。

　つまり、便利さばかりを考えていると、ぼくたちのいのちにとって、「大変な事態に陥りますよ」という分野なんですね。手間をかける必要が絶対にあるということです。一つは育児も含めた教育、そしてもう一つはそう、まさしく食べもの（農業）、なんです。

　教育に効率ばかりが重視されるとどうなりますか。これはすでにもうご存じですよね。落ちこぼれの子どもが増え、社会は安定しません。だってそうでしょう。効率とは大量生産が可能なことですから、世の中、すべての人間がロボットみたいに同じ能力の枠にはめられて大量生産されれば、それは誰の利益になりますか。

　号令をかけられる人間が大量にいれば、軍隊に便利です。そして企業にも便利でしょう。しかしその行き着く先は、1945年のあの悲惨さだったんですね。たった一夜で10万人もが殺された東京大空襲。それに地獄図だった二つの原爆。批判する人がいなくなれば、世の中、いつかはこのような結果になります。それはいつの時代でも同じこと。

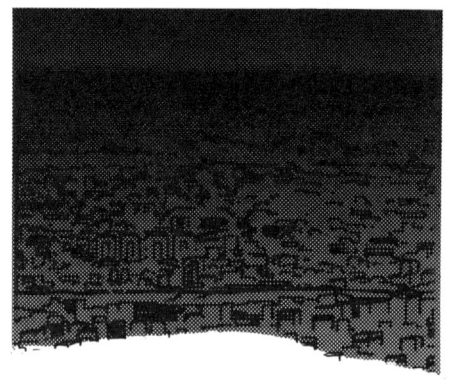

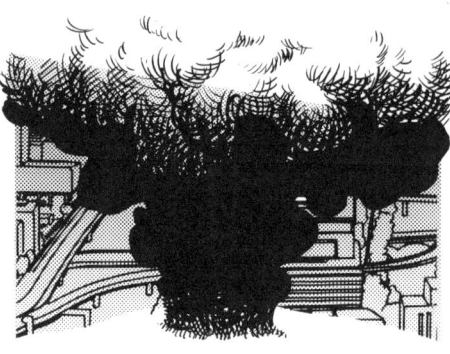

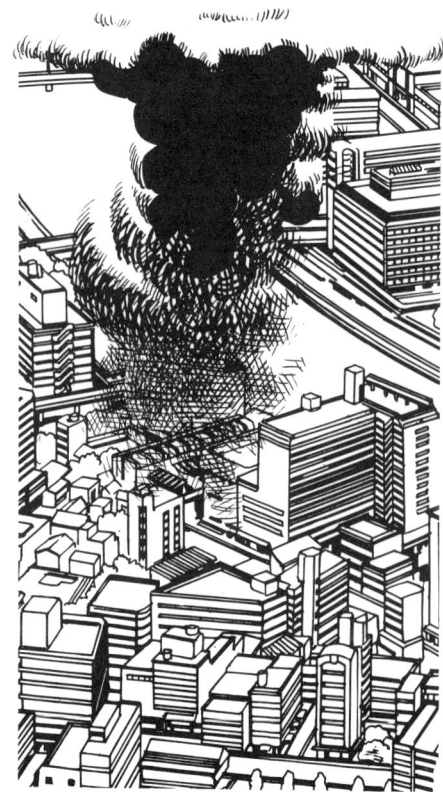

非行に走る子どもたちは、きっとその後にくる歪んだ社会を見越して、その危険性をぼくたちにそんな形で伝えてくれているのだ、と思うんです。少なくとも、ぼくはそう思いたい。彼らがけっして悪いんじゃないと。

　みんな違う能力があるから、面白いんです。人生、生きられるんです。それを金太郎飴のように、どこを切っても同じ人間ばかりが出て来たら、それこそクローン時代の到来となりますよね。この発想も、先に述べた西欧の発想が元にありますが、そこから落ちこぼれた人たちは、どう社会に参加したらいいのでしょう。

　子どもの間は、学校という枠があり、卒業式という"締め切り"があります。でも社会に出れば、それはありません。枠もなく、最終日もなく、一生続くのです。そのため、大人になって悪行や犯罪や引きこもりに走れば、周りの家族の苦しみは計りしれません。いま、じっくりと腰を落ち着けた教育が、学校でも家庭でも必要な時代になっているんですね。

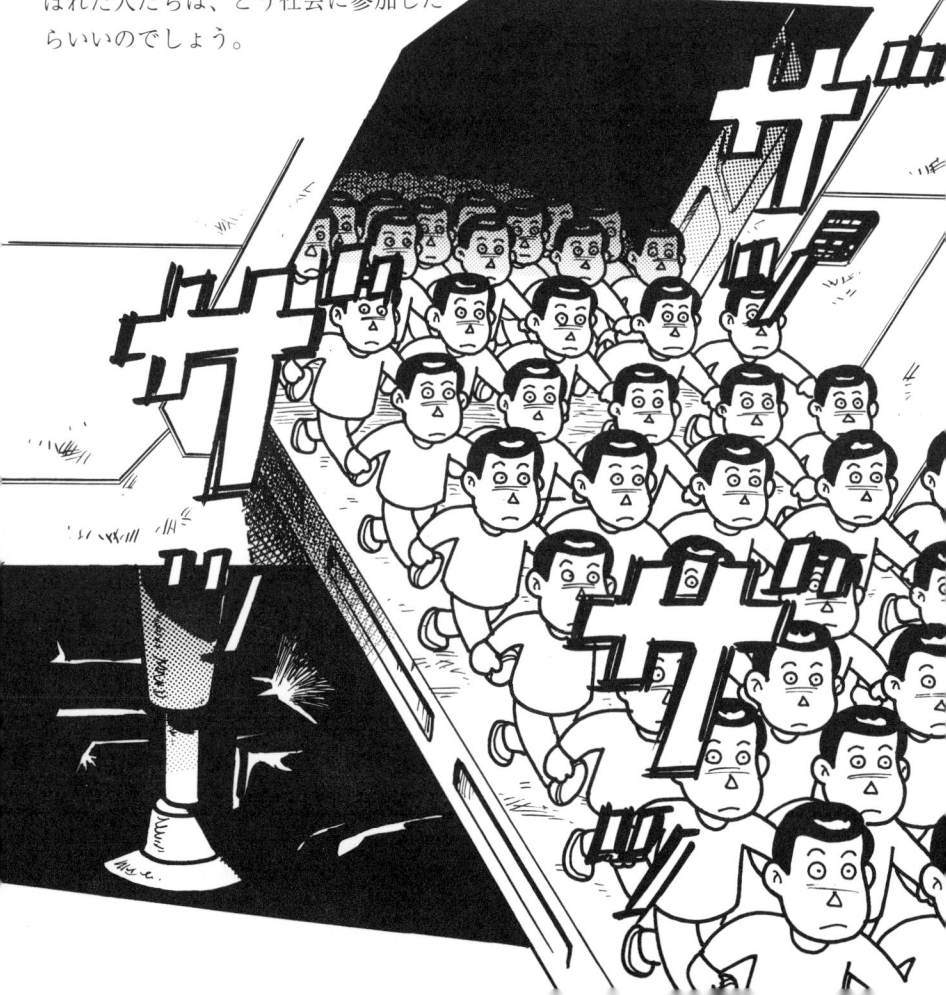

同じように、もう一方の食べもの。これは、農業と言い換えてもいいでしょうが、この分野に効率を持ち込むとどうなりますか。「安く、速く、大量に食べものを得ようとすればするほど」、つまり便利さを求めようとすればするほど、ぼくたちのいのちも同様に「安く、速く、大量にどんどん縮んでゆく」ことになります。
　つまりいのちがどんどん枯れてゆくんですね。これではどれだけ便利になったとしても、手放しで喜んでいるわけにはいきません。

　多くのかたはまだまだ食べものを、コンピュータやテレビなどのように、ベルトコンベアで作られる工業製品と同じ土俵で考えていらっしゃる。確かにスーパーなどに並ぶ画一化された商品を見れば、無理もありません。ぼくもそう思います。
　でも、もし農業を効率化して大量生産しようとすると、そこに人工的な操作が入ることになります。いままでのように、自然の力を最大限に引き出すなんて悠長なことをしておくことが不可能になりますね。

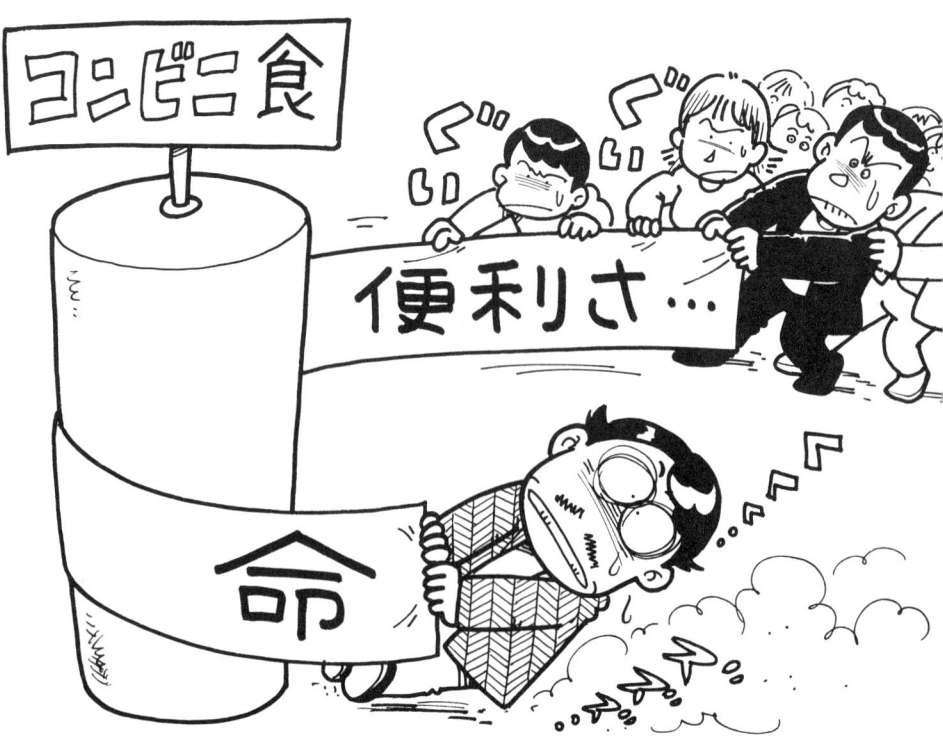

農薬や化学肥料をたっぷり与えなければ規格品は完成しません。それに遺伝子組み換え技術も、今後もっともっと増えてゆくことになるかもしれません。それらはすべて、いまお話しした効率化、便利さを求めた結果なんですね。いかに速く成熟させ、いかに大量に同じものを作り、いかに同じ味のものを作り、儲けるか。

　まさにそれは工業品を作る思想です。そこに、いまぼくたちが置かれているさまざまな体の歪みや、心の痛みなどの原因があるわけなんですね。あとで述べる読者のかたのように、自分の庭で一度、野菜などをお作りになるとその意味が身に染みてお分かりになるでしょう。自然はけっして、人間の都合のいいように、効率化だけを求めるような方法で規格品を作ってはくれないのです。

　でも驚かないで下さい。いま、この農業という分野にまで、なんと効率化の波がものすごい勢いで押し寄せてきています。農水省は、2003年11月、いままで構造改革特区だけで認めていた「株式会社の農業参入」を、いよいよ全国的に広げる方針を固めました。そう、ついにです。

　2005年度には、株式会社が営農できるようになるとのことなんですが、農水省が言うには、「農業の効率化をいまこそ進めるべきときである」と。ご存じのとおり株式会社は、利潤を追求する組織。その原点は、安全性より効率化でしょう。

　先ほども言いましたように、効率化には人工的な操作がどうしても必要になります。そして農薬や化学肥料会社を儲けさせる結果になり、日本の土地への環境の負荷はまたまた進みますでしょう。そうでなければ規格品は完成しません。それに遺伝子組み換え技術なども、もっともっと広範囲で行われることになること必至です。より一層の"効率化"のためにね。

　今回の株式会社の参入を見越して、日本でも各企業などで遺伝子組み換え実験がたくさんなされてきました。花からスタートした組み換え実験は、いまや食べものへの応用へと矛先を向けています。その実現化のために、この株式会社の参入を認めるというのが、政府の本当のねらいとも言えるのじゃありませんか。

　とにかく、農業や教育に、以上のような効率ばかりを追い求めてきたその結果が、いまの日本のような深刻な事件の続発につながっているのだと、ぼくは思っています。食べものには、教育と同じきめ細やかな対策がどうしても必要です。そのきめ細やかさとは、いったいどういうことなんでしょうか。

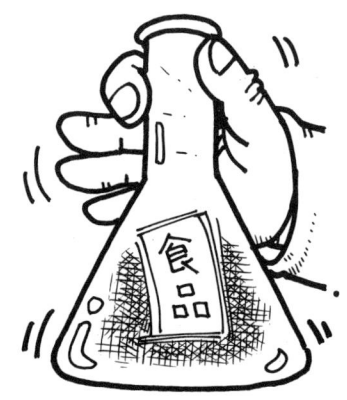

生きものはみんな、生まれ故郷の
　　いのちを食べて生きている

　ぼくたちが人生を"途中下車"せずに、天から与えられたいのちを目一杯燃やすためには、避けられない原則が二つあります。

　その条件が揃わなければ、ぼくたちのいのちは大きく後退してしまうことになるわけですね。いや、別に難しくはありません。

　それは、生まれ育った場所に生きているいのちだけを食べること。そして、自分の腕力で捕らえられるものだけを食べること。

　そう、これらのことは、人間以外の生きものたちに教えてもらうと、すぐ理解できます。どの生きものたちも、自分の生まれ育った場所で、自分で捕らえた「いのちを食べて」自分の一生を全うしているのですね。

　海外まで飛行機に乗りリュックを背負ってまでして、買い出しはしませんし、自分の腕力で捕らえられる範囲のものだけを食べて生きています。

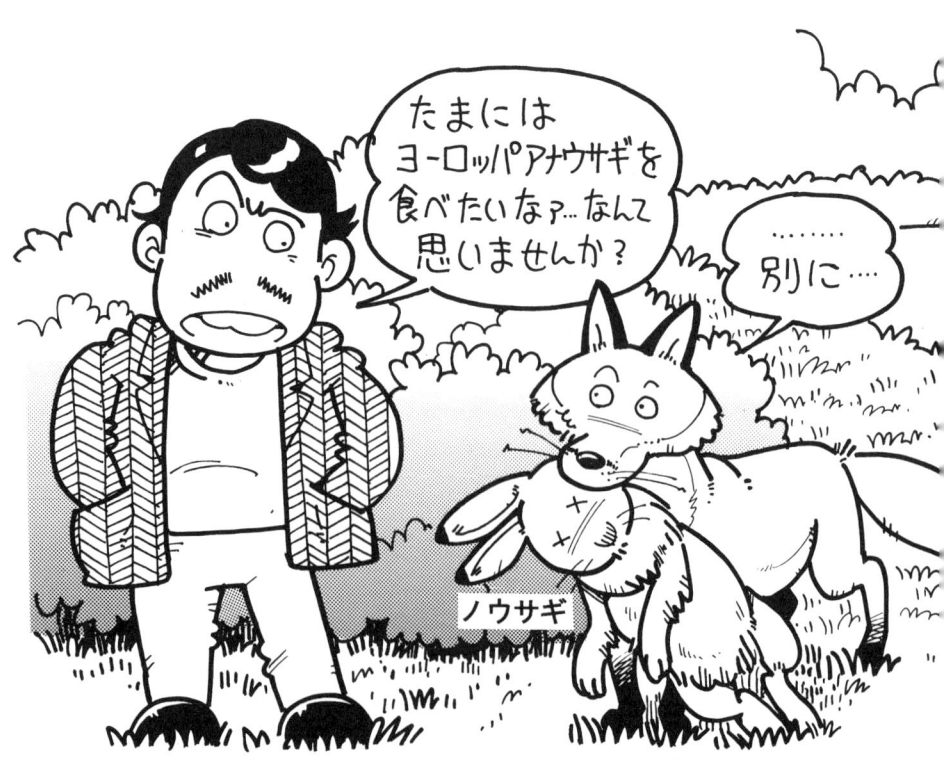

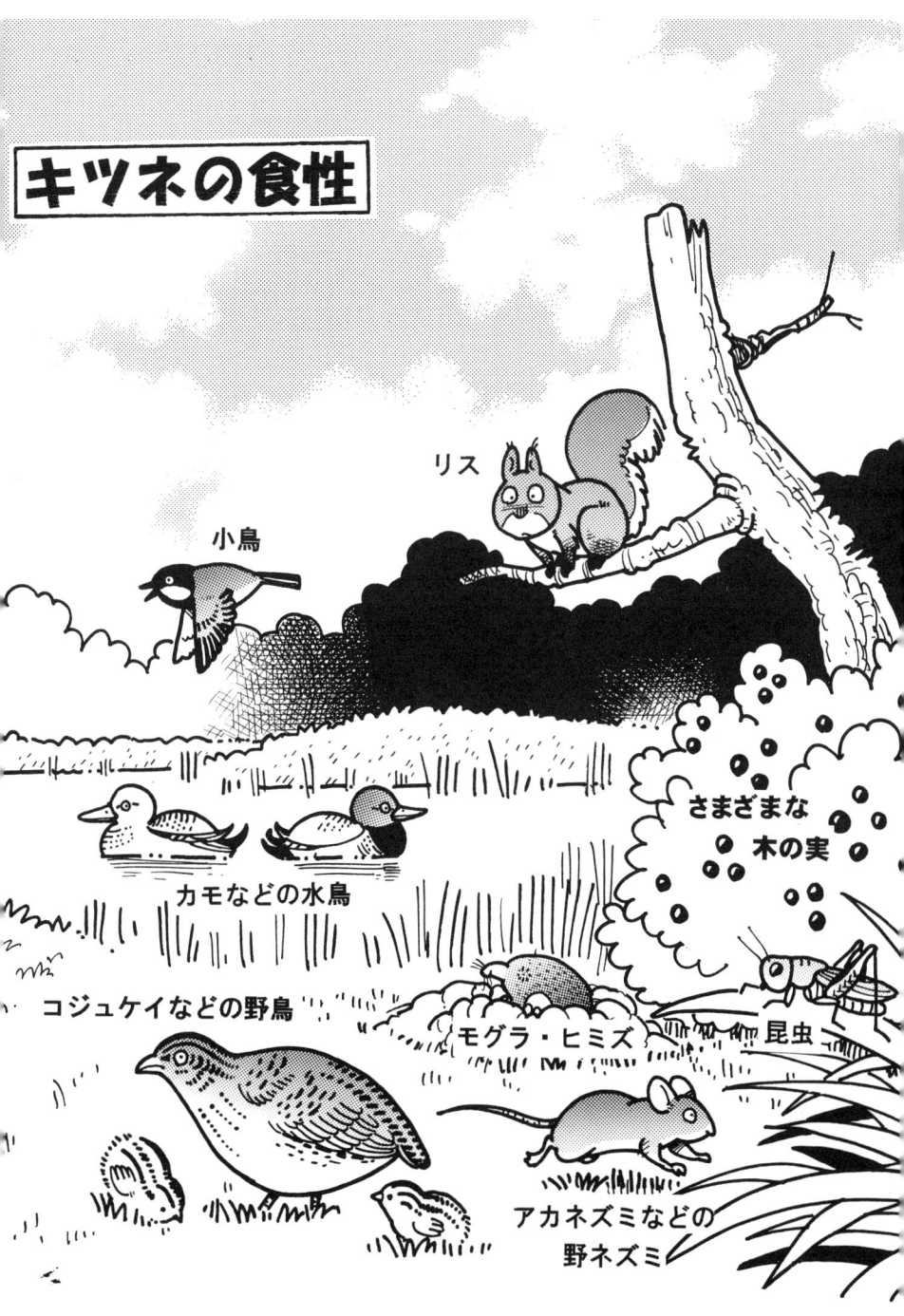

ライオンも、サルも、ヘビも、ナメクジも、そしてあの小さなプランクトンさえも、皆が皆、自分の生まれ育ったその場所で、自分自身で捕らえたいのちだけを食べて生きながらえているんですね。ウソだと思ったら、彼らのお暇なときにちょっと聞いてご覧なさい。「あのう、すみません。どこで皆さんはいつも、その食べものを仕入れてくるんですかあ」と。

　たぶん目をパチクリさせ、一瞬の沈黙のあと「何を寝ぼけたことを話しちょる！」などと、真っ赤な顔して（？）一喝されるのが落ちでしょう。そんな質問自体が、彼らにとっては愚問なんです。

　「お前たちはなあ、コンビニ食なんぞを食ったりして、俺たちのように毎日を真剣に生きてないから、そんなお馬鹿な質問をするはめになるんじゃ。そんな暇な人間たちにつきあってはおれん。これから食べものを捕るために忙しいんじゃからな。邪魔、邪魔、シッ、シッ」と追い払われるかもしれません。まあ彼らは、人間と違って優しいですから、まさかそんな邪険なことはしないとは思いますけれども。

　ところで、家畜だけは違います。人間が与えたものだけを食べて生きている彼らは、すでに人間化していますから、本能がだいぶ消滅してしまっているんですね。

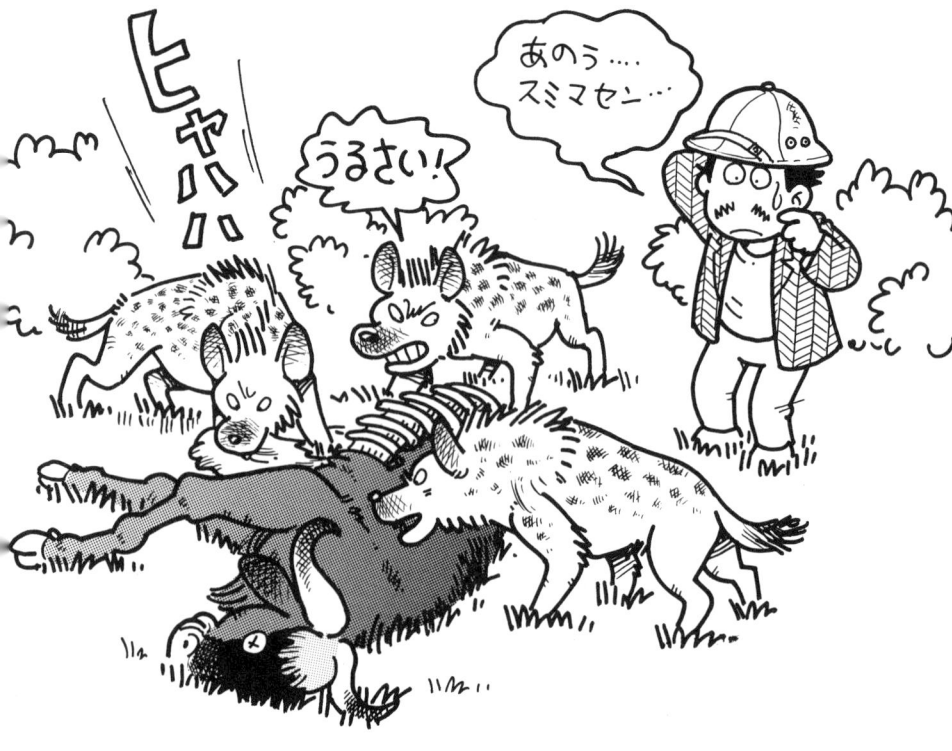

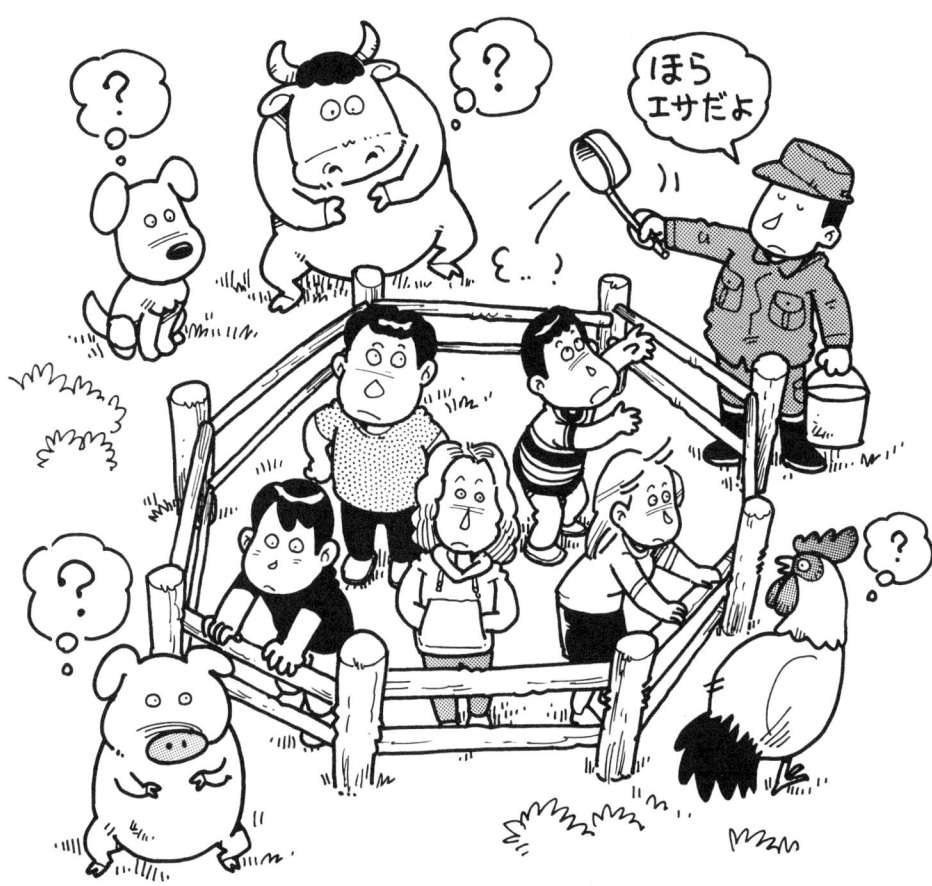

　そのため、犬もネコも、牛も、豚も、鶏も、ゴキブリも（？）、みな生活習慣病を抱えて苦しんでいます。考えてみて下さい。あなたもそう言えば家畜と同じ状態ではありませんか（あ、ついに言ってしまった。ごめんなさい！）。

　自然に生きている生きものたちは、ぼくたちより生きることに対してずっとずっと真剣です。彼らはぼくらより利口なんですね。だって、自分のいのちを子孫に引き継ぐためには、何が必要で何が不必要か、毎日毎日、調査し研究しながら、そして親や先輩から学びながら生きているわけなんですから。

　皆さんはそんな生き方、していらっしゃいますか。学校では読み書き計算ぐらいは教わるでしょう。でも、いま述べたような、世の中で一番大事なことはけっして習いません。先ほどの若者たちのように、「え、コンビニ食？便利でいいじゃ～ん」だなんて、そんなお馬鹿なことは、どの生きものも言うはずもないんです。

コンビニ弁当に突き刺さる万国旗が、
あなたに見えるか

　それなのに、ぼくたちが「便利でいいじゃ～ん」なんて叫ぶコンビニ食には、ぼくたちが生まれ育ったところでとれたものじゃなく、それこそ世界中から集められた原料が惜しみもなく使われているんですね。たとえば、コンビニ弁当。ふたをヒョイと開けてみましょう。

　ぼくにはその瞬間、詰められているご飯からおかずまですべての上に、何カ国もの国旗が突き刺さっている光景が目に飛び込んできます。あなたにはその旗、見えますか。

　たとえ弁当の名前が、若い女性たちに人気のある「和食」弁当であったとしても、それらの故郷は、ほとんどが海をはるか隔てた遠い国。もはや「和国の食」ではありません。それらが、外国で調理され、ビニール袋に入れられ、ちゃんとした形（？）になって、日本に運ばれてくるんですね。

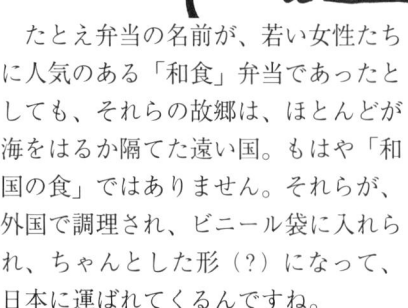

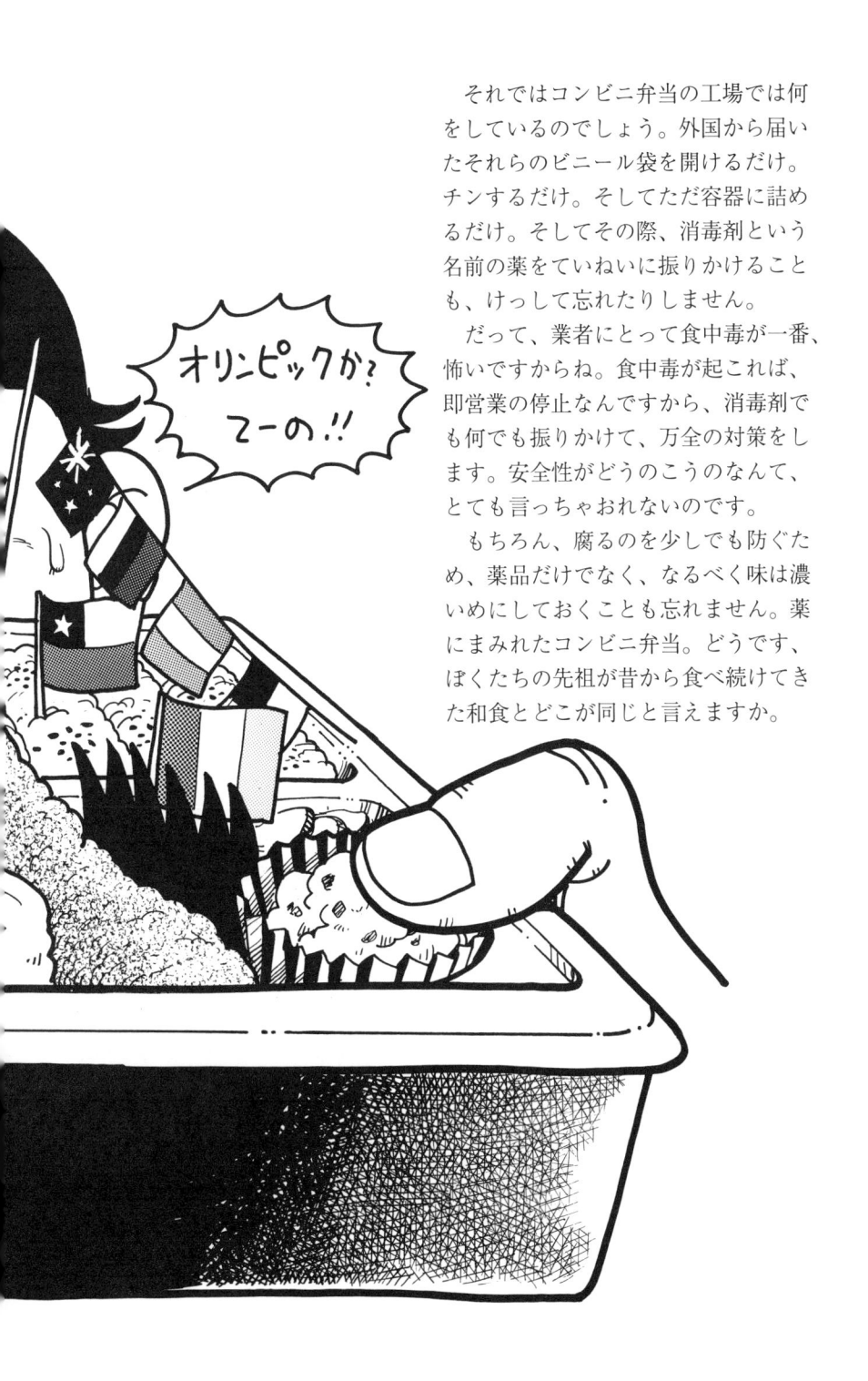

それではコンビニ弁当の工場では何をしているのでしょう。外国から届いたそれらのビニール袋を開けるだけ。チンするだけ。そしてただ容器に詰めるだけ。そしてその際、消毒剤という名前の薬をていねいに振りかけることも、けっして忘れたりしません。

　だって、業者にとって食中毒が一番、怖いですからね。食中毒が起これば、即営業の停止なんですから、消毒剤でも何でも振りかけて、万全の対策をします。安全性がどうのこうのなんて、とても言っちゃおれないのです。

　もちろん、腐るのを少しでも防ぐため、薬品だけでなく、なるべく味は濃いめにしておくことも忘れません。薬にまみれたコンビニ弁当。どうです、ぼくたちの先祖が昔から食べ続けてきた和食とどこが同じと言えますか。

これらの野菜などは、もちろんそのままでも輸入されてスーパーなどに並びます。いったいどういう国から輸入されてきていると思いますか。

　たとえば、ニンジン、ゴボウ、ネギ、ホウレンソウ、シイタケ、レンコンなどは、中国から渡ってきています。

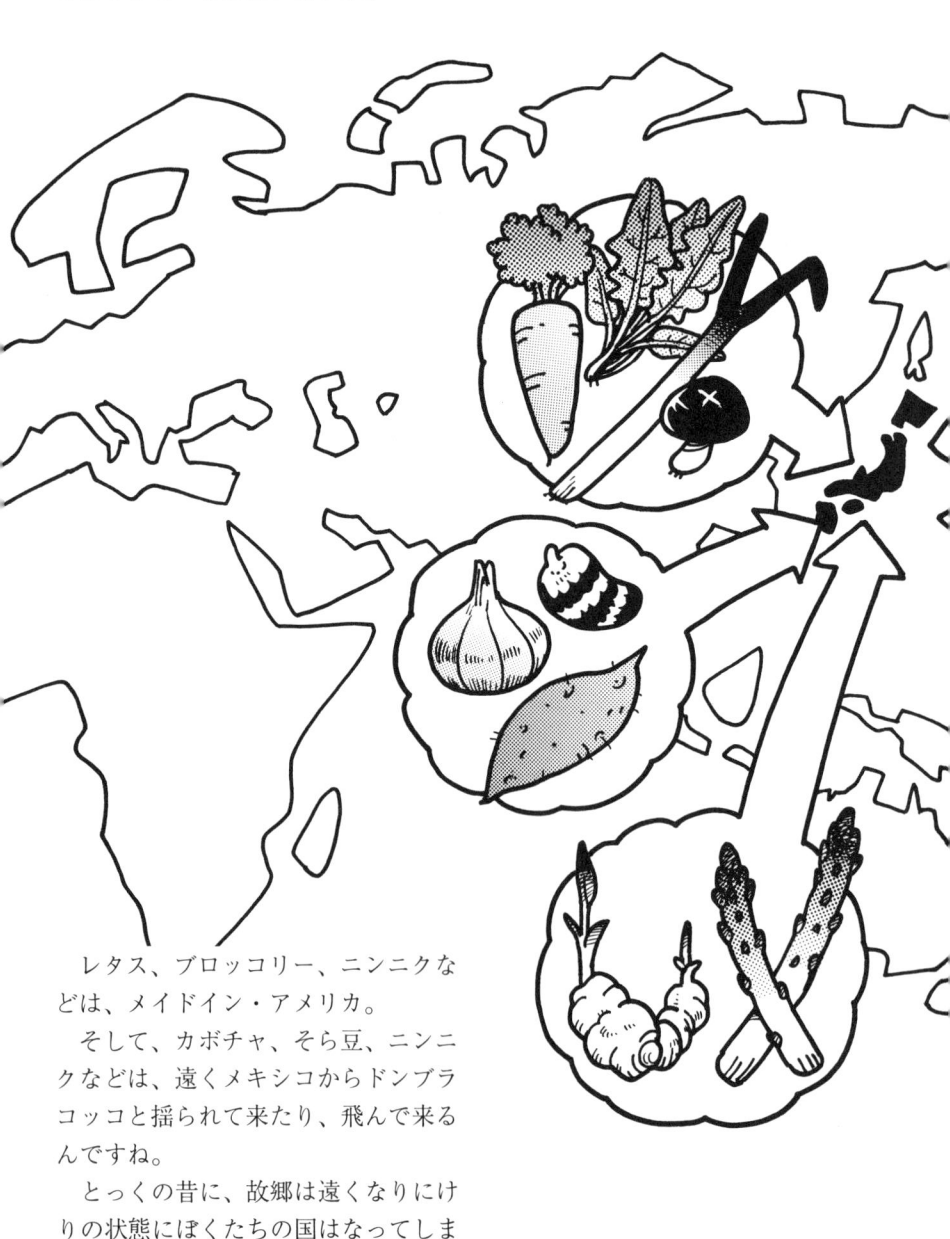

　レタス、ブロッコリー、ニンニクなどは、メイドイン・アメリカ。
　そして、カボチャ、そら豆、ニンニクなどは、遠くメキシコからドンブラコッコと揺られて来たり、飛んで来るんですね。
　とっくの昔に、故郷は遠くなりにけりの状態にぼくたちの国はなってしまいました。

サツマイモ、タマネギ、里芋、小豆などは、タイから。
　アスパラ、生姜、里芋などは、フィリピンから。

「日本人!! ちょっと なまけてや しねぇか?!」

そうそう、先日、愛知県の31歳の女性読者からお手紙をいただいたんです。その土地は植木の産地だとのことで、まだまだ農業だけで暮らしているかたたちが住む場所なんだそうですね。

ところがそのかたがおっしゃるには、「当地のスーパーに並ぶ野菜は、みな外国産なんです。カボチャはニュージーランドですし、ネギやニンニクは中国。これらには多くの薬品が使われ、ガソリンなどの輸送エネルギーも使われて店頭に並ぶのでしょう。でも、農業が残っているはずの当地なのに、私たちは地元のものが食べられない。いったいどうしてこんなことになっちゃったんでしょうか」。

このかたは、子どもさんといっしょに、規格品じゃない本当の野菜を求めて、近くの畑で野菜を作ることにしたそうです。自分で作って初めて、スーパーの野菜とほんものとの区別がついたと話しておられました。大都会だけでなく、自然豊かな土地でさえ「脱農業社会」に日本はなってしまったのですね。

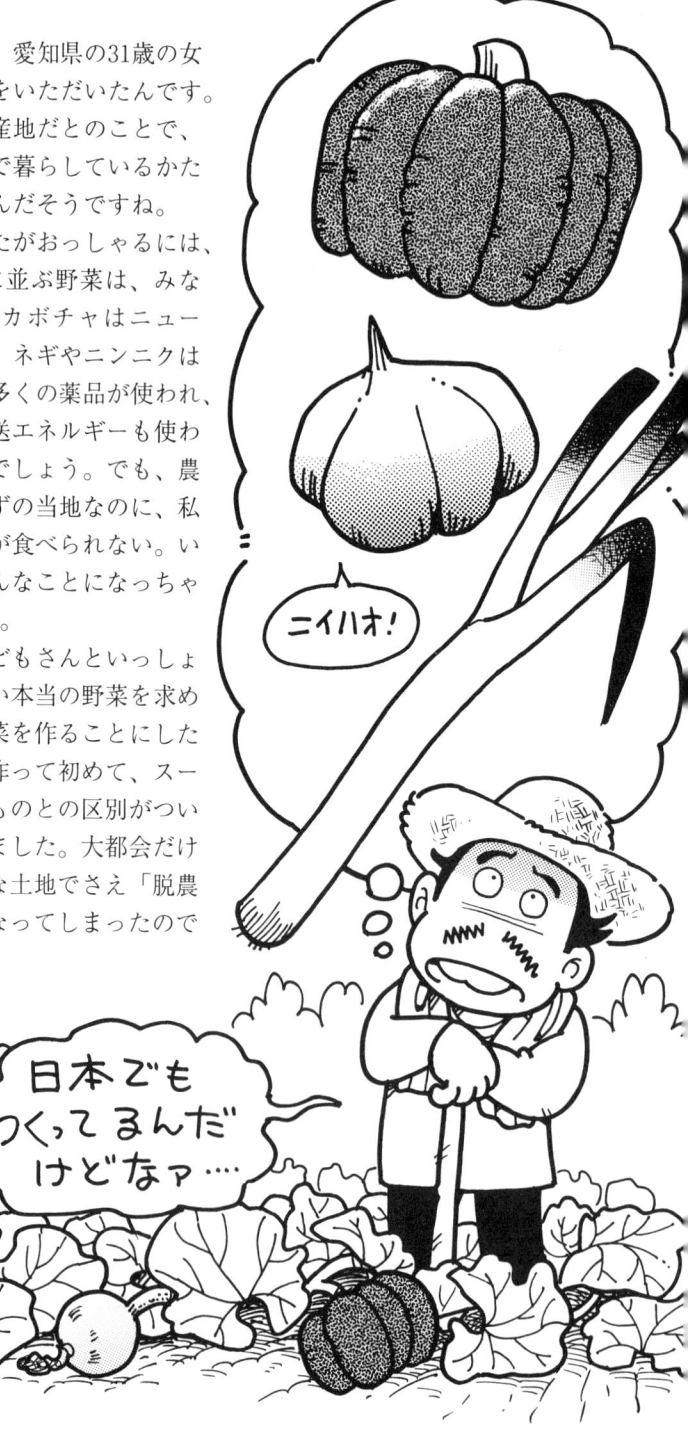

日本は、「食べものなんていう手間のかかるものなんぞ、作らない！」と宣言した、地球上でも珍しい実験国。他国はきっと人体実験ならぬ日本の「国体実験」の先行きを、いつ倒れるか、まだ倒れないか、もう倒れるかと、半ば楽しみつつ、半ばヒヤヒヤしながら眺めているのだと思いますね。

　これほど、和食の中身さえ一変させてしまったぼくたちの国。日本の食糧依存は、この40年で大きく増えてきました。とくにアメリカや中国など特定国への依存度が高いのが一番の特徴じゃないかと、ぼくは思います。これはつまり、これらの国からの圧力（外圧）から、日本人全員が逃れられないということを意味します。

　どうりで、最近のアメリカや中国の外圧に、日本政府はコロリとなっているはず。昔から、「兵糧攻め」という言葉もありました。この言葉は、現代の日本のように、国民全体が「兵糧攻め」に遭うとなると、ずっとずっと深刻な言葉と言えそうですよね。

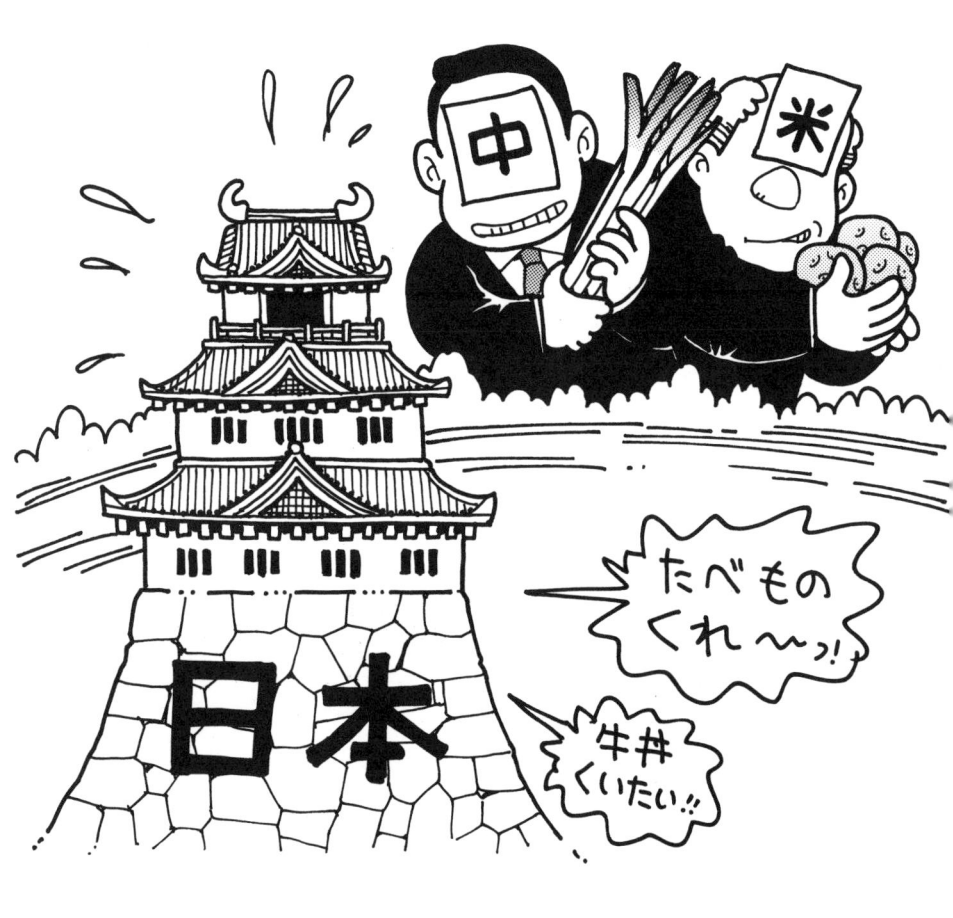

第1章　なぜ、大手コンビニの株主に大商社が参入するのだろう

日本人の胃袋の4割は、アメリカと中国に押さえられている

財務省の貿易統計をちょっと見てみます。それによると、2001年の食糧輸入額は430億8,100万ドル。その内訳は、アメリカから26.5％、中国から14.1％、次いで、オーストラリアが7.0％、カナダが6.0％、タイが5.5％などとなっています。上位2国で4割、上位5カ国だけでなんと、全体の約6割も占めているんですね。

これらの国に、ぼくたち日本人全体の胃袋ががっしりと押さえられている図を、皆さんの胃袋を触りながら想像して下さい。そして、いつまでも脱農業政策を続ける限り、こうした国の外圧から逃れられないということも、ぜひ覚えておいて下さい。

歴史を見ると、独立国はみな、自国で食べものをまかなってきました。滅びた国は、すべて他国で食べものを調達していました。日本人の心と体がいつまでも本当に独立しない理由。これで少しは分かろうというものじゃありませんか。

数量ベースで見てみましょう。もっとも多い輸入品目はトウモロコシ。じつに1,622万トンなんですね。これはあまり皆さん馴染みがないかもしれませんが、牛などの飼料に多く使われます。次は小麦で552万トン。そして大豆が438万トン。これらのほとんどをアメリカに頼っています。トウモロコシと大豆のじつに7割がアメリカ。小麦も5割がアメリカ。まったくアメリカ一辺倒なんですね。

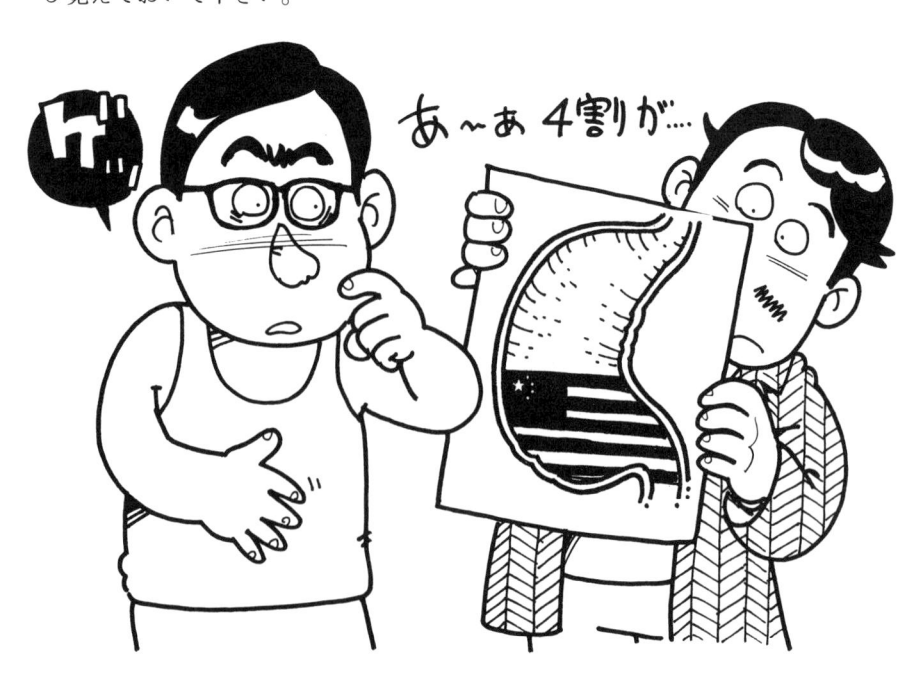

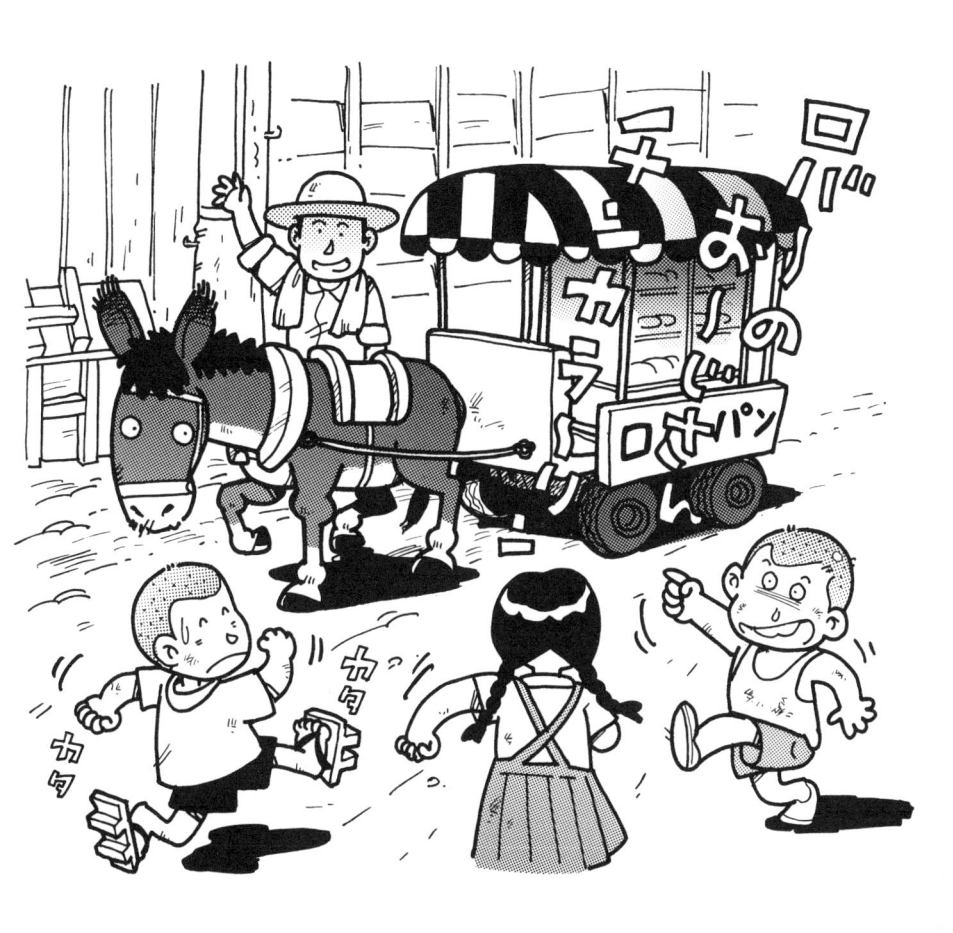

この意味で、敗戦した日本にパン食や乳製品を押しつけたアメリカの長期戦略は、アメリカ人たち自身が驚くほど成功したと言えるでしょう。日本人は自分で選んだように考えていますが、敗戦時まで多くの日本人にとってパン食などはあまり馴染みはありませんでした。その習慣のなかった日本人にパン食を普及させようとしたのは、じつはこのアメリカだったんです。
　日本全国にパンや卵の「料理宣伝カー」を走らせました。年輩のかたはご記憶でしょう。こうして、パン食などの"洋風料理"を全国に普及させたんですね。
　敗戦で廃墟となった日本にはもちろん資金もなく、この宣伝カーの資金さえ、アメリカから補助を受けていたんですね。これが、日本支配の長期戦略の一つだったんです。これで日本人全体が、コロリと"洋風料理"になびいてしまいました。ここに、いまのファストフード、そしてコンビニ食全盛の源があります。

けっして、昨日や今日の問題ではないんですね。その意味で、戦後の大人たちに大きな責任があるのじゃないかと、ぼくは思っています。一歩譲っても、GHQ（日本を占領した連合国軍総司令部）がいなくなってからは、元の日本食に戻す時間がたっぷりあったのですから。

学校給食のパン食もそうです。確かに食糧不足の当時は、助かったかもしれませんが、何も慈善事業で彼らがそれを為したわけではありません。小麦を日本に将来売り込むための大きな長期戦略の布石でした。そのねらいは、敗戦国の中でも、まさにぴたりと、日本には当てはまったわけです。

パン食とまさに同じことが、牛乳や乳製品にも当てはまります。今日のように、日本人に莫大な量の乳製品を食べさせたり飲ませたりしたのも、背後は同じです。当時の母子手帳には、森永や明治などの乳業メーカーの広告が大きく載っていました。保健所を乳業界が支配し、業界の息のかかった栄養士たちを保健所に送り込ませ、乳製品を多くの日本人に食べさせようとしたのも、すべてアメリカが背後にいたわけなんですね。そのカラクリに、いまこそ多くの日本人は気が付くべきでしょう。

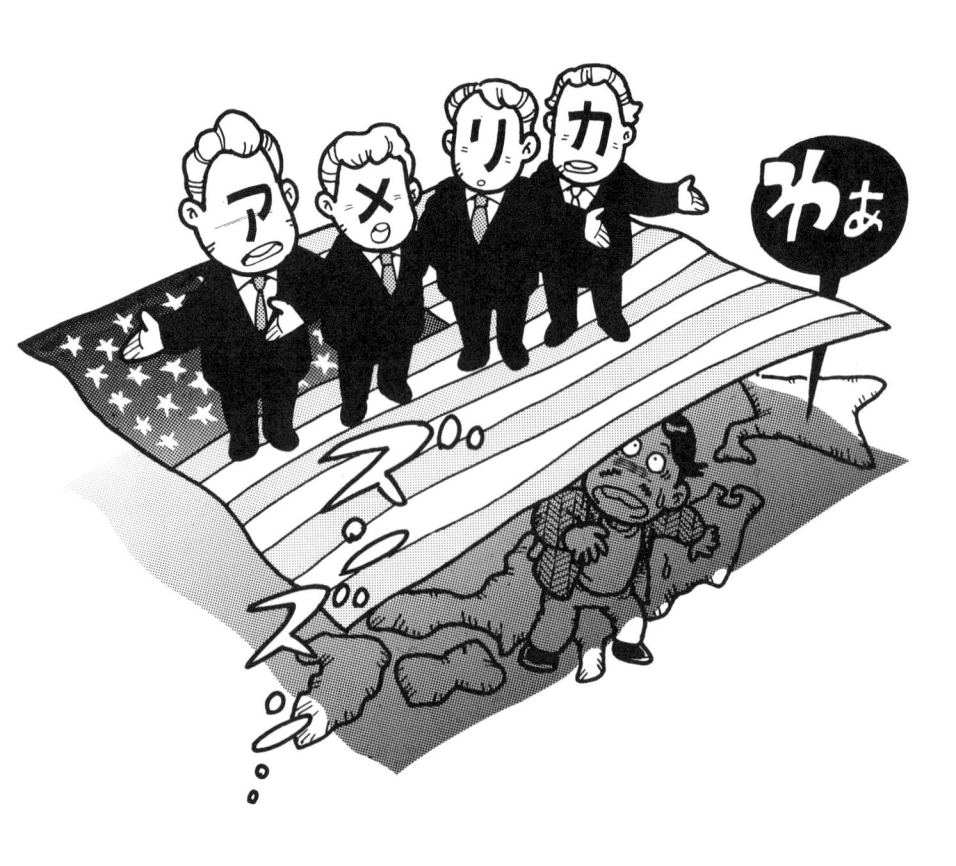

そしていま。世界の金持ちになった日本は、今度はせっせとお金を出して小麦や、牛などの飼料であるトウモロコシをアメリカから買い続けているんですね。喜劇を通り越して、まさに悲劇。だって、日本人の先祖たちが長年築きあげてきた素晴らしい伝統食を、たったこの数十年で捨て去ってしまったわけですから。そして多くの病人が、大病院に溢れるようになりました。

　この点で、欧州政府はまったく異なっています。これらの国がはっきりとアメリカにモノが言えるのは、自国の農産物をまず第一に考えているからなんですね。他国の言いなりにならざるを得ないのは、いつの時代も、胃袋を押さえられた国。日本はまさに、歴史上珍しい国の一つとなりました。

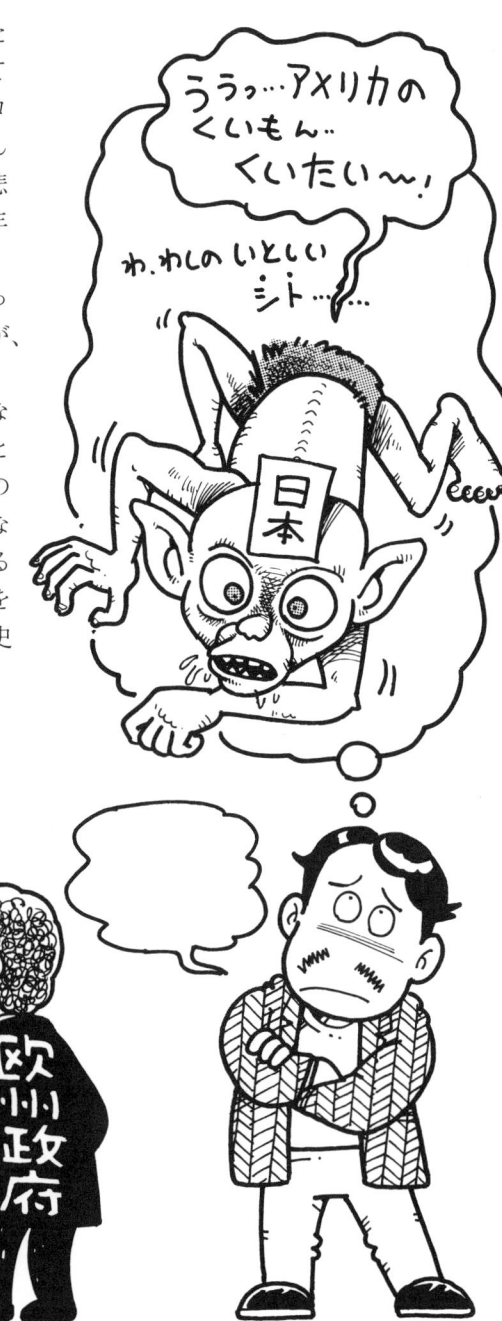

三菱商事や伊藤忠などが、新コンビニ展開を始めた

　こうした食べものの輸入増加は、先述したように1960年ごろから急上昇しています。2000年までの40年間を見ると、金額ベースで約7倍。数量ベースではなんと約12倍強なんですね。そしてそれらの多くが、ぼくの言うコンビニ食に使われてきたわけです。とくにセブン-イレブンの第1号店が出店した1975年ごろからは、その伸びが著しくなってきています。

　そのコンビニ大手5社の連結決算書を、ちょいとのぞいてみました。上位3社のセブン-イレブン・ジャパン、ローソン、ファミリーマートは、増益になっています（2003年8月中間期連結決算による）。でもほかのサンクス、ミニストップの2社は減益です。

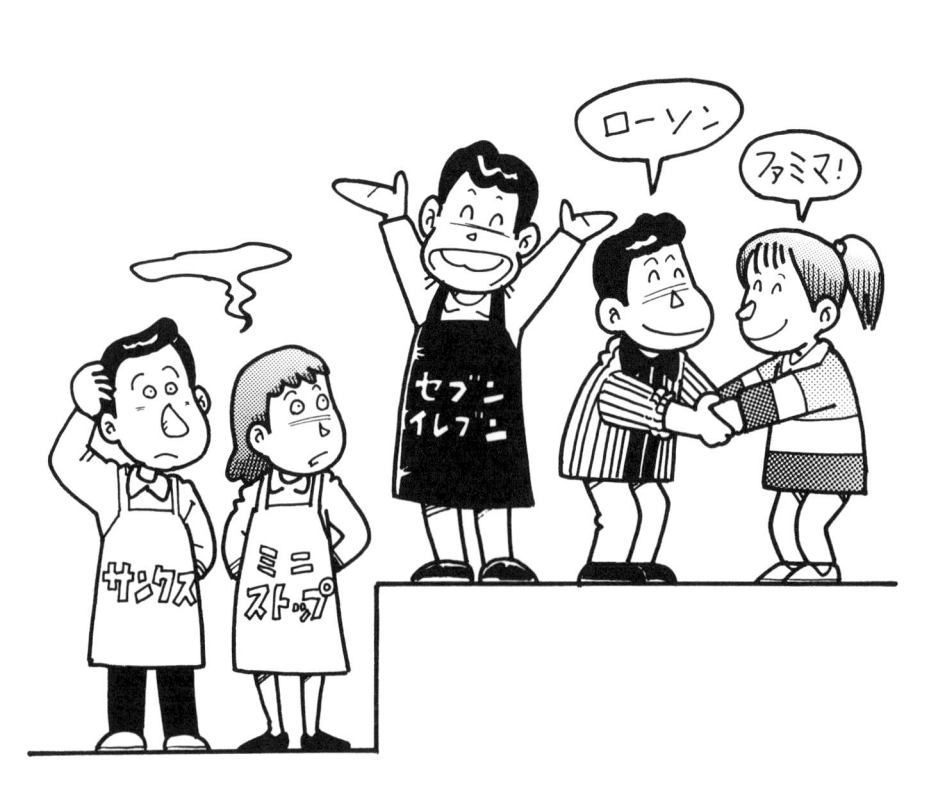

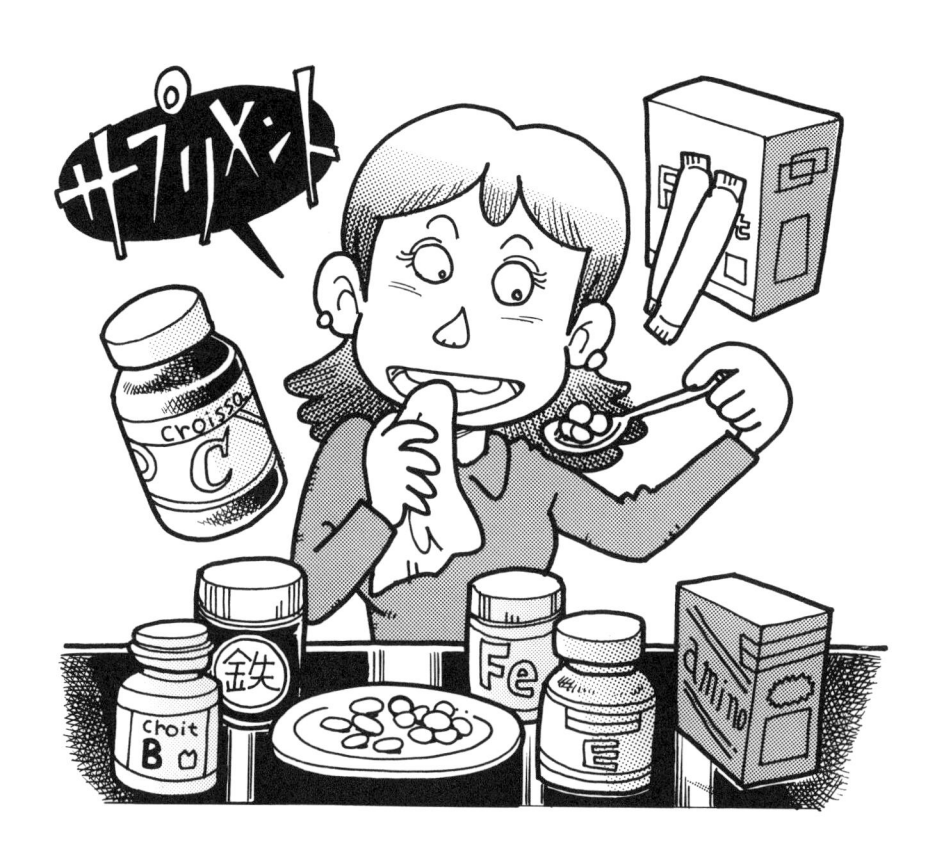

ただ上位3社の増益も、新規出店や不採算店の閉鎖などによるもので、かつての飛ぶ鳥を落とす勢いはすでにないようです。各社とも独自性の模索が続いていると言いますが、ぼくから見れば、消費者も少しずつ、「いのち」について利口になってきているんじゃないかなと思いますね。先ほど述べたような、操り人形から脱却しようとしている人もいるんじゃないか。もちろん楽観はできませんけれども。

　遠い国から輸入された内容も見えない食べものを、まるで家畜のように「ほら、食べな、ほら」と投げ与えられることに、やはり何か違和感を感じつつあるのではないのでしょうか。体が倒れ、心がすさむ中で、そう感じる人も増えてきているのではないのかと、ぼくは密かに思っています。コンビニ食の並んでいる同じ棚に置いてある「サプリメント」なるものを手に取る人は、まさしくそうなんでしょうね。もっとも、あんな加工品を体に入れたとしても、コンビニ食をいつも頬張る暮らしを続けている限り、まさしく喜劇なんでしょうけれどね。

そして、これらのコンビニなどに外国から食糧を調達して提供しているのが、まさしく大商社なんです。コンビニの裏口でそっと耳を澄ませて下さい。大商社の高笑いが、ほら聞こえませんか。ぼくにはいつも聞こえます。

　たとえば、ローソンやファミリーマートの筆頭株主は、それぞれ三菱商事や伊藤忠商事。この三菱商事の子会社は、いままでのダイエー・ロジスティック・システムズのローソン向け物流の営業権を、56億円で譲り受けました（2002年7月1日）。つまりローソンの物流「効率化」に、これから本格的に乗り出そうとしているわけなんですね。

　そうそう、このローソンの新しい社長に、三菱商事出身の44歳の男性が就任すると、月刊誌『財界』の記事にありました（2003年11月18日号）。いよいよ大商社の息を吹きかけて、"新コンビニ作り"に励むことになるのでしょう。そしていままでよりもっともっと、外国産の農産物がこれらのコンビニの棚などに並ぶのでしょうね。

　それに同社は、各地にある東京三菱銀行の店舗跡地を、コンビニ開店の際に紹介するなどのバックアップも進めており、かなりコンビニ展開に力を入れ始めたようです。

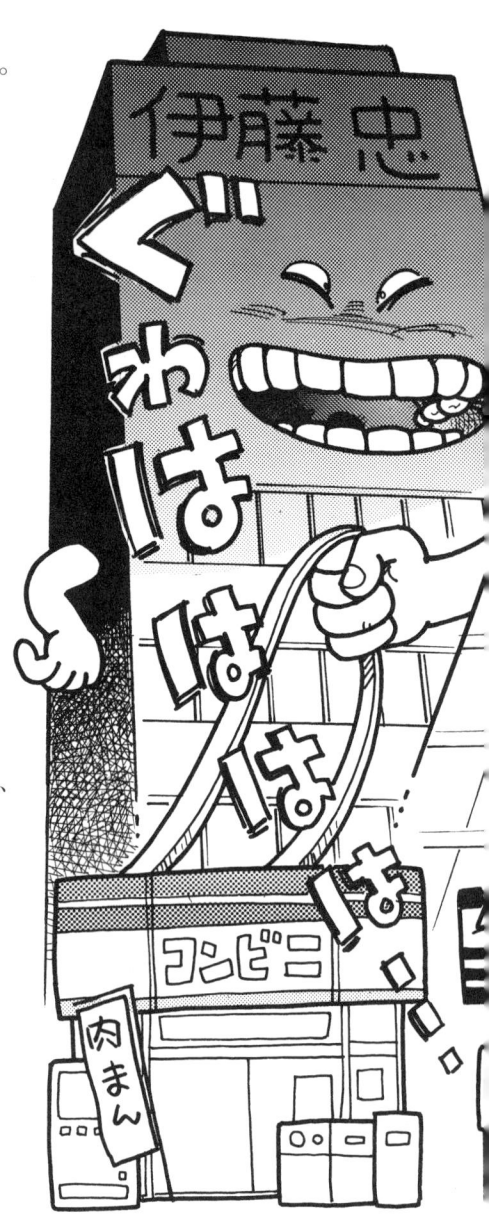

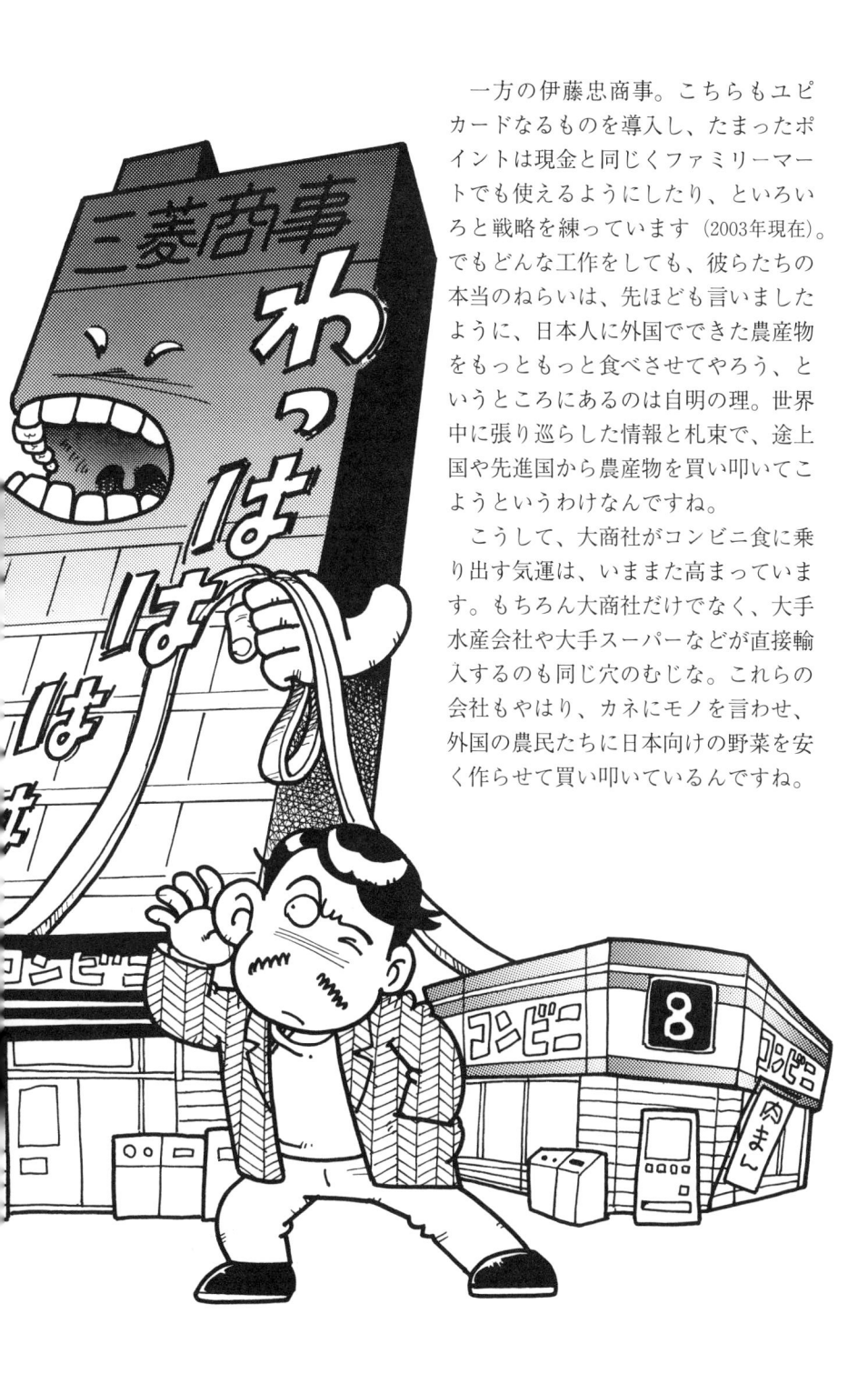

一方の伊藤忠商事。こちらもユピカードなるものを導入し、たまったポイントは現金と同じくファミリーマートでも使えるようにしたり、といろいろと戦略を練っています（2003年現在）。でもどんな工作をしても、彼らたちの本当のねらいは、先ほども言いましたように、日本人に外国でできた農産物をもっともっと食べさせてやろう、というところにあるのは自明の理。世界中に張り巡らした情報と札束で、途上国や先進国から農産物を買い叩いてこようというわけなんですね。

　こうして、大商社がコンビニ食に乗り出す気運は、いままた高まっています。もちろん大商社だけでなく、大手水産会社や大手スーパーなどが直接輸入するのも同じ穴のむじな。これらの会社もやはり、カネにモノを言わせ、外国の農民たちに日本向けの野菜を安く作らせて買い叩いているんですね。

中国の「有機田んぼ」に置かれた空っぽの農薬袋

　ところで少なからずのかたは、その安全性に大きな疑問を抱いていらっしゃるはず。にもかかわらず、日々の暮らしに追われて、真剣に考えていらっしゃるとは思えないんですね。相変わらずコンビニやスーパーなどでそれらを買い求め、外食では何の心配もなさそうに幸せな顔をして、それらを頬張っていらっしゃる。

　外食のメニューに危険性などは書かれていません。たとえお皿の裏をひっくり返してみても、それがどこでとれたものなのか、どこの国から運ばれてきたのかは、書いてないんですね。

　「だってえ、みんな楽しそうに食べているも〜ん。私一人が心配してもきりがないも〜ん」などと、自分に対して無理に納得させながら、今日も目を細めてそれらを頬張っていらっしゃる。でも外国の農産物は、日本国内と違い、現地の状況がぼくたちの目にはまったく見えません。

　いかに大商社や大手スーパーが安全性について「厳重に現地指導していま〜す」と言っても、夜の闇に隠れて、禁止されている農薬を撒くことなどを防ぐために、四六時中監視することはできない相談です。

　たとえば、これはお米の場合ですが、中国の黒龍江省を視察した人によると、川の水は重金属汚染でとても使えず、地下水に完全に頼っていたとのこと（出所2）。乏しい地下水だけに頼るこ

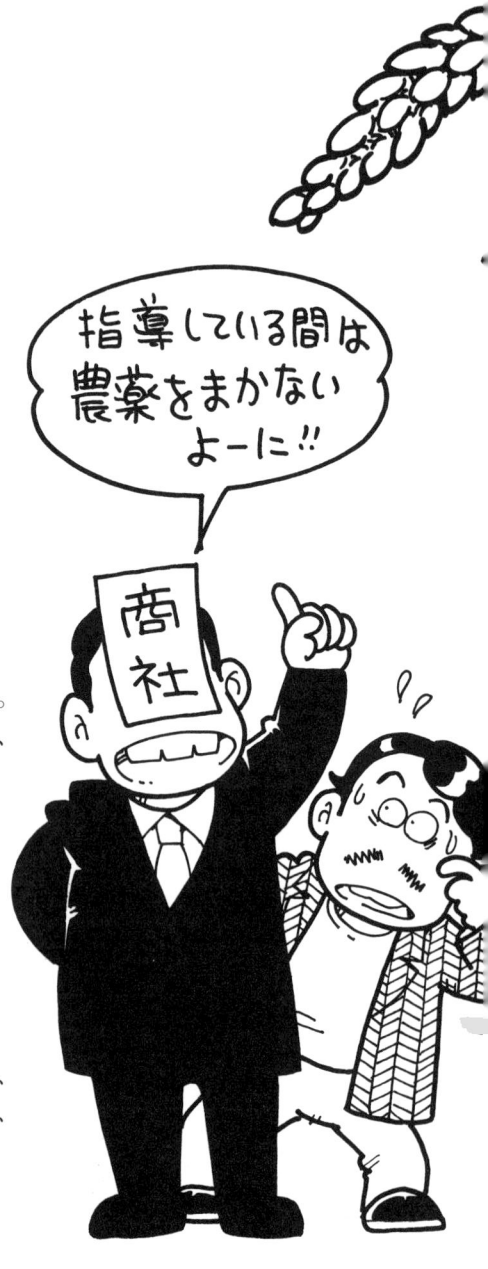

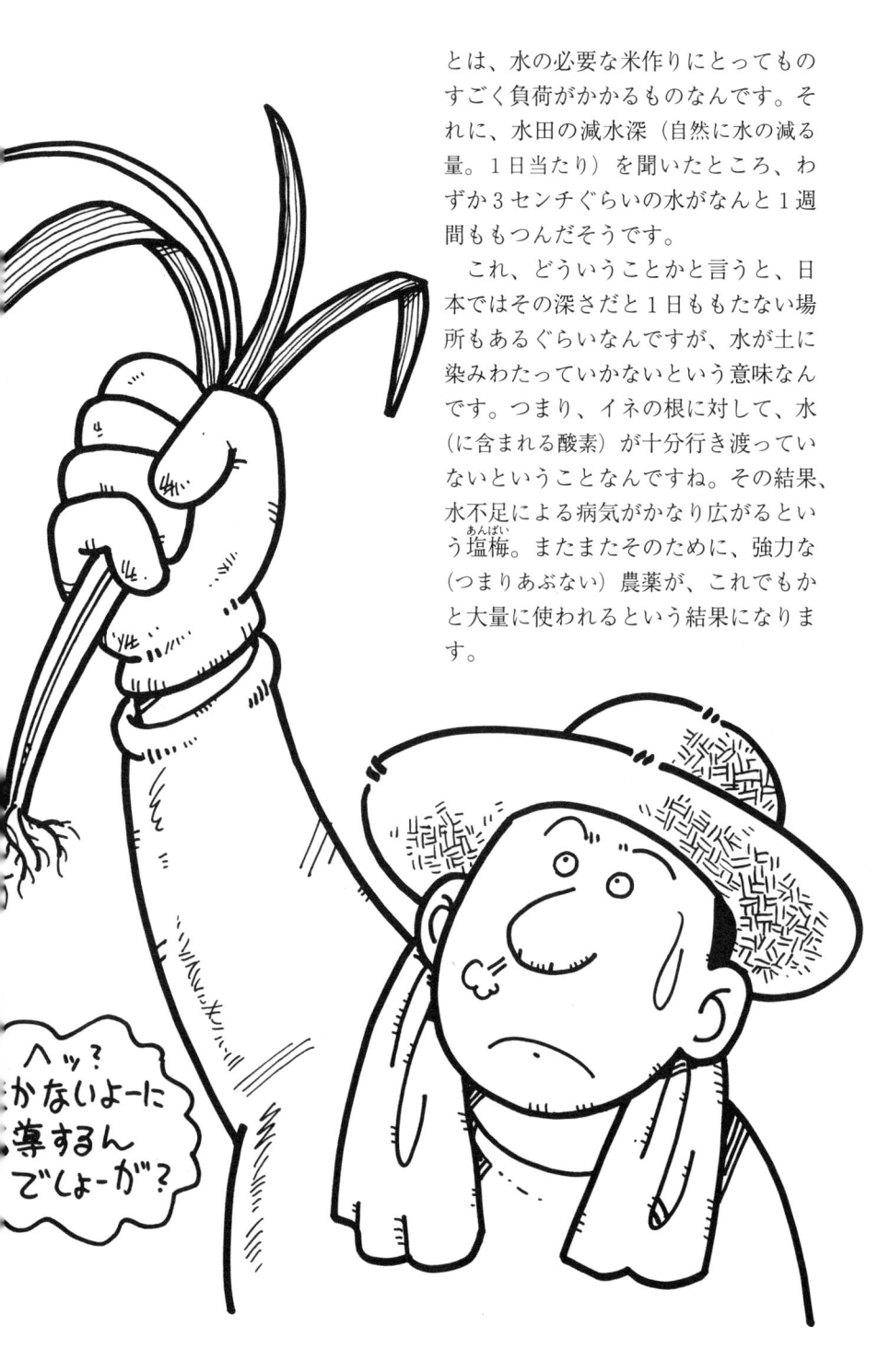

とは、水の必要な米作りにとってものすごく負荷がかかるものなんです。それに、水田の減水深（自然に水の減る量。1日当たり）を聞いたところ、わずか3センチぐらいの水がなんと1週間ももつんだそうです。

　これ、どういうことかと言うと、日本ではその深さだと1日ももたない場所もあるぐらいなんですが、水が土に染みわたっていかないという意味なんです。つまり、イネの根に対して、水（に含まれる酸素）が十分行き渡っていないということなんですね。その結果、水不足による病気がかなり広がるという塩梅（あんばい）。またまたそのために、強力な（つまりあぶない）農薬が、これでもかと大量に使われるという結果になります。

ヘッ？
かないよーに
等するん
でしょーが？

第1章　なぜ、大手コンビニの株主に大商社が参入するのだろう

イモチ病対策の農薬「フジワン」が、飛行機で大量にバラ撒かれているのも驚きでした。こんな高価な農薬をどんどん使わなければ病気でやられる土地とはいったい何なのか。なぜここで外国（つまり日本）のために米を作らなければならないのか。そこに合った植物があるんじゃないの、とぼくは思います。

　それに中国では、とくに日本の市場をねらった「有機食品」を重視しているようですが（これらの名前は中国語で「緑色食品」と言うんです!）、これらを進めている田んぼには、農薬の小袋が散乱していたようでした。これでは、中国政府の宣伝と実際とはだいぶ差があるようですね。

　幸せそうな顔をして、それらの「有機食品」を高いお金を払って食べている日本人にとっては、これらの内実を知ることはかなりショックでしょう。「有機」の中身も、今後は大いに吟味しなければならない社会になりました。中国のジャムス空港に降り立ったとき、みんな一様に「これは空中散布の臭いだ」と叫んだほど、農薬の使用量はすごかったようです。－ダイオキシンで問題のあの強力な農薬「2-4D」の工場も、バスから見えていたとのことでしたね。

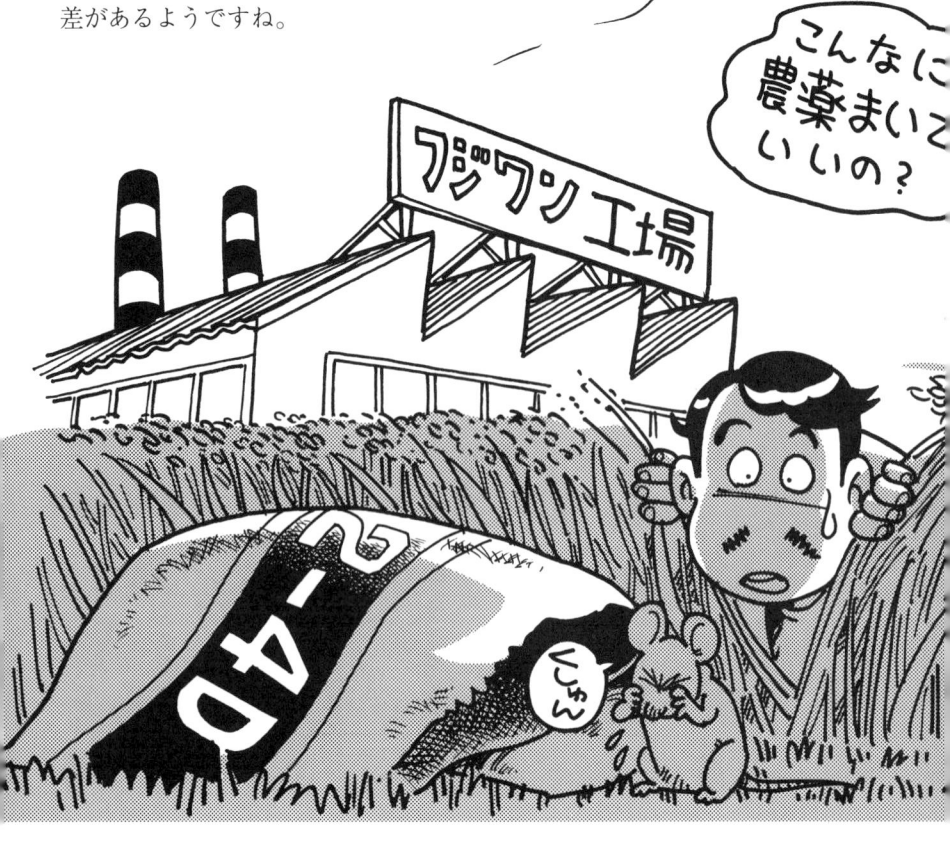

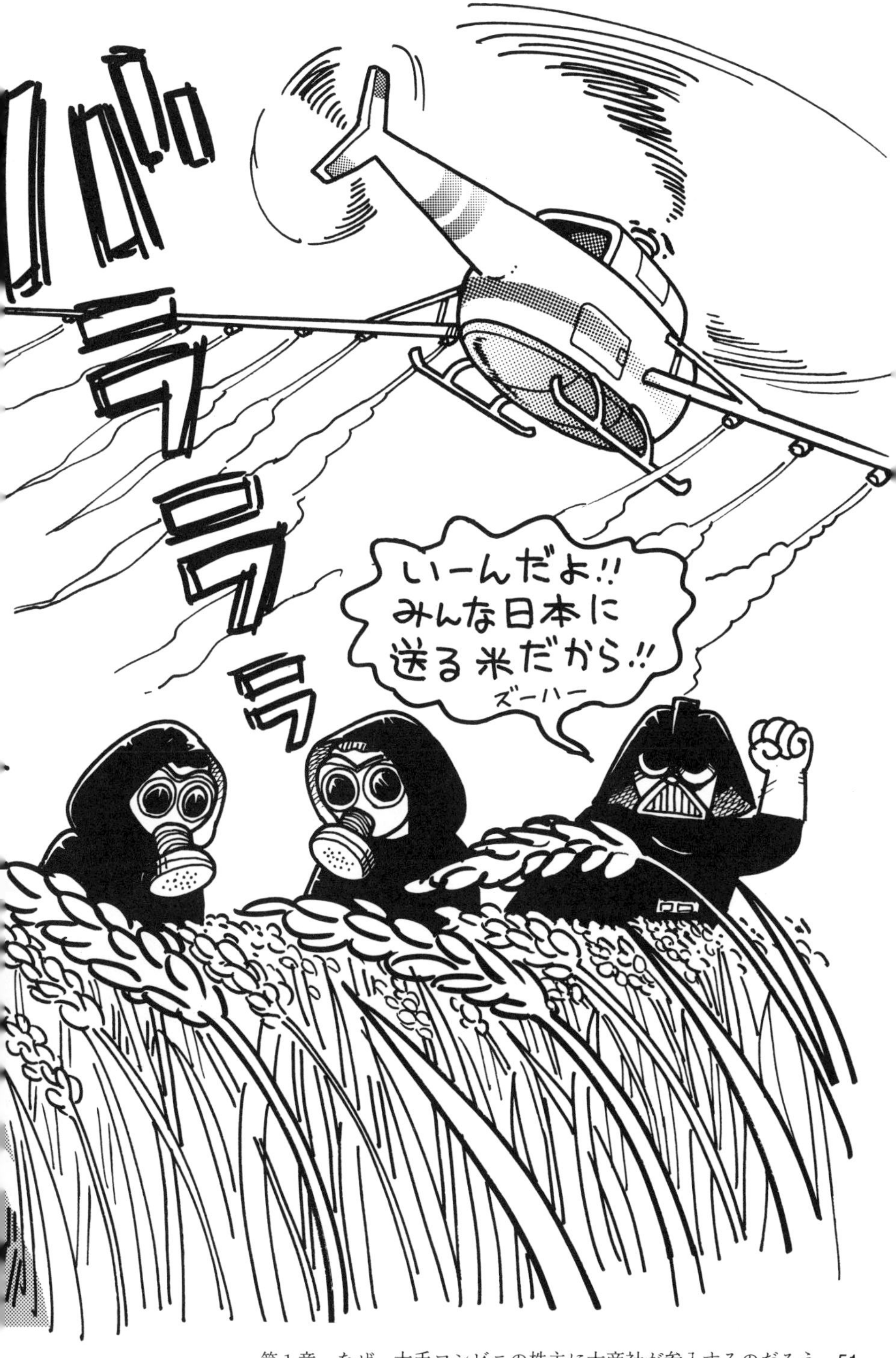
バババ
ララララ
いーんだよ!!
みんな日本に
送る米だから!!
ズーハー

コンビニ食御用達(ごようたし)の冷凍野菜。輸入はなんとフリーパス

　米については、いま述べたような事情ですが、ホウレンソウやゴボウなどは、じつは中国人は食べないんです。あくまでも日本向けに、日本の商社などが開発したもの。

　自分で食べたこともない野菜を、海の向こうの日本人の健康のことを思いながら、はたして安全に作ることなどできるのでしょうか。テレビなどの工業製品とは、意味が違うんですね。

　あんな水不足の地で、何も知らされずに、米や野菜を黙々と作らされている中国の農民たちが哀れです。同情します。日本の大商社が、彼らをあおって日本向けに作らせているわけなんですね。農薬の使い方や実態を詳しく教わることもなく、彼らの体を切り刻んで日本人向けの野菜や米を作る。儲かるのは大商社だけ。あんまりではありませんか。

　しかも外国と日本の習慣の違いもあります。それに文化の違いもあります。また、農薬の規制値などの法律の違いもあります。そういう心配の中、やはりという事件が最近起こりました。

　中国から輸入されていた冷凍ホウレンソウ。その中から、基準値を上回る残留農薬が検出されたんですね。ダイエーが中国から輸入していた「フローズンベジタブル、便利冷凍野菜ほうれん草」。これから、農薬クロルピリホスが基準値のなんと9倍もの濃度で検出されたんです（表1参照）。これは、農民運動全国連合会という組織が、2002年2月19日から同年3月5日までに市販のものを分析した結果分かったもの。

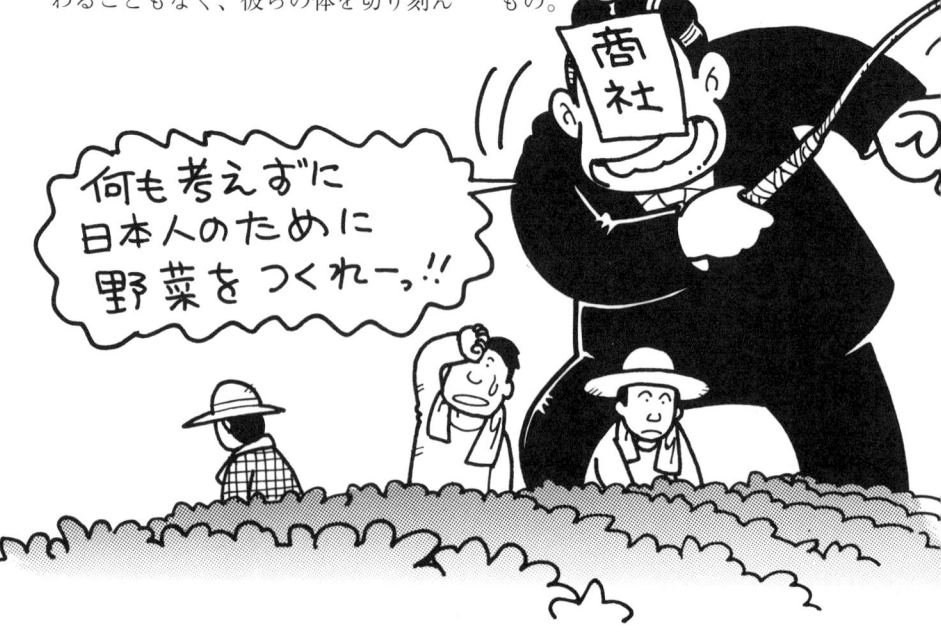

表1　中国産冷凍野菜の残留農薬分析結果

	品名 輸入者または製造者	分析結果			
		農薬名	含有量 (ppm)	基準値 (ppm)	主な毒性
①	フローズンベジタブル 便利冷凍野菜ほうれん草 ㈱ダイエー	クロルピリホス	0.09	0.01	発ガン性 遺伝毒性
		シペルメトリン	1.39	2.0	発ガン性
②	キャプテンクック　ほう れん草のバター炒め ㈱ノースイ	エンドスルファン	0.09	設定なし	強魚毒性
		クロルピリホス	0.013	0.01	発ガン性 遺伝毒性
		シペルメトリン	0.086	2.0	発ガン性
③	塩あじ茶豆 日本水産㈱	シペルメトリン	痕跡	5.0	発ガン性
		フェンバレレート	1.41	1.0	遺伝毒性
④	塩あじ枝豆 日本水産㈱	シペルメトリン	0.024	5.0	発ガン性
		フェンバレレート	0.056	1.0	遺伝毒性
⑤	小分けホウレンソウ ㈱ニチレイ	pp-DDE	痕跡	0.2	発ガン性

試料入手および分析年月日：2002年2月16日～3月4日および2月19日～3月5日
試料入手先：①②④はダイエー成増店、③⑤は西友東長崎店
出所：『農民』532号、2002.3.25、農民連発行

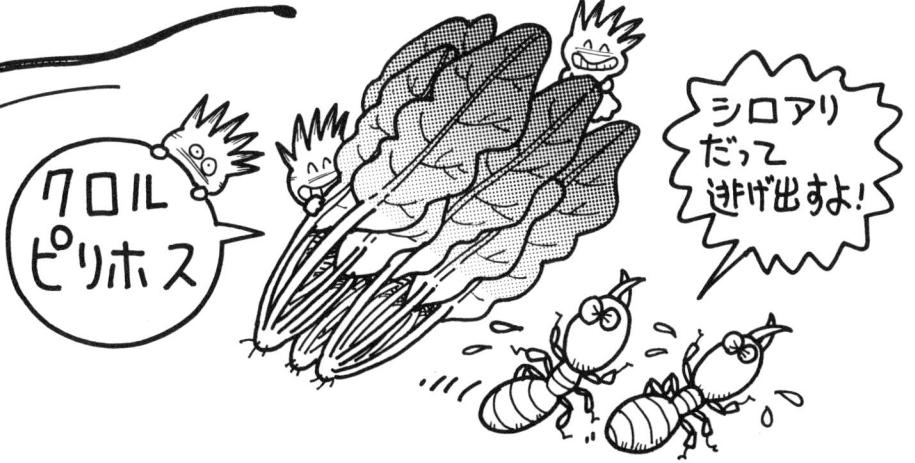

つまり、白アリ駆除に使われる強力な殺虫剤であり、発ガン性もあり、遺伝毒性もあるクロルピリホスが検出されたのですが、この基準値は0.01ppm。なのに、じつに9倍の0.09ppmが検出されています。

ほか、ノースイの「キャプテンクック、ほうれん草のバター炒め」からも、0.013ppm。それに日本水産の「塩あじ茶豆」からは、遺伝毒性のある農薬フェンバレレートが1.41ppm検出されていました（これの基準値は1.0ppm）。

あ、やはりねえ、とぼくは思ったものです。逆に、数値はもっと高いんじゃないのと考えたぐらいでした。なぜなら、中国での農薬散布状況について、現地を見た人が話すのを知っていたからです。

これらの冷凍野菜は、コンビニ弁当や惣菜、それに外食の料理などにじつに多く使われているものなんですね。子どもから老人まで、ぼくたちが知らぬ間に口にしていたもの。「いまは、便利になったわねえ。安くて。おいしくて。調理の手間も省けるし。仕事で少しぐらい残業になっても、ホント助かるわあ」などと言いながら毎日頬張っているものの中身が、これなんです。

　食べものが汚れていたら、誰でも気が付きます。それを二度とは食べようとはしないでしょう。しかし、「現代の汚れ」は目に見えません。まったく見えないのです。考えてみて下さい。石炭時代はススなどのため、汚れがよく分かりましたよね。誰でもその気になれば、その汚れからのがれることは可能でした。

　でもいまは石油時代。石油も原子力もその汚れは肉眼では見えません。森永ヒ素ミルク事件や水俣事件や原発放射能漏れなどの場合、その汚れは精密検査しなければ分からないんですね。そこに現代の汚れの怖さがあります。「目に見えない」恐怖なんですね。

　農薬や、後で述べる環境ホルモンや遺伝子組み換えや食品添加物などは、どれだけ目を凝らしてもぼくたちには見えません。まあ、着色したものなどについては誰でもが識別できますが、それにしても、それを危険だと認識していない人にとっては、目に見えないのと同じでしょう。ススの汚れをきれいだと言う人は、まあいないでしょう。でもいまは、着色料などの「現代の汚

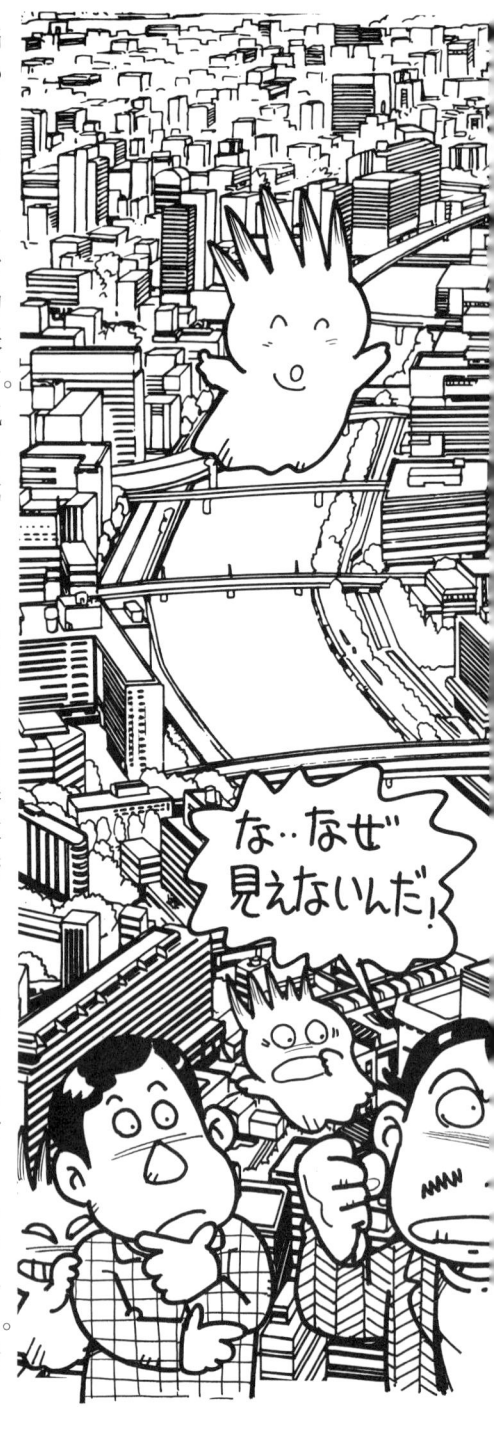

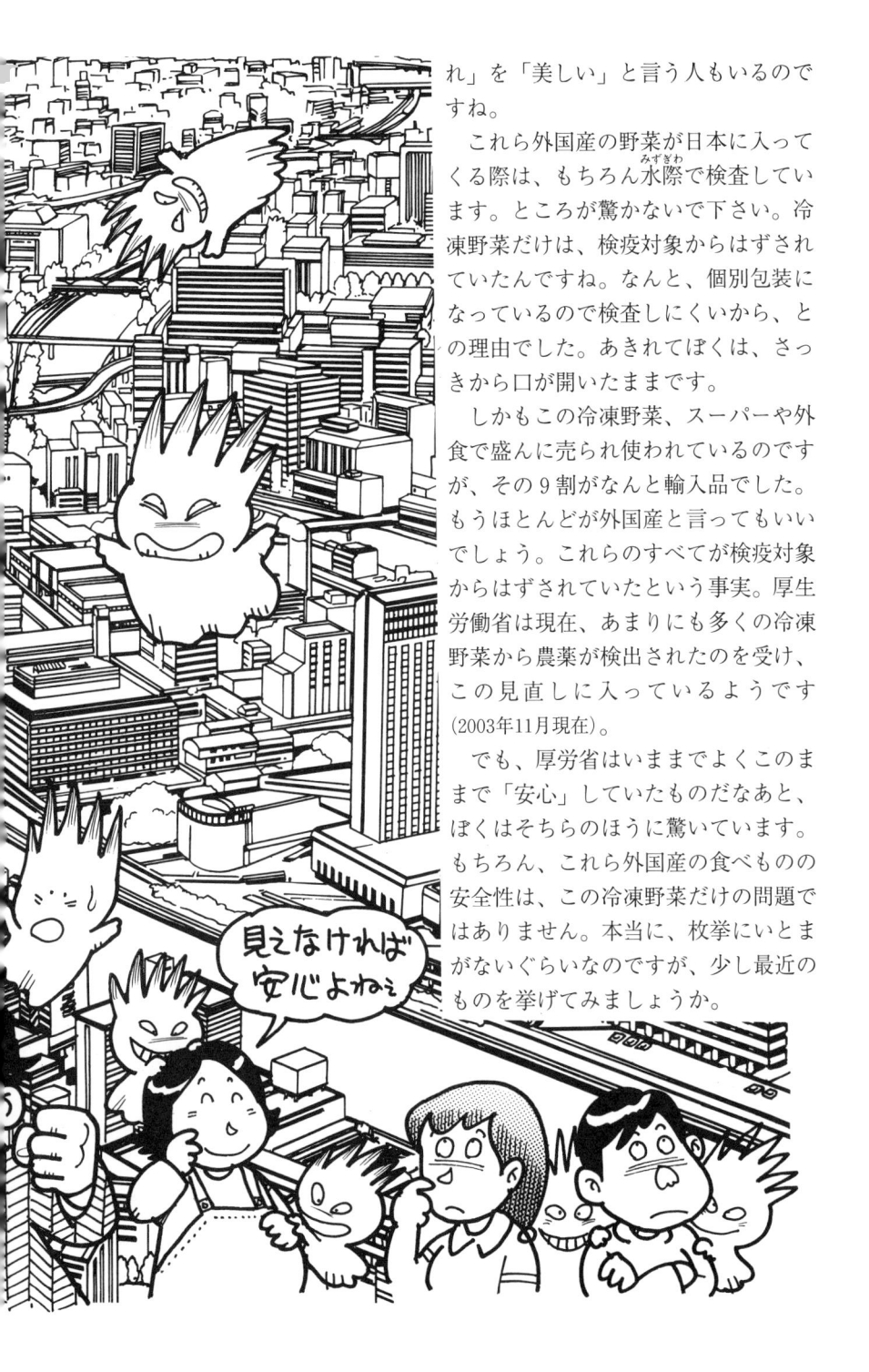

れ」を「美しい」と言う人もいるのですね。

　これら外国産の野菜が日本に入ってくる際は、もちろん水際(みずぎわ)で検査しています。ところが驚かないで下さい。冷凍野菜だけは、検疫対象からはずされていたんですね。なんと、個別包装になっているので検査しにくいから、との理由でした。あきれてぼくは、さっきから口が開いたままです。

　しかもこの冷凍野菜、スーパーや外食で盛んに売られ使われているのですが、その9割がなんと輸入品でした。もうほとんどが外国産と言ってもいいでしょう。これらのすべてが検疫対象からはずされていたという事実。厚生労働省は現在、あまりにも多くの冷凍野菜から農薬が検出されたのを受け、この見直しに入っているようです（2003年11月現在）。

　でも、厚労省はいままでよくこのまま「安心」していたものだなあと、ぼくはそちらのほうに驚いています。もちろん、これら外国産の食べものの安全性は、この冷凍野菜だけの問題ではありません。本当に、枚挙にいとまがないぐらいなのですが、少し最近のものを挙げてみましょうか。

「見えなければ安心よねぇ」

第1章　なぜ、大手コンビニの株主に大商社が参入するのだろう

「抗生物質漬けの冷凍エビ」、回収を公表しなかったニチレイ

　2003年9月30日。シンガポール産のピーナツバターから発ガン性のあるカビ毒を検出しました。同時に、中国産のマメ「ささげ」からも、基準値を超える残留農薬を検出しているんですね。

　そうそう、ニチレイが中国から輸入した養殖冷凍エビから、テトラサイクリン系の抗生物質が見つかり、それらを同社が密かに回収していたことも分かりました。その事実が分かったのは2003年10月1日のこと。

　この薬は、食品衛生法ではもちろん残留が認められていないもの。細菌のタンパク質合成を妨げ、菌の増殖を抑える薬なんですね。エビをはじめとして、牛や豚の飼料にも混ぜられています。もちろん人間が食べると、人体に耐性菌が生じる可能性もあると言われているほど。

　同社は、2002年に輸入した冷凍エビ、770トンを回収しているということなのですが、この回収をまったく公表していませんでした。なぜなら、「加工業者や問屋向けの出荷が多く、消費者の不安をあおりたくないので」公表を控えた（！）とのこと（出所3）。なんのことはない、ただ隠していたいということだけなんですね。

　これでは、「悪いことをしたのがバレるとお母さんにこっぴどく叱られるなあ。そうだ、ふふふ、黙っていりゃいいんだ」という、幼稚園児の論理です（こんなこと言うと、幼稚園児たちに怒られそうです。ごめん！）。利潤を追求する企業の論理は、まるで同じじゃないですか。大企業をただただ信じて、そのような食べものをコンビニ食や外食で食べているぼくたちのほうが、よほど愚かだと言えるのかもしれませんね。

　ま、驚いていても仕方ありません。そう言えば、2003年10月3日の新聞に、別の会社の以下のような「お詫び広告」が、小さな小さな文字で掲載されていました。

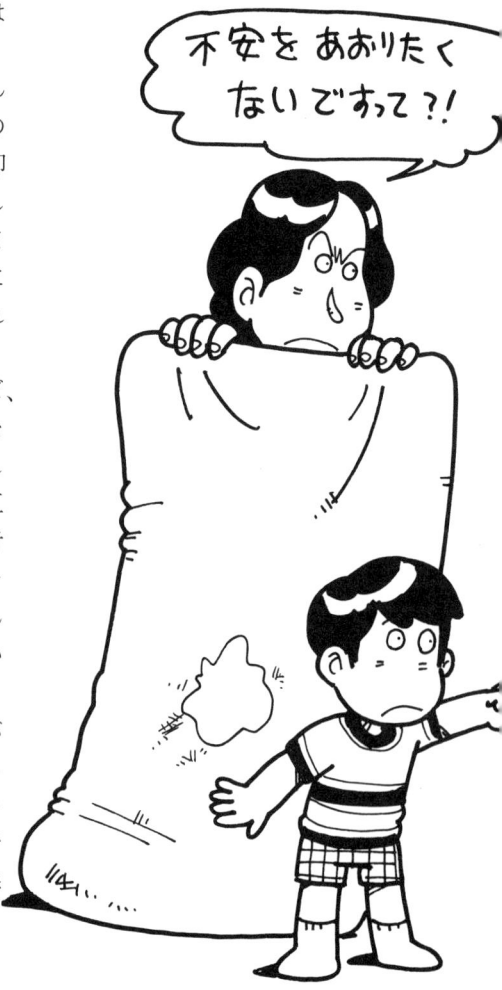

ぼくはいつも思います。こういう広告の最初には、大きい文字で以下のように必ず書いておいてほしい。「この広告は、あまり皆さまに詳しく読んでいただくものではございません。したがって、文字は小さめにしてございます。まことにご面倒様ではございますが、虫眼鏡をご用意下さればありがたく存じます。もしお手元になければ、当社から高性能の虫眼鏡をプレゼントさせていただいても結構です。今後また、お使いになる機会もございますでしょうから、たびたび使用していただくことになればうれしく存じます」。

　本当にそう言いたくなるような「虫眼鏡文字」でした。これは、大商社の兼松が掲載していたものです。内容は概ね以下のとおり。つまり、「弊社が中国から輸入し、丸大食品に販売した海老水餃子に、食品衛生法で認められていない添加物のサイクラミン酸が混入されている可能性がある……」というもの。

　なんともまわりくどい文章でした。きっと文学素養のあまりない人が書いたものなのでしょうね。一度読んだだけでは、ぼくのような頭では理解不能でした。社内で使う稟議書なども、こんな文章を使っているのでしょうか。どうりで、上部に本当の情報が上がっていかなかったのでしょう。どんな事態が起ころうとも、これからは長期的観点に立って、ほんものを求め続けてほしいもの。そんな企業なら、消費者もきっと支持してくれるでしょう。

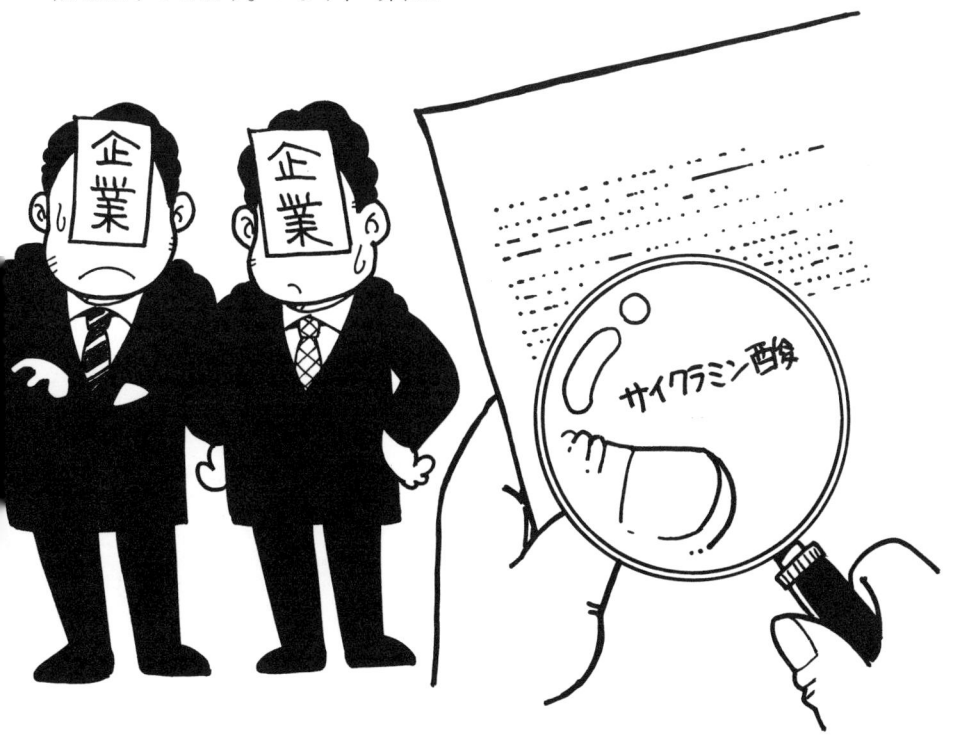

JR東日本が、違法の疑いの濃い
　アメリカ産冷凍弁当を輸入販売

　驚かないで下さい。外国から食べものを輸入しようというのは、このような大商社だけでなく、なんと、あのJR東日本の子会社が真似をして、外国から外米の冷凍弁当を輸入しているんです。

　その会社名は日本レストランエンタープライズ（NRE）。2001年7月からその輸入弁当を販売しているんですね。

　日本の農業を切り捨てるようなことを、大商社でなく、大鉄道会社が始めるとは、ぼくも驚きでした。「オーベントー」なんていう訳の分からない名前を付けて売り出されているものですが、米は「有機」認証を受けたアメリカ産のアキタコマチだとのこと。米以外は有機認証を受けていないアメリカ産のようですが、なぜこんなことが可能なのでしょうか。

　普通、米の輸入には、日本の農業を守るため341円／kgの高関税がかかります。これは490％という高率ですから、通常に輸入すれば価格で競争できませんよね。ところが、肉魚調整品の名目にすればたったの6％〜21.3％の関税になるんです。

　これを利用したわけなんですね。ところがこの肉魚調整品は、肉や魚が全体含有量の20％を超えなければならないとの規定があります。でないと、どの会社もみなこれと同じことをして超安い弁当を輸入してしまいます。

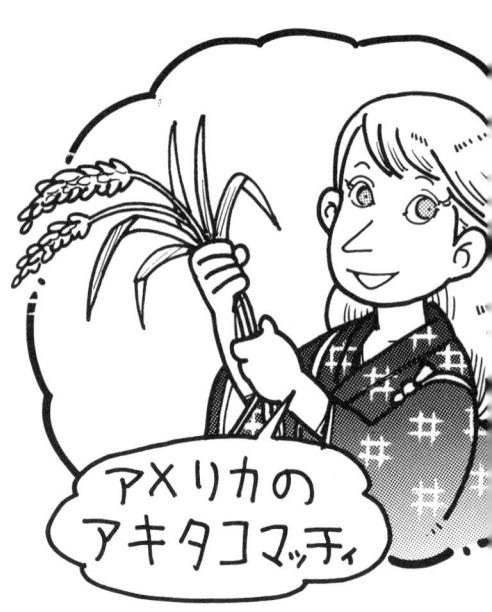

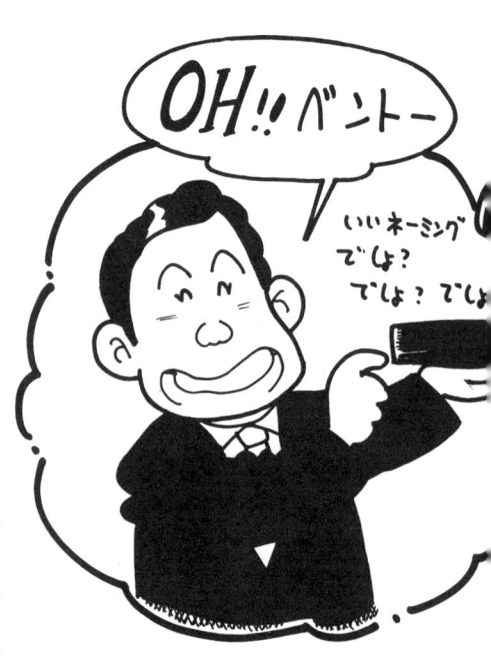

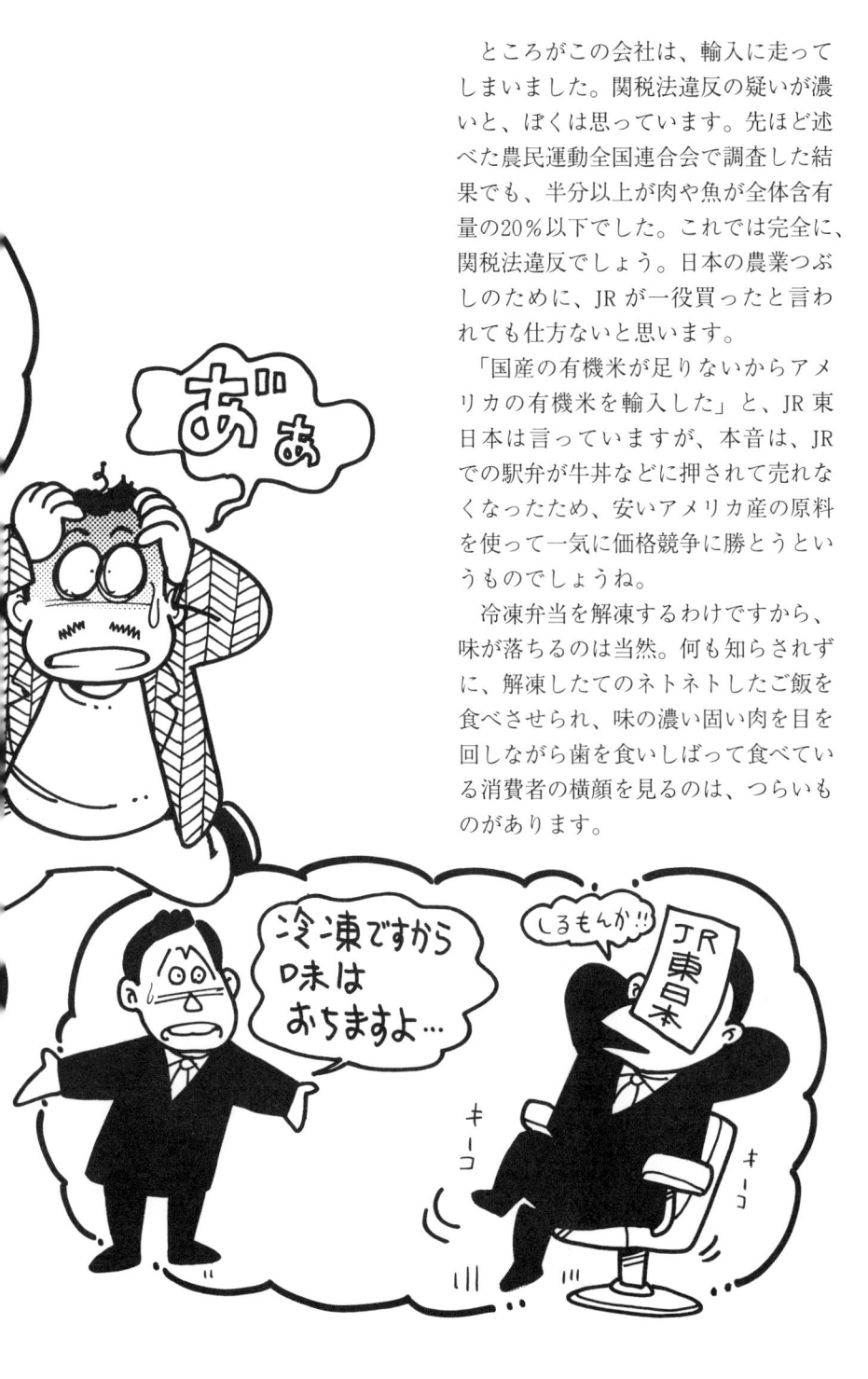

ところがこの会社は、輸入に走ってしまいました。関税法違反の疑いが濃いと、ぼくは思っています。先ほど述べた農民運動全国連合会で調査した結果でも、半分以上が肉や魚が全体含有量の20％以下でした。これでは完全に、関税法違反でしょう。日本の農業つぶしのために、JRが一役買ったと言われても仕方ないと思います。

「国産の有機米が足りないからアメリカの有機米を輸入した」と、JR東日本は言っていますが、本音は、JRでの駅弁が牛丼などに押されて売れなくなったため、安いアメリカ産の原料を使って一気に価格競争に勝とうというものでしょうね。

冷凍弁当を解凍するわけですから、味が落ちるのは当然。何も知らされずに、解凍したてのネトネトしたご飯を食べさせられ、味の濃い固い肉を目を回しながら歯を食いしばって食べている消費者の横顔を見るのは、つらいものがあります。

輸入食品が増えれば増えるほど
ブルーベビー症が増えてゆく

こうして日本は、なんと鉄道会社までが外国から続くレールに車輪を乗せてしまい、世界一の食糧輸入国となりました。

世界から奇異の目で見られるようになったのですが、どこかの従属国か植民地ならいざ知らず、独立国の中で自国で食べものを作ることを国の基本にしていない国は、世界広しといえども、どこにもありません。確か日本は、"独立国"だったはずでしたね。

ところで、外国から食べものを輸入するということは、窒素も同じく輸入しているということを意味します。つまり日本は、世界一の窒素輸入国でもあるんですね。

窒素は肥料の3要素の一つ。タンパク質を構成する元素の一つでもあります。だから当然、食べものの中に多量に含まれていることになりますよね。

でもこれは、叩いても砕いても嚙んでも（？）消えませんし、煮ても焼いても油で揚げても駄目、という厄介者。大気に出れば酸性雨の原因にもなる困った存在なんです。もちろん地下に潜れば、硝酸性窒素となって、亜硝酸に変化したりして、水の汚染や健康を壊すことにつながります。アミン類との食べ合わせでは、発ガン物質を生むことにもなるんでしたね（第4章参照）。

このような高濃度に窒素汚染された水を飲むと、血液の中に、酸素を運べないヘモグロビンができるんです。それをメトヘモグロビンと言うのですが、そうすると貧血症状を起こすのですね。すでに欧米ではとくに赤ちゃんにこの症状が起こって、「ブルーベビー症」として知られています。

日本では、人間に対する影響の報告ははっきりしないのですが（実際に起こっていても、その因果関係を調査していないだけ？）、ただ、数十頭以上の牛が、この病気で毎年すでに死んでいる（！）という報告はあります（出所4。筑波大学の西尾道徳氏調査）。

外国から食べものや飼料の形で入ってくる窒素はおよそ92万トン（出所4）。化学肥料による57万トンの2倍近くもあるんですね。これらが循環されずに環境に蓄積されるわけですからコトは深刻です。これらは全体で、約238万トンとも言われているんです。

とくに畜産地帯に窒素があふれているようですね。それは、多くの畜産農家までが輸入飼料に頼っているという結果から、なるほどとうなずけます。食べものを外国に頼っているぼくたちの国は、ただ単に農業を守るという観点からだけでなく、こうした世界でも稀な「窒素蓄積国」として、そして窒素が循環しない国として、これから大問題に発展してゆくでしょうし、今後、歴史に間違いなく残ることになると、ぼくは思っています。

「外国産の食べものは安くて便利なのよねえ」と言って、先ほど述べたようなJRの輸入冷凍弁当などを嬉々として頰張っている人たち。そうしている間に、国土が汚染され全国民の体が

いつの間にか破壊されていきます。ほかの生きものたちのように、生まれ育った場所の食べものをぼくたちは食べたい。どこの誰が作ったか、顔の見えない食べものは、農薬や環境ホルモンや遺伝子組み換えなどを云々（うんぬん）する以前の問題ではないかと、ぼくは思っています。

　もう一度言います。そのコンビニ食の背後に、日本の畑が見えますか。

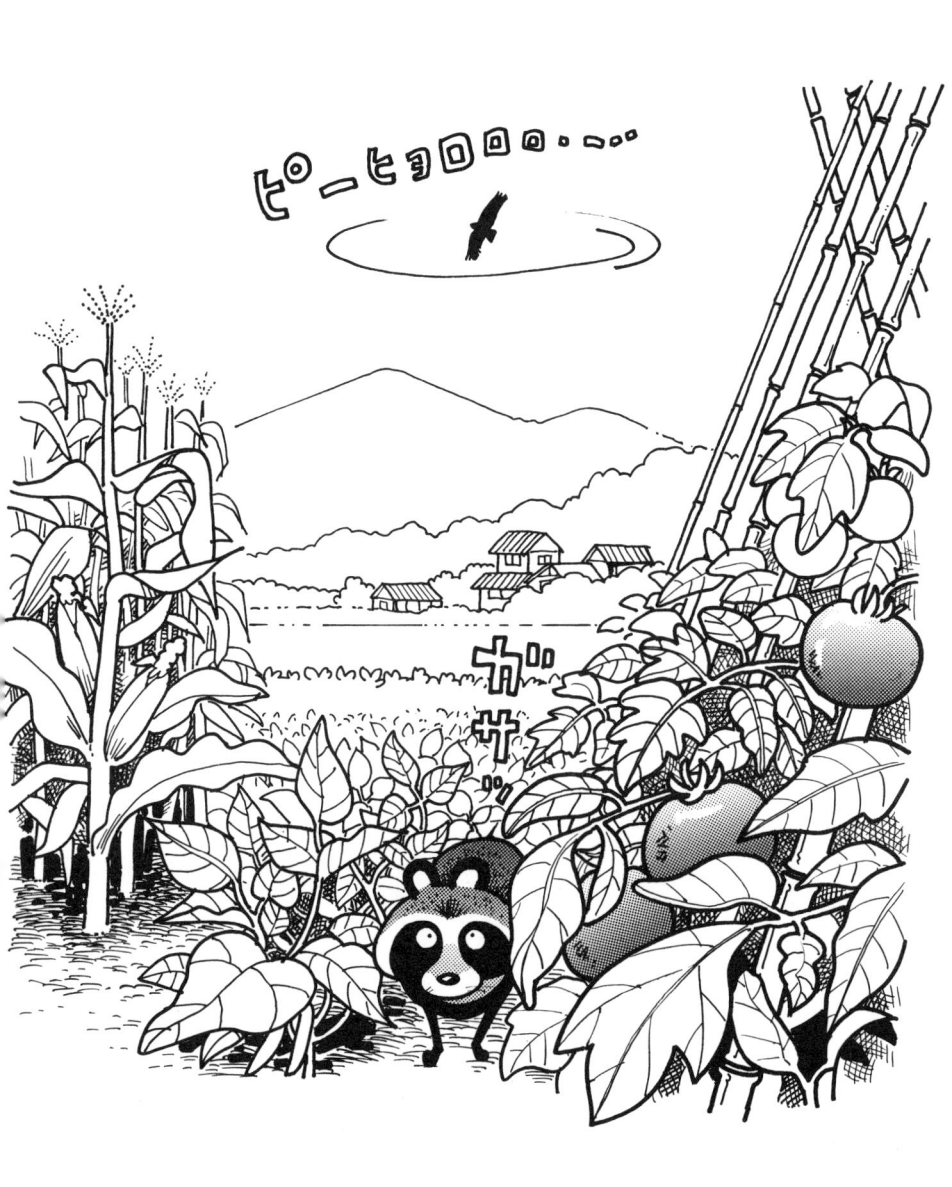

◉いのち腹ぺこクイズ【2】◉
(答えは173頁)

Q1) 便利さや効率だけでは計れないものが二つありました。何でしょう。
 1. ジャンケンとあみだクジ
 2. パソコンの生産と残酷な戦争
 3. 教育と農業(食糧生産)

Q2) 生きものたちはみな、どこでとれたものを食べているのでしょう。
 1. コンビニの裏の畑でとれたもの
 2. 自分の生まれ育った場所
 3. 外国へわざわざ飛行機で行かなければならないような場所

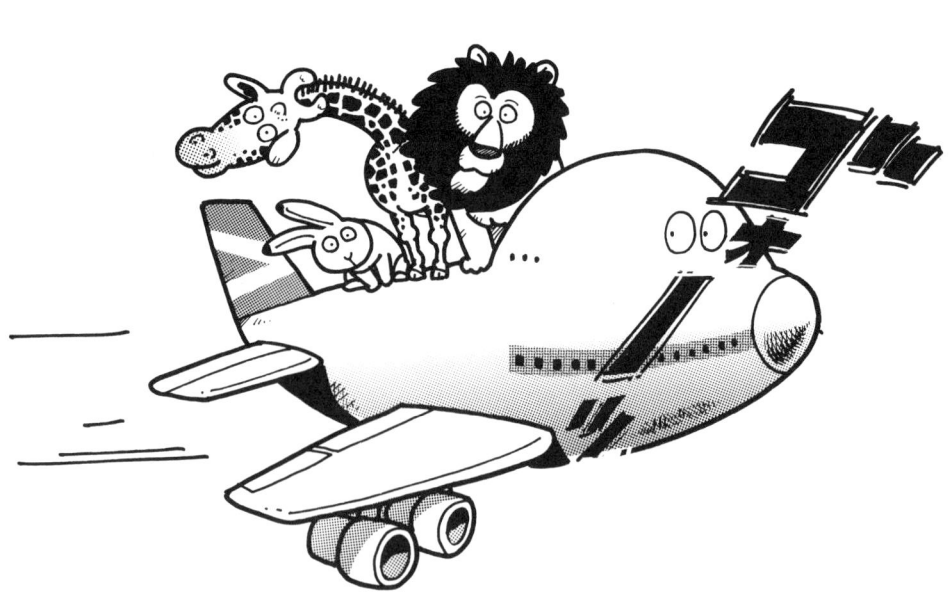

第2章

大疑問2： なぜ、コンビニ弁当の中身に、
この三つが少ないのだろう

そのコンビニ食に、先祖の笑顔が
映っていますか

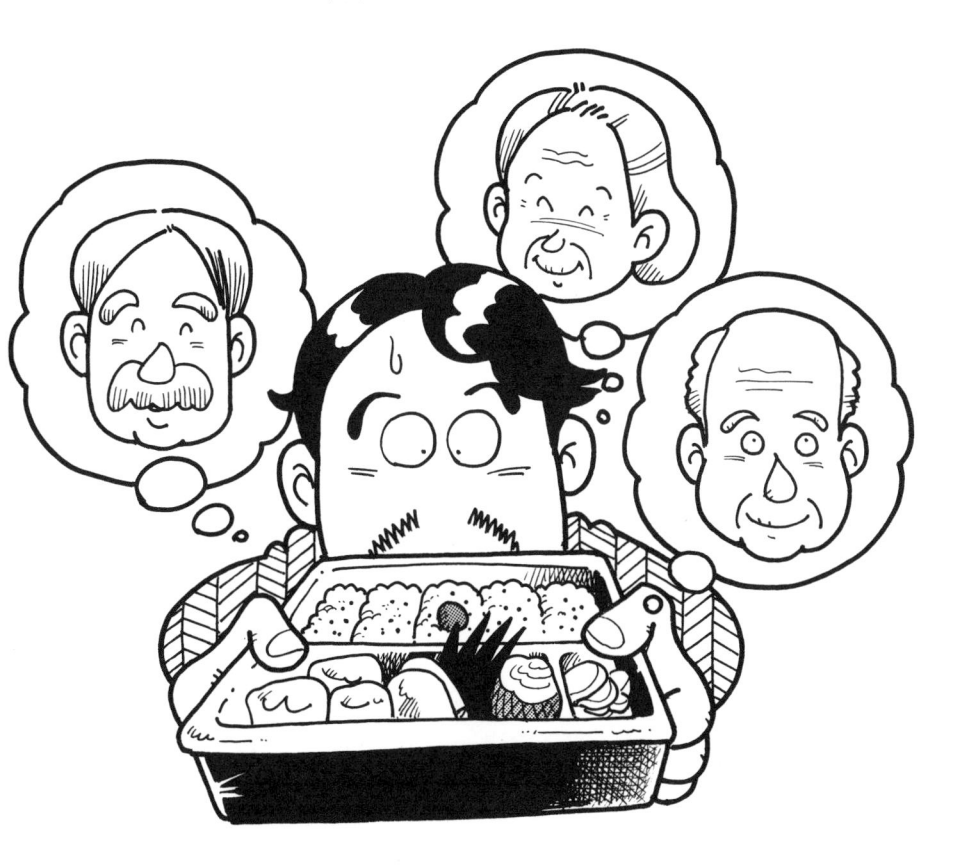

コンビニ弁当のメニュに隠された食品企業の裏事情

「あん？　なぜこれがいけないの？ チンすれば温かいし、おいしそうだし、きれいだし、それにいつも仕事で忙しいんだから便利でいいし、何も言うことなんかないんじゃないのお？」

多くのかたは、ニコニコしながらコンビニ弁当に箸を突き刺し、よだれを垂らしながら言います。一見、豪華です。ご飯、揚げ物、煮物、酢の物、漬物、焼き魚……。

これらの食材たちが「こちらの水は甘いわよ〜」なんて手招きをしていますから、ついよだれとともに手も出てしまうんですね。しかし、あなたのいのちも同時に、体からどこか遠い所に「出て行って」しまわないかどうか。

スーパーなどで売られている弁当でも状況は同じです。皆さんが休日などに、「よし、今日は家族みんなでぱあ〜っといこう、ぱあ〜っと！」なんて言いながら押し寄せるファミレスなどでの外食のメニュの場合も、状況はまったく同じ。

これらのメニュを見て、どこかヘンだと思いませんか。日ごろそれらに慣らされてしまったかたは、何の疑問も抱かずに毎日それらをせっせと口に運んでいらっしゃる。でも、ちょっと立ち止まってほしいんです。

食べものはあなたの明日のいのちを作るもの。いつも言いますが、けっしてファッションではないんです。ただ単にきれいに着飾っていればそれでい

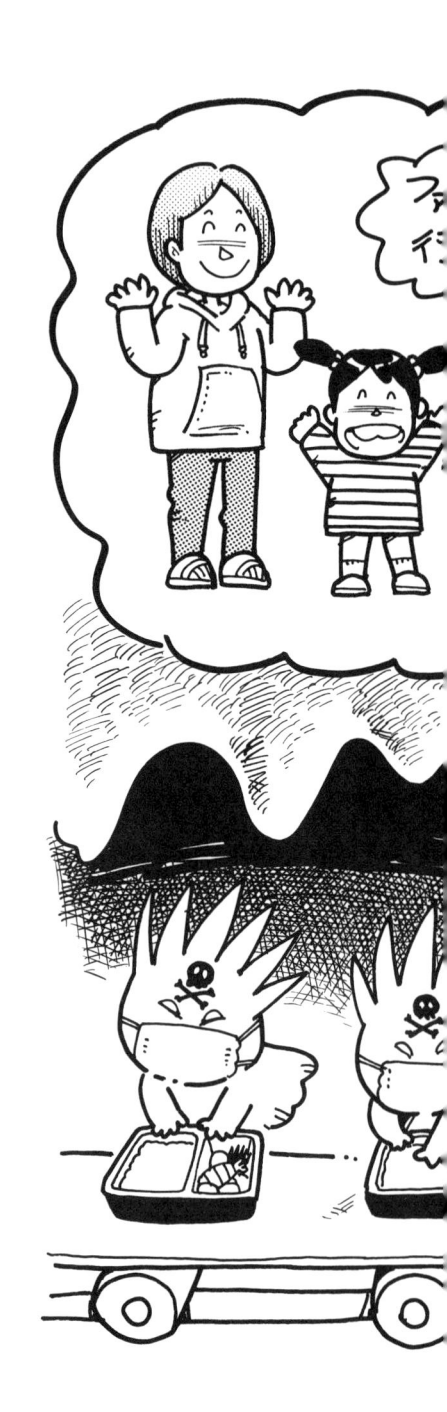

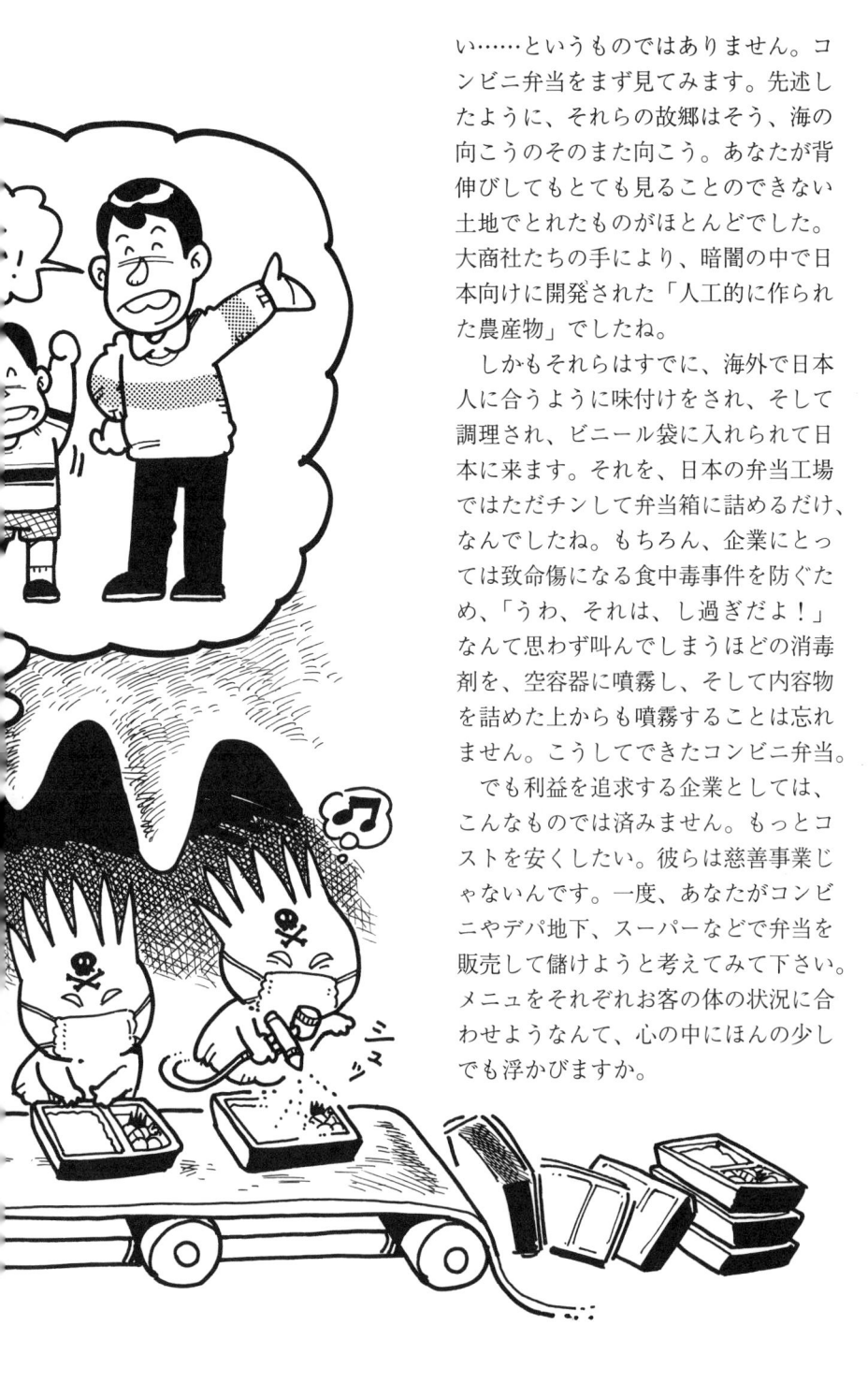

い……というものではありません。コンビニ弁当をまず見てみます。先述したように、それらの故郷はそう、海の向こうのそのまた向こう。あなたが背伸びしてもとても見ることのできない土地でとれたものがほとんどでした。大商社たちの手により、暗闇の中で日本向けに開発された「人工的に作られた農産物」でしたね。

しかもそれらはすでに、海外で日本人に合うように味付けをされ、そして調理され、ビニール袋に入れられて日本に来ます。それを、日本の弁当工場ではただチンして弁当箱に詰めるだけ、なんでしたね。もちろん、企業にとっては致命傷になる食中毒事件を防ぐため、「うわ、それは、し過ぎだよ！」なんて思わず叫んでしまうほどの消毒剤を、空容器に噴霧し、そして内容物を詰めた上からも噴霧することは忘れません。こうしてできたコンビニ弁当。

でも利益を追求する企業としては、こんなものでは済みません。もっとコストを安くしたい。彼らは慈善事業じゃないんです。一度、あなたがコンビニやデパ地下、スーパーなどで弁当を販売して儲けようと考えてみて下さい。メニューをそれぞれお客の体の状況に合わせようなんて、心の中にほんの少しでも浮かびますか。

第2章　なぜ、コンビニ弁当の中身に、この三つが少ないのだろう

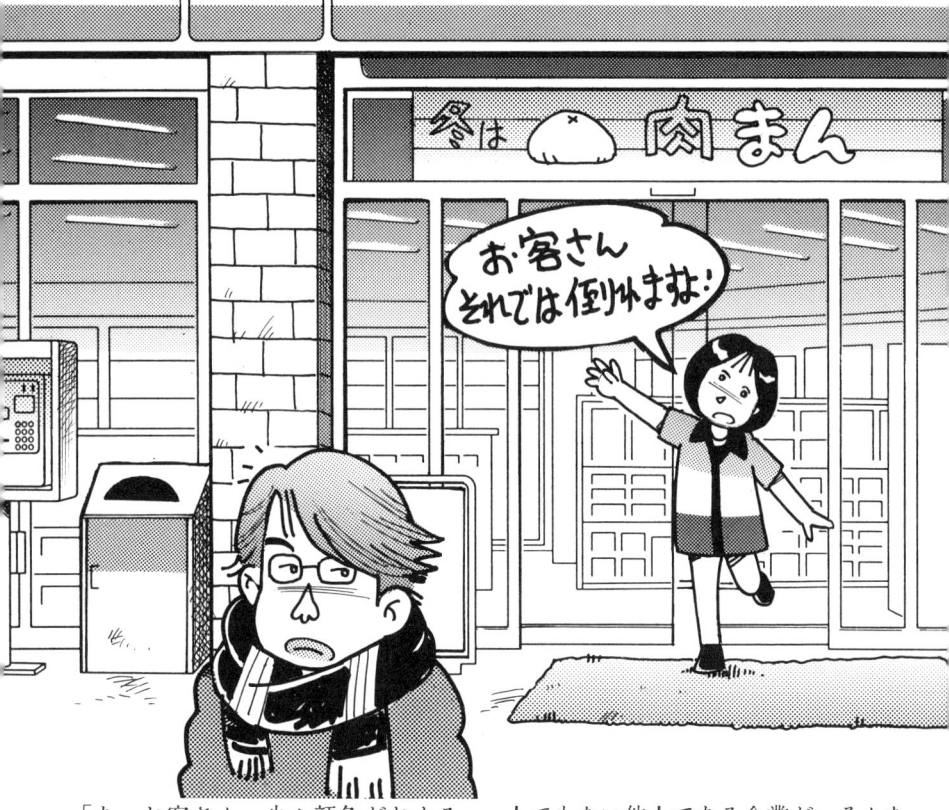

「あ、お客さん。少々顔色がおよろしくありませんから、この青菜が必要になりますよ。それにお客さんにはマグネシウムがかなりお不足気味のようですから、明日の朝はこれにして下さいな。いいですね。でないと、あと3日で倒れますよ。とてもいのちが続きませ……。あ、逃げちゃいけませ〜ん。ちょっとお」なんて追っかけて行ってまで、まったくの他人に対して大切なことを言おうとしますか。

あなたの体にとって常にいいことを言ってくれるのは、「いつもうるさくってさあ」と若者たちが敬遠する家族だけ。あ、それと本書の著者だけ（ごめんなさい！）です。家族でもなく知人でもない他人である企業が、そんなことを言うはずもないじゃないですか。よく見て下さい。コンビニ弁当や企業の顔。形だけ笑っています。でも、目はけっして笑ってはいません。

じゃ利益を上げるためにどうするか。何でも適当に弁当に詰めるわけにはいきません。それでは企業は儲かりません。ボーッとしていてあまり頭を働かせないお客だけがすぐ飛びつきそうなもの。つまり、見た目には派手で美しく、いい香りがして、いつもの「あの味」がし、しかも材料は極端に安く、今日から働き始めたアルバイトやパートの人でも簡単に、しかも速く調理できる料理。

そう、コンビニ弁当のメニュや外食はそうして考えられたものなんです。だから、お客のいのちにとって非常に大切なものでも、それが手間のかかるものだったら、メニューには入れません。ところがそんなものを、皆さんは何を間違えたのか"豪華"な食事だと勘違いをしていらっしゃる。

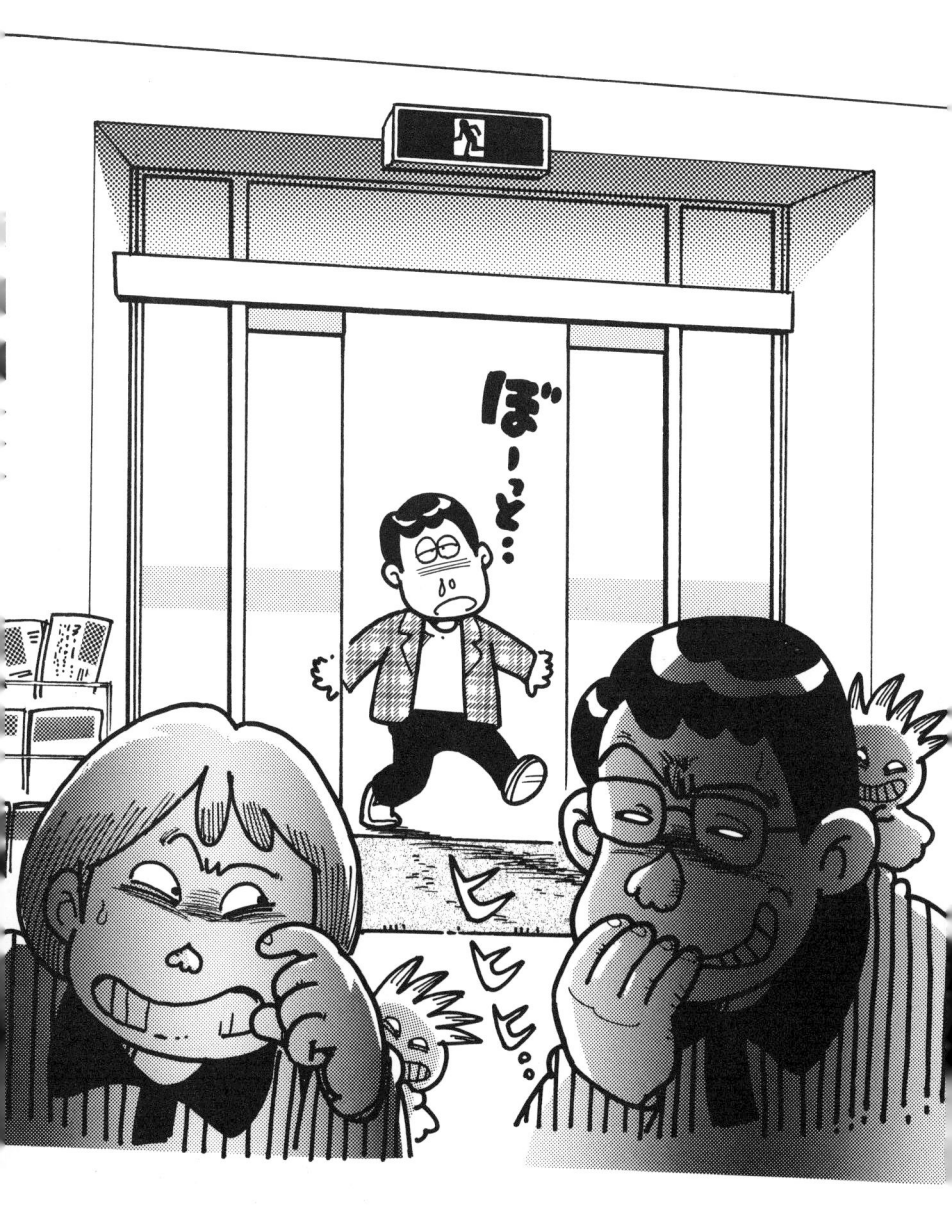

ぼくたちはまず、そのような「敵」（客のいのちより利潤だけを考える企業）の思想を知らなければなりません。敵を知らなければ、いのちの戦争に勝てるはずもないでしょう。違いますか。あなたのいのちは誰も守ってくれません。たとえ配偶者や親や兄弟でも、そうです。

　彼らはあなたが倒れたとき、ベッドのそばで心配はしてくれるでしょう。涙を流してはくれるでしょう。でも周囲の人たちのできるのはそこまで。それだけでは、肝腎のあなたのいのちを救うことも、苦痛を防ぐこともできないのですね。冷たいようですが、周囲の人たちはあなたを現実的には救うことはできません。あなたは「あなた自身が救う」しか方法がないのですね。

　そうした企業の思惑が、食べもの、とくにコンビニ弁当のメニューにどう展開しているか。コンビニ弁当の中にこそ、じつは彼ら「企業側の食事情」が端的に現れています。手間がかからず、見栄えがよく、いかにもおいしそうで、しかも儲けがある……。そこには「お客様は神様だから健康第一」だなんていう視点はどこかに欠落してしまっているんですね。よく見て下さい。食品企業の顔がバッチリと映っていますでしょう。

　その顔の特徴は、とくに次の三つ。後の第3章や第4章で述べる種々の「化学物質添加弁当」というだけでなく、下記のものが極端に突出した食べもの。それがコンビニ弁当と言えるんですね。

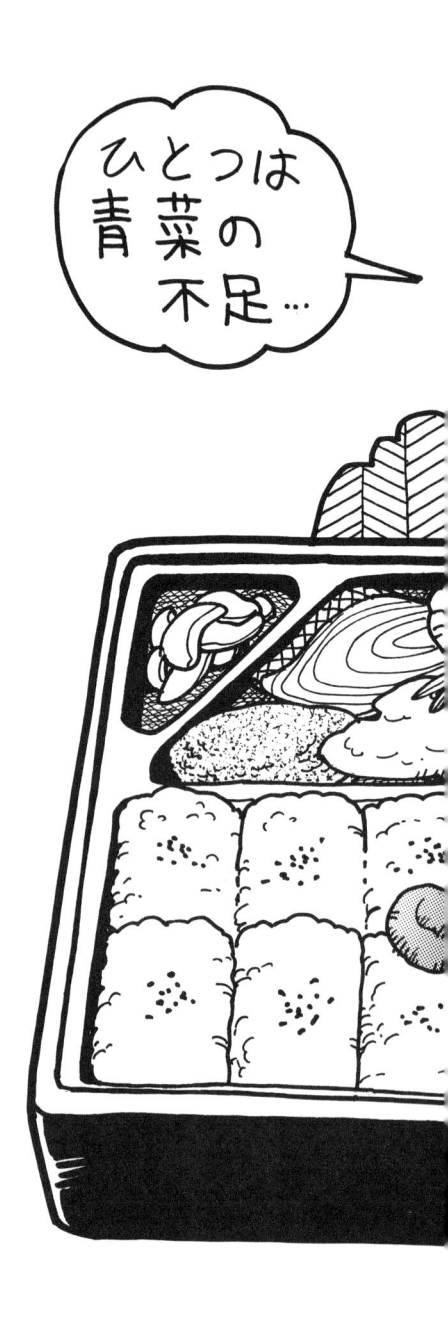

「ひとつは青菜の不足…」

次に豆類の不足

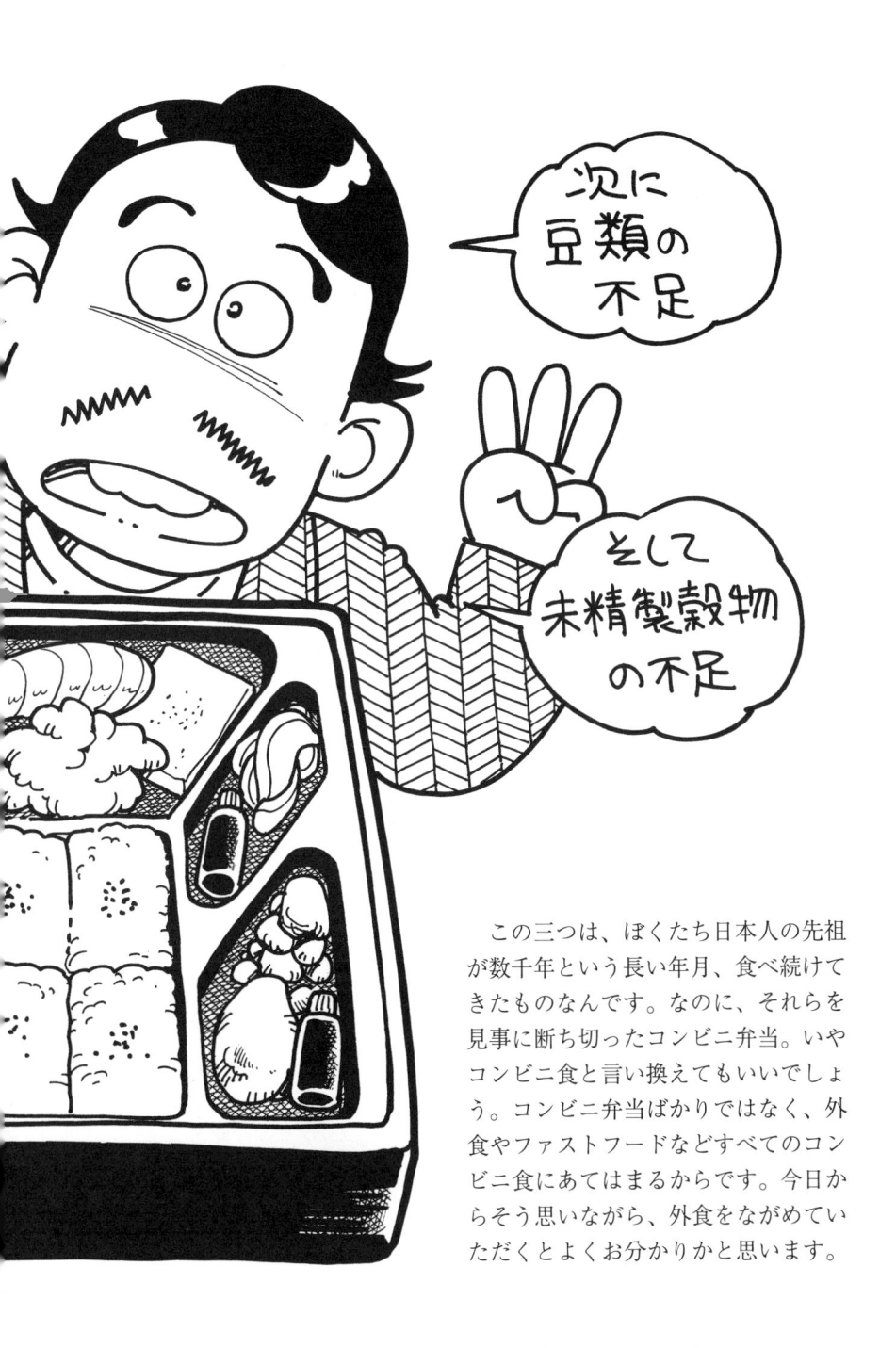

そして未精製穀物の不足

　この三つは、ぼくたち日本人の先祖が数千年という長い年月、食べ続けてきたものなんです。なのに、それらを見事に断ち切ったコンビニ弁当。いやコンビニ食と言い換えてもいいでしょう。コンビニ弁当ばかりではなく、外食やファストフードなどすべてのコンビニ食にあてはまるからです。今日からそう思いながら、外食をながめていただくとよくお分かりかと思います。

緑色野菜「100％無添加」のメニュ、あなたはこれに耐えられますか

　まず最初。緑色野菜が極端に少ない。市販弁当を想像してもらいましょう。これはもちろん外食のメニューでも同じですが、いわゆる葉っぱという顔をしているものは、レタスやキャベツなどの薄い緑色や白色のものがほとんど。濃い緑色が本当に少ないんですね。

　持ち帰りの寿司弁当なんか、プラスチックの「青葉」が突っ立っています。こんな卑怯なやり方に、誰も非難の声さえ挙げない日本人。ぼくは不思議です。たとえ青菜があっても、形だけというものがあまりにも多い。

　白色野菜のほとんどは、人間がわざわざ作ったものなんです。大根や白菜やキャベツなどはみなそう。ウサギにコマツナを食べさせると、その青い部分だけをかじり、白い部分は残してしまいます。彼らはきっと、青い部分をかじりながら横目で、白い葉ばかり食べる人間、つまりこの本能を忘れた動物の愚かさを、あの赤い目でニタニタと笑っているのでしょうね。

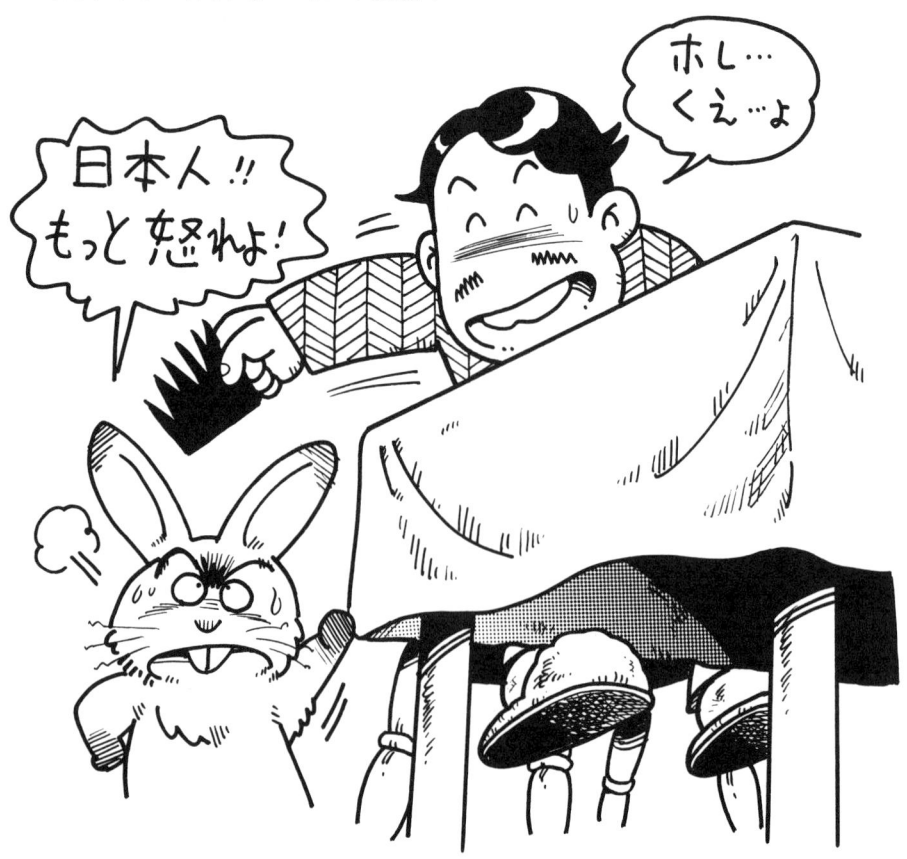

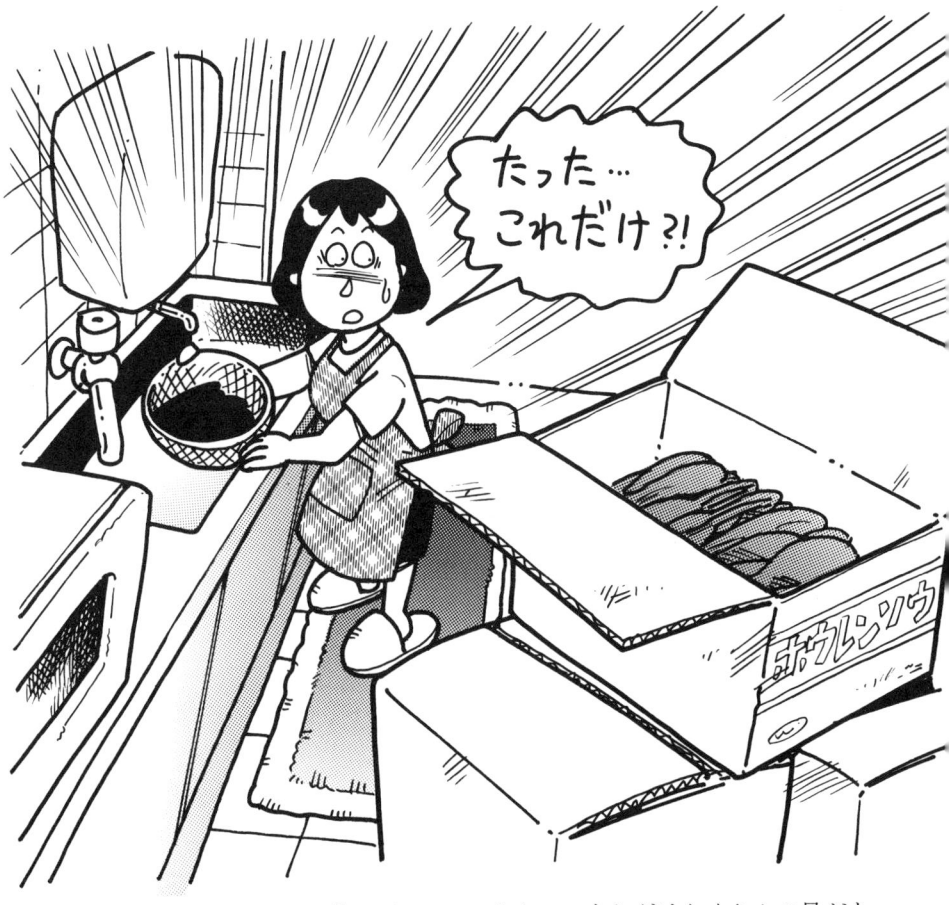

たまに、パセリやシソの葉やブロッコリーなどの青菜が、彩りに添えられていることもままありますが、これも量としては本当に少ないでしょう。ところで、これらの青菜をたくさん食べることのできる方法が一つだけあるんです。それが、ぼくたちの先祖が子孫のために大切に遺してくれた、「お浸し」という優れた料理なんですね。
　この料理法だと、たくさんの青菜が一度に食べられます。たとえば試しに、皆さんがいままで生野菜だなんて言ってたくさん頬張っていたレタスやキャベツ。これらを、お湯でゆがいてご覧なさい。あれだけたくさんの量があったはずのものが、ほんの一握りにもならないことに驚かれるのではないでしょうか。
　お湯でゆがけば、「あれ野菜さんどこに隠れちゃったの」、なんて台所の床を這って探さなければならないほどの量しかありません。いままで食べていたはずの野菜とは、野菜の間に含まれていた空気だったのかと気付いて、多くのかたは卒倒されるでしょうね（ちょっと大げさ？）。そんな「野菜」しか食べてこなかったあなたが、はたして今後も生き延びられるのかどうか。

こういうデータがあります。1982年にアメリカで、ある本が出されました。これは世界中の学者が調べた大量のデータをまとめたものなんですが、そのタイトルは『食事、栄養、そしてガン』というもの。

これは、アメリカの国立ガン研究所の依頼を受けてなされた調査だったのですけれども、この結論が少し参考になります。「ベータ・カロチンを多く含んでいる濃い緑と濃い黄色の野菜、それにアブラナ科の野菜（日本で言えば、コマツナ、カブなど）の摂取が、ヒトの幾種かのガンの発生の低減にかかわっていることを示す十分な疫学的証拠があると結論する」、というんですね（出所5）。

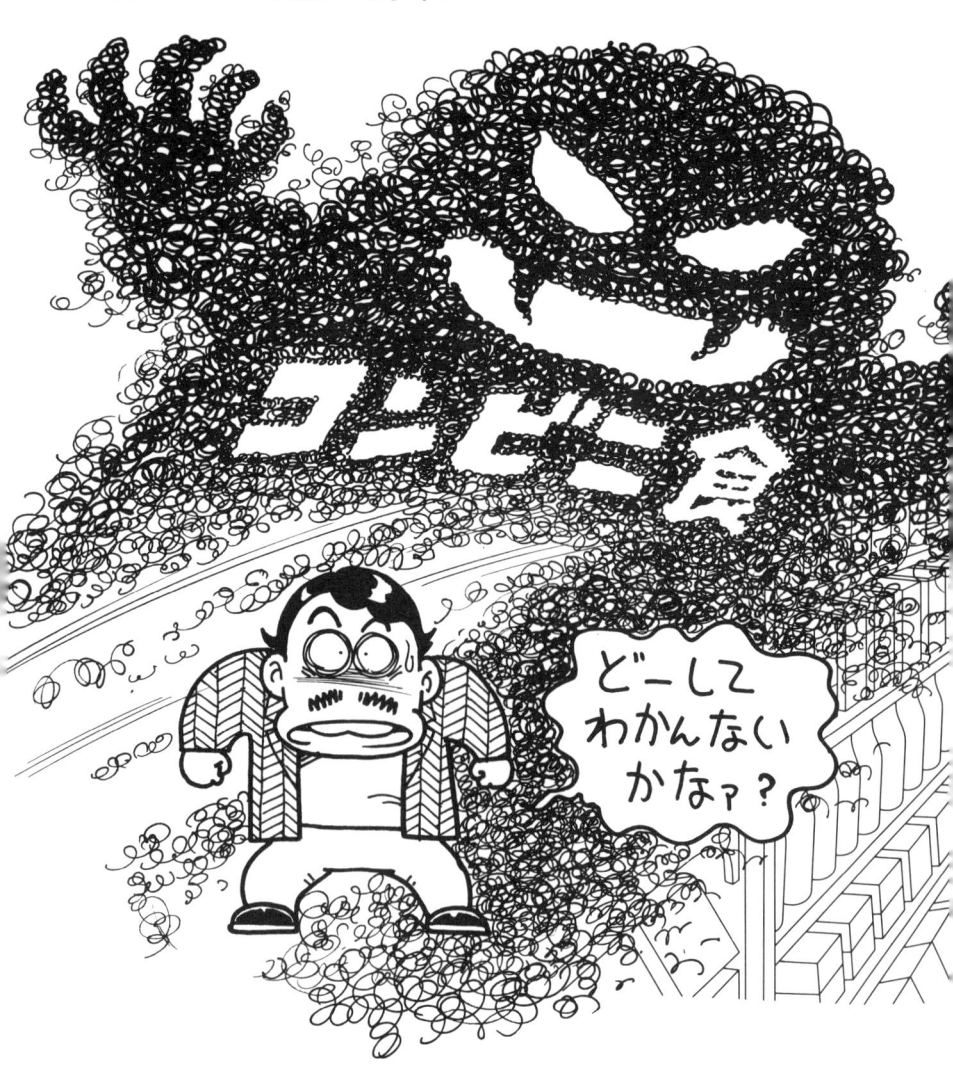

なんかまわりくどい言い方ですけれど、要するに、もっと緑色野菜を食べなさい、ということなんです。アメリカでは、ガンなどの生活習慣病の広がりが世界に先駆けていました。国民がなぜこれほども倒れるのか、世界的に調べようとなったのも無理ありません。

　その結果は、何のことはない、ぼくたちの先祖がいつも食べてきたものじゃありませんか。もっと肉食にしなさいとか、牛乳を飲みなさいとか、そういうことはどこにも書いてありません。ぼくたち日本人がふだん口にしていたものが、世界的にもやっと認められたことに過ぎません。

　まあ、その結果として日本食ブームがアメリカを中心に広がったのでしょうが、でも、お膝元の日本では、このような青菜などをまったく抜いたコンビニ食という怪物が、津々浦々に広がってしまいました。若者たちは、コンビニ食のような食事をアメリカ人も、ヨーロッパ人も、アフリカ人も、みなしていると勘違いしてしまったのですね。日本人として、何とも悲しいことです。

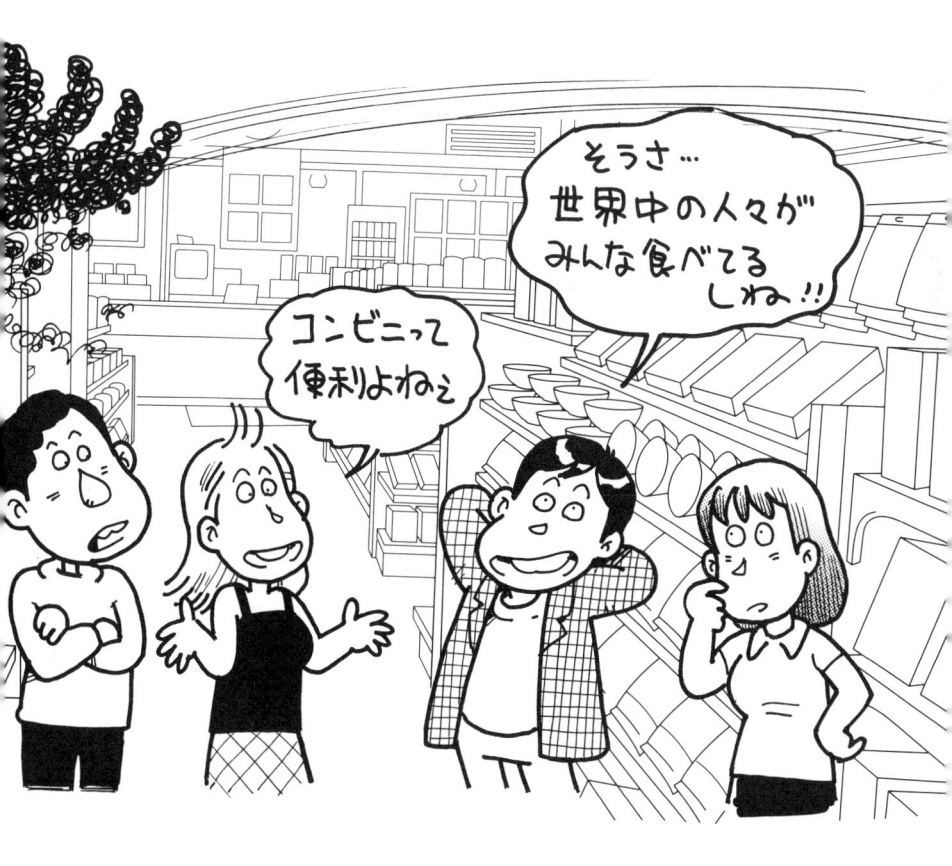

白いサラダばかり食べていては、赤いヘモグロビンが作れません

　なぜ、西洋風の白いサラダなどでは駄目で、緑色野菜がぼくたちに必要なんでしょうか。「緑は赤」を作ります。「え？　なんのこと？」なんて言わないで下さい。別に難しくはありません。葉っぱが緑色をしているのは葉緑素があるから。これは太陽の色なんです。しかも、その色が濃いほどこの葉緑素は多いんですね。

　そしてこの葉緑素は、ぼくたちの赤い血液に流れているヘモグロビンと大いに関係があるんです。いわば親戚同士とも言えましょう。この二つの分子式を比較してみると、両方ともピロール核というものを四つ持っており、同じ形なんですね。この真ん中にマグネシウムを含むものが葉緑素。そして鉄を含むものがヘモグロビン。

　ぼくたちが緑色野菜を食べると、体の中で瞬時にマグネシウムが鉄に変わり、真っ赤な血液になるという仕掛け。この不思議。この神秘さ。馬や象、ウサギなど、青い葉しか食べない動物たちの血液が真っ赤なのもなるほどと、うなずけます。

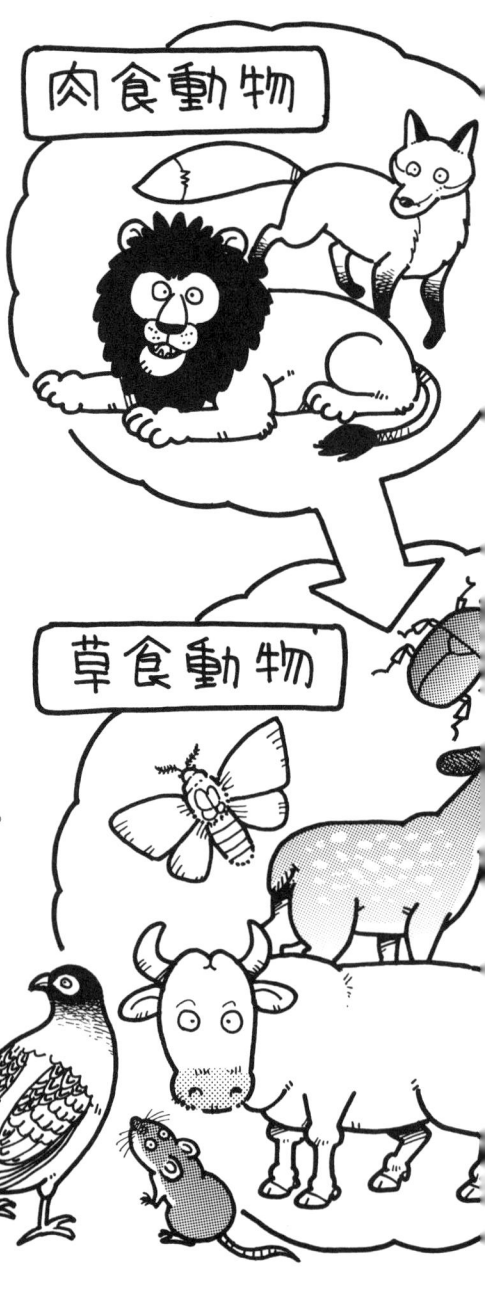

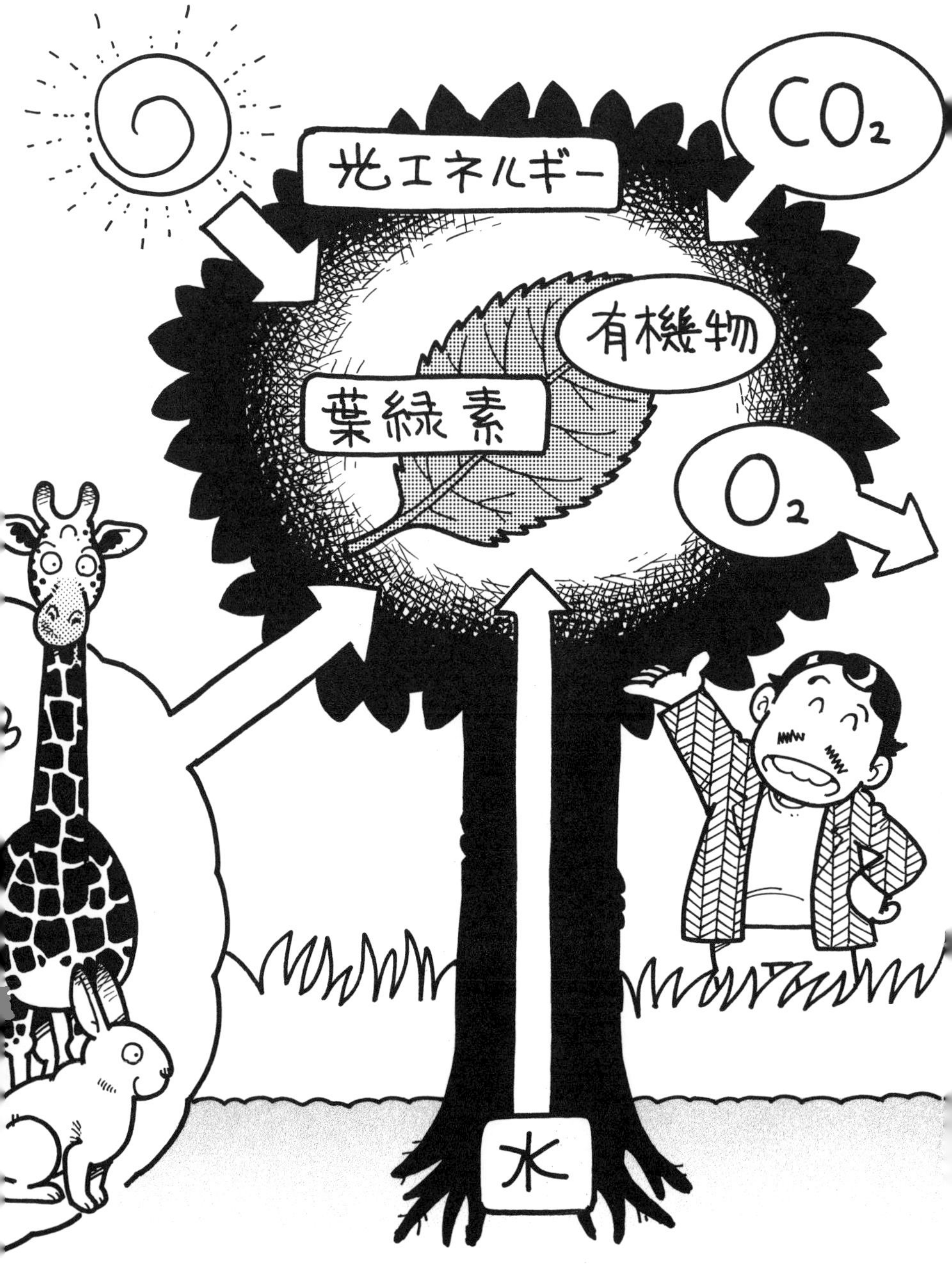
光エネルギー
CO_2
有機物
葉緑素
O_2
水

彼らはけっして白い野菜は食べません。先ほど述べたように、ウサギなどにコマツナを与えれば、緑の部分だけ食べて白い部分を残します。それはこんな理由だったんですね。彼らはお利口です。毎日を真剣に生きています。人間たちのように外食などのコンビニ食で、お馬鹿な白い野菜を食べるなんていう無駄な行為はしません。

　ぼくたちは毎日を無駄なことばかりに費やし、あげくは病院行きというまたまた大きな人生の無駄を重ねているんですね。彼らは心の中で大笑いしていることでしょう。

　じつは、肉食動物でさえ「葉っぱ」を食べています。「え？　ほんとに？」と言われそうですね。でも彼ら肉食動物にも、赤い血液は流れています。ただ、彼らのあのするどい牙(きば)では、あの薄い葉っぱを食べて赤い血液を作るわけにはいきません。それじゃどうするか。何のことはない、「草食動物を食べる」ことによって、その葉緑素を摂取しているわけなんです。つまり、先述したように、肉食文明の人間が為してきたような"略奪行為"。まあ肉食の彼らにとっては、略奪しないと生きてはゆけないのですから、これは仕方がないのかもしれません。

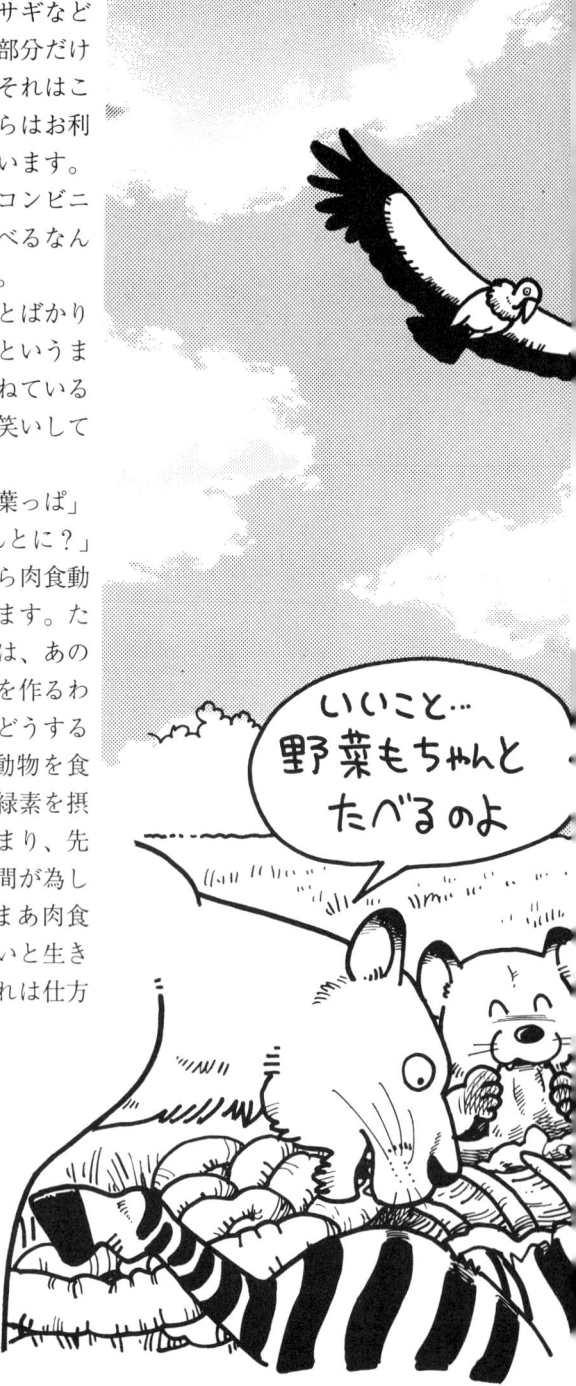

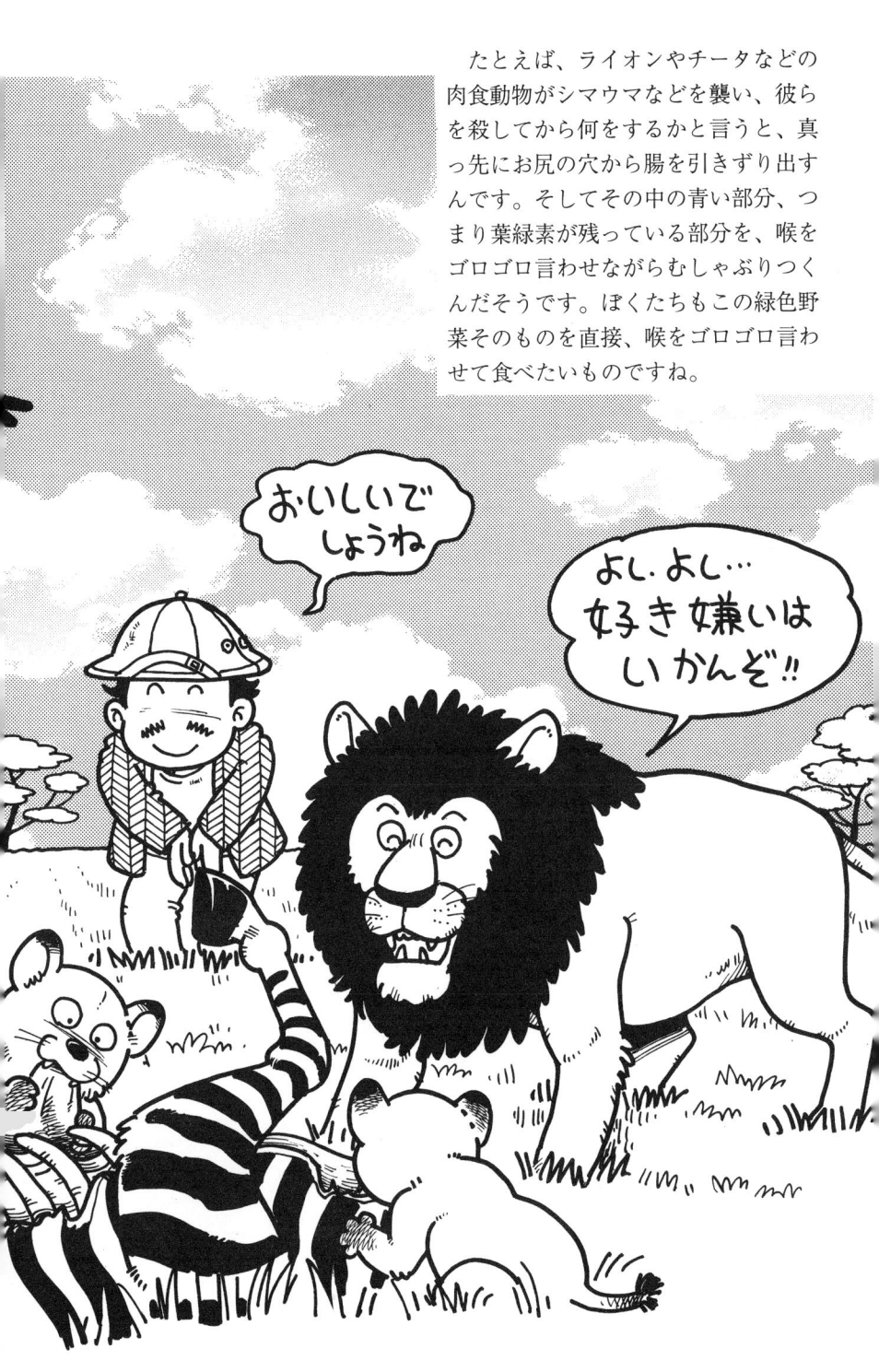

たとえば、ライオンやチータなどの肉食動物がシマウマなどを襲い、彼らを殺してから何をするかと言うと、真っ先にお尻の穴から腸を引きずり出すんです。そしてその中の青い部分、つまり葉緑素が残っている部分を、喉をゴロゴロ言わせながらむしゃぶりつくんだそうです。ぼくたちもこの緑色野菜そのものを直接、喉をゴロゴロ言わせて食べたいものですね。

それには、コンビニ食ではまず不可能。肉や魚や卵をいくら食べても、それは血液の量が増えるだけなんですね。黄色い血清(けっせい)が増えるに過ぎないんです。赤いヘモグロビンが増えるんじゃないんです。これが血液の中にあるから、肺で摂取した酸素を心臓に運び、全身に流すわけじゃないですか。血液の中でも一番大事な役割をしているヘモグロビン。

ぼくたちがせっせと青菜を食べなければ真っ赤な血は流れません。あなたの血がまだ赤いのも、あなたが以前食べた青菜のせいなんですね。今日、青菜を食べましたか。昨日もコンビニ弁当、今日もコンビニ弁当、明日も……などとしていると、ぼくは責任持ちません。

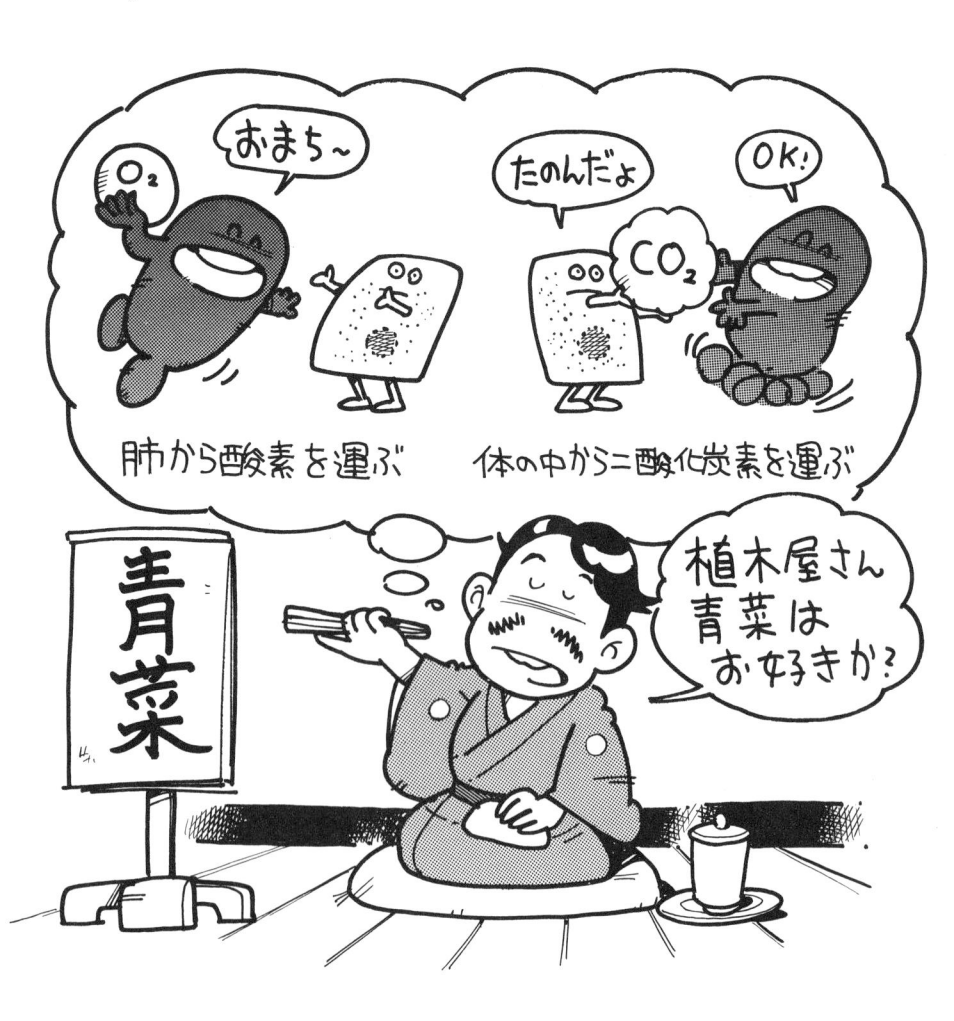

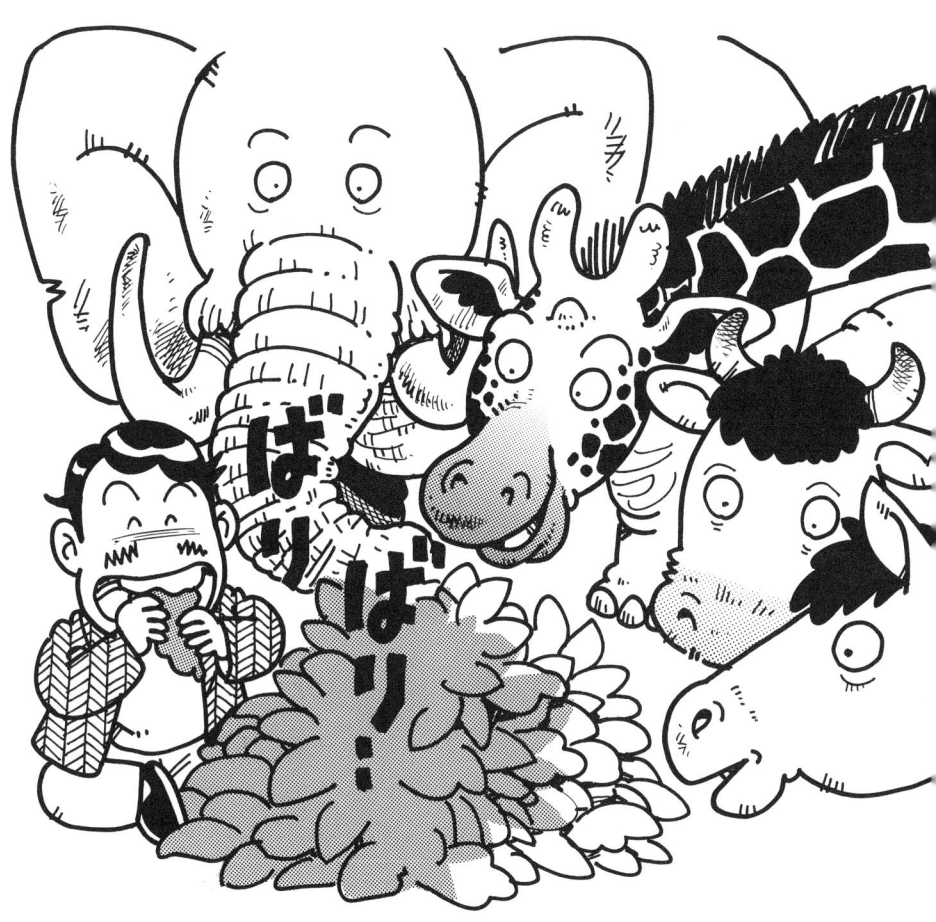

それに青菜の葉緑素は細胞を活性化させます。つまり細胞膜を強くするんですね。ガンを防ぐ抗ガン物質でもあるんです。ぼくなど、こんなおいしいものはないと思って"山積み"して食べています(笑)。ただし、後で述べることにしますが、皆さんのお浸しの作り方は、はっきり言って、間違いです。ほんものじゃないから、栄養素が抜け落ち、結果おいしくない。

　こんなものをお浸しだと思って食べさせられている日本中の「旦那」や子どもが本当にかわいそうです。でも自分で料理しないあなたが悪い。いのちのことを何も知ろうとしない配偶者などに任せず、自分のいのちです、自分で作っちゃって下さい。簡単です。ほんものの作り方は、第6章の「子ども板前」養成塾ででもお話しているのですが、少量ずつお湯に入れ、すぐに引き上げる。これが鉄則です。一度に大量に入れてグラグラ煮れば、栄養素は消滅してしまい、味もどこかに飛んでゆきます。まあ、一度試してみて下さい。もうこの味、クセになります。

牛乳の「栄養神話」はウソだった。
緑色野菜こそカルシウムの宝庫

　それに緑色野菜は、カルシウムがいっぱい。コマツナなんか、牛乳のなんと３倍もあるんです（コマツナ100gの中に290mgのカルシウム。同量の牛乳の中には100mgしかありません）。昆布は７倍、ワカメは９倍、"海の青菜"ヒジキなんかは、牛乳の14倍もあるんですね。ぼくの知人の小児科医の真弓定夫さんなど、骨粗鬆症が増えたのは、学校給食に牛乳が導入されてきてからだと、いつもおっしゃっています。

　500ccの牛乳を飲むと、250キロカロリーもの熱量が体に入るため、その分カルシウムを多く含んだ青菜などの食べものが食べられなくなるわけなんですね。ある栄養士さんは、「牛乳が付く学校給食に青菜を付けたら、それだけで栄養摂取量がオーバーしますから、青菜を付けたくても付けられないんです」と言っておられました。本末転倒とは、このためにある言葉なんでしょうね。

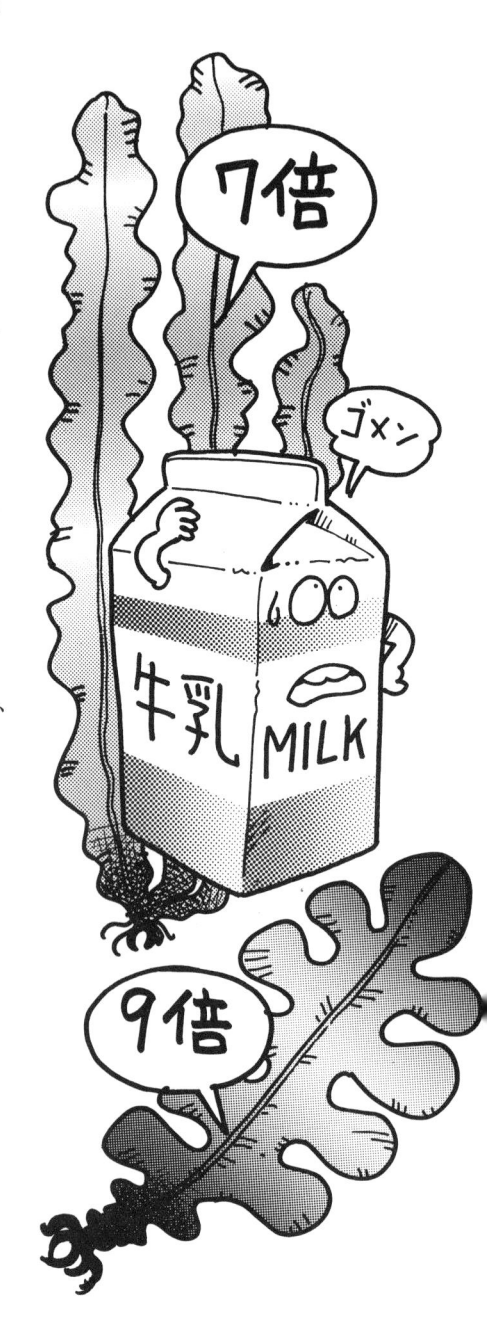

　そうそう、牛乳について、もう少し述べておきましょう。日本人が牛乳を飲むようになったのは、じつはアメリカの政策（陰謀？）だったのだということも、もうそろそろ多くの国民は気付く時期なんじゃないでしょうか。先ほども述べたように、日本人を二度と戦争などに駆り出さないために、心も体も「脆弱にする」政策が、彼ら占領軍の第一の目的でした。そのために

彼らが考えたもの。それこそが、この牛乳の普及だったんですね。

　もちろん、何百万人もの人を殺してしまったあの悲惨な戦争を二度と繰り返してはならないという方向、これは歓迎すべきことです。これは誰も否定できません。しかし、食べものを使って日本人のマインドをそうさせてしまおうと考えたアメリカの怖さ。それをまんまと成功させたアメリカの用意周到さ。ここには、先述した家畜（肉食）文明に裏打ちされた「人を人として思わない」、奴隷を平気で作る思想が、底流にあるような気がしてなりません。心と体ごと支配してしまおう、という思想なんですね。

　しかも日本人みずからが、それらを嬉々として求めてしまった。そこに、世界に類を見ないこのようなコンビニ食の蔓延と、若者を中心に心と体が「脆弱になってしまった」いまの日本の悲劇があるのじゃないかと、ぼくは思っています。

　そうでした。牛乳の話でした。先ほど述べたように、じつは牛乳にはカルシウムが飛び抜けて多くはないんです。いままでよく宣伝されてきたように、体へのカルシウム吸収率が非常に高い牛乳、なんていうことも、とんでもない誤りであったことが最近分かってきました。

　戦後、GHQや旧厚生省がこのような思惑の牛乳を普及させるため、「牛乳のカルシウム吸収率は、野菜よりずっと高いんですよ」なんて言いふらしてきたそのデータは、なんと、当時のわずか4人だけの実験結果だったんです。

　牛乳のカルシウム吸収率については、その後、1992年、国立公衆衛生院の尾本さんたちが中心になって試験をした結果が発表されています。それによれば、牛乳もほかの野菜も、吸収率はほとんど変わらない。GHQの息のかかった実験だけを鵜呑みにし、牛乳、それに乳製品を日本人に押しつけた政府。それにいまだに牛乳神話を信じて疑わない保健所。

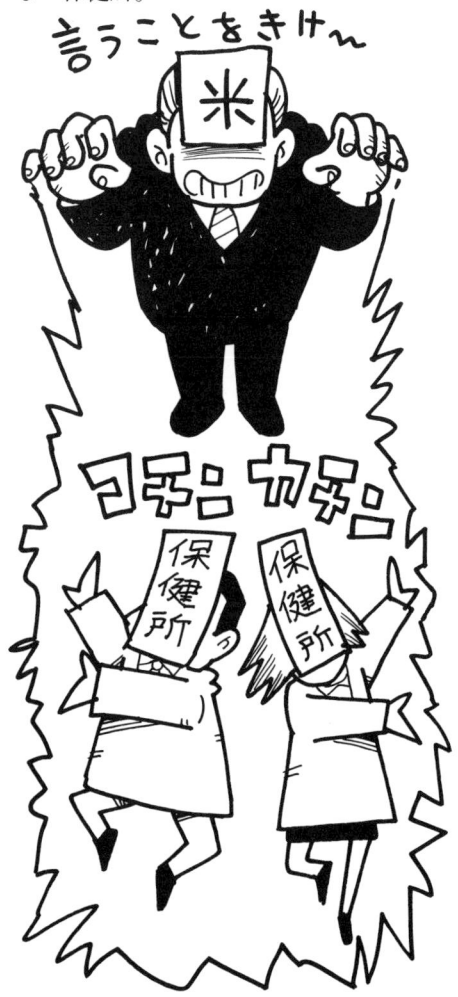

いまだに栄養士さんをはじめ、「牛乳は吸収率が高いんだから、さあ、飲むのよ、ささ……」と言いながら、嫌がる子どもたちのお尻を追っかけています。とくに保健所などは、戦後ずっと乳資本の言いなりになってきたんですね。乳資本から派遣された栄養士が、このような指導を保健所でずっと行ってきたんです。母子手帳はアメリカのものをそのまま日本語に翻訳したものなんですが、その中に乳資本の広告を載せ、牛乳を日本人に強制的に飲ませ続けてきたのですね。この驚き。この悲しさ。この貧しさ。

　厚生省（当時）や保健所の担当者たちは、「日本人をいまの姿に破壊した罪」で全国手配すべき最重要犯人の一人、じゃないかとぼくはいつも思っています。アメリカ国内でさえ、すでに、誰もが知っている著名な育児関係の学者たちが、牛乳神話はじつは虚像だったのだと、いまになって本などで訴え始めているんですね。アメリカなどと違い、なぜ牛乳などにまったく縁もゆかりもなかった日本人のぼくたちが、かつてのアメリカの真似をしなくてはならないのでしょう。

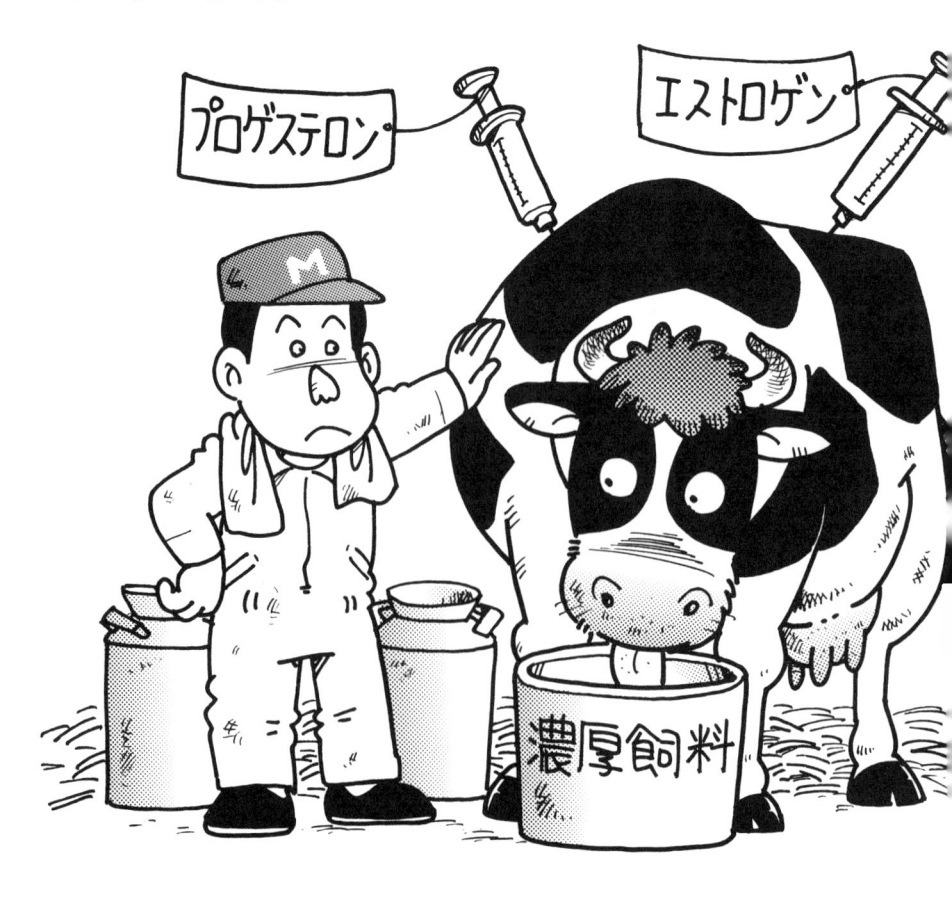

それにもう一つ付け加えれば、いまの牛乳は、戦後当時のそれと内容が大きく異なっているんです。いまの牛乳のおよそ75％は、なんと「妊娠牛」から搾乳したものだという数字もあります。これはどういうことかと言えば、エストロゲン（卵胞ホルモン）やプロゲステロン（黄体ホルモン）などの「女性ホルモンを含んでいる！」、ということなんですね。驚かないで下さい。

本来は、妊娠するとミルクの分泌が少なくなります（これは出産経験のある女性ならお分かりでしょう。授乳中に妊娠すれば、母乳が出にくいですよね）。ところがいまは、妊娠しても濃厚飼料が与えられ、搾乳器で搾乳し続けられるため、かわいそうに、牛たちは妊娠してからも人間のためにミルクを出し続けるというわけなんですね。

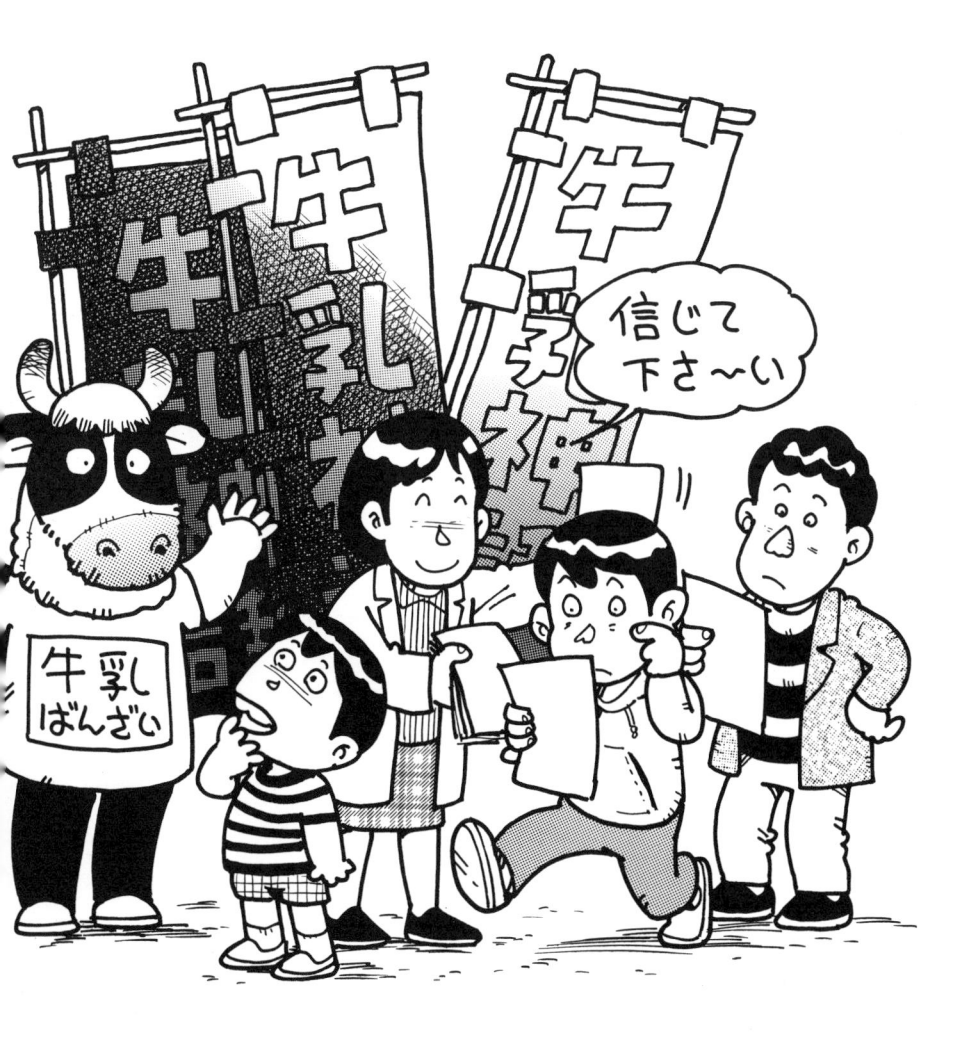

第2章 なぜ、コンビニ弁当の中身に、この三つが少ないのだろう

ただ妊娠すると、先ほど述べた女性ホルモン濃度が極めて高くなります。環境ホルモンに心配な皆さんなら、そうした牛乳を、とくに小さな子どもが飲むとどうなるかは、もうご想像のとおり。山梨医科大学の佐藤章夫さんなど、「前思春期の子どもに、低容量避妊ピルを毎日飲ませているようなもの」だともおっしゃっているんですね（出所6）。

　このホルモンは、それこそ「ほんもののホルモン」ですから、いま問題になっている環境ホルモンなどの比ではなく、それのおよそ1万倍から10万倍もの影響があるだろう、とは佐藤さんの話。

　2003年現在、日本の特殊合計出生(しゅっしょう)率が1.32となってしまった背景には、晩婚化という社会現象のほかにも、このような民族を滅ぼすような"少子化政策"の結果も底にあるのだと、ぼくは内心思っています。

　それなのに、何も知らない文部科学省が2003年5月に、都道府県の知事宛てに出した通達は、なんとも恐ろしい内容でした。1日のカルシウム所要量の50％は、学校給食で摂ること、と謳(うた)っているのですが、「牛乳」という言葉は入っていなくても、これは学校給食で、牛乳を子どもたちに今後も強制的に毎日飲ませよ、という意味と現実には同じことだからです。自国の未来を担う可愛い子どもたちに、ホルモン入り牛乳を毎日飲ませよ、なんて叫び続ける政府って、いったい何なのでしょうね。

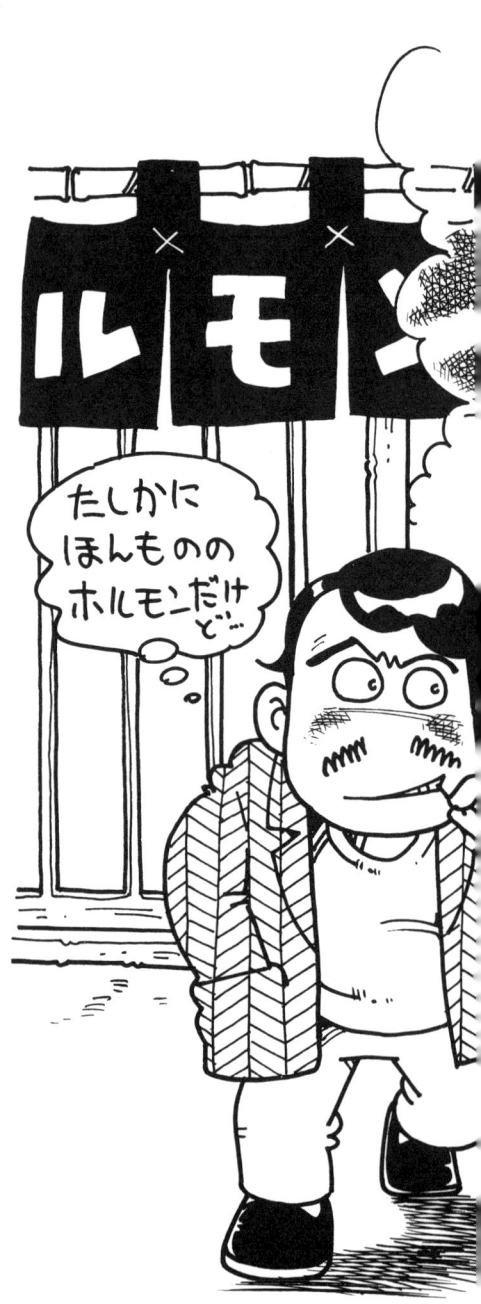

郵便はがき

> お手数ですが切手をお貼り下さい。

102-0072
東京都千代田区飯田橋 3-2-5
㈱ 現代書館
「読者通信」係行

ご購入ありがとうございました。今後の刊行計画の参考とさせていただきますので、ご記入のうえご投函ください。なお、ご記入いただいたデータは、小社での出版及びご案内の発送資料以外には絶対、使用致しません。

ふりがな お名前	年齢 女　男

ご住所　　都道　　市区 　　　　　府県　　郡町 〒　　　　　　TEL　　　　　　　　FAX

ご職業（または学校・学年をくわしくお書き下さい）	E-mail.

ご購読の新聞・雑誌

□ご注文申込書(小社刊行物のご注文にご利用ください。その際、書店名を必ずご記入ください。)

書名	冊	書名	冊
書名	冊	書名	冊

ご指定書店名	住所　　　　　　　　　　都道　　市区 　　　　　　　　　　　　府県　　郡町

■図書目録ご希望の方は御記入下さい。	■新刊DMのご希望　□ある　□ない ■このカードを送ったこと　□ある　□ない

書名	

● 本書のご感想をお書きください。

● 以下のアンケートへのご記入をお願いします。

① **本書をお買い求めになった書店名** (　　　　　　　　　　　　　　　　　)

② **本書を何でお知りになりましたか**
　　1．新聞・雑誌広告（　　　　　　　　　）2．書評（　　　　　　　　　）
　　3．人に勧められて　　4．小社のDM　　5．実物を書店で見て
　　6．その他（　　　　　　　　　　　　　　　　　　　　　　　　　　　）

③ **本書をお買い求めになった動機**
　　1．テーマに興味　　2．著者に興味　　3．資料として　　4．広告を見て
　　5．書評・記事を読んで　　6．タイトルに興味　　7．帯のコピーに興味
　　8．その他（　　　　　　　　　　　　　　　　　　　　　　　　　　　）

④ **本書の定価はどうですか**
　　1．高すぎる　　2．高い　　3．適切　　4．安い　　5．気にとめなかった

⑤ **本書の装幀はどうですか**
　　1．とても良い　　2．良い　　3．普通　　4．悪い　　5．気にとめなかった

⑥ **本書のタイトルはどうですか**
　　1．とても良い　　2．良い　　3．普通　　4．悪い　　5．何ともいえない

⑦ **本書をお読みになって**
　　1．むずかしい　　2．普通　　　　3．やさしい
　　4．おもしろい　　5．参考になった　　6．つまらない

⑧ **今後お読みになりたい企画がありましたらお聞かせ下さい。**

こんな牛乳神話をいまだに推し進める文部科学省は、先ほどの旧厚生省と同じく、後世、きっと非難される役所になるだろうことは間違いありません。青菜の話から牛乳の話へと飛んでしまいましたが、外食やファストフードなどのコンビニ食が、昔のぼくたちの食べてきたものと大きく異なっている点の一つは、「乳製品の多さ」じゃないかと思っているからです。

　アイスクリームしかり、チーズしかり。お菓子や惣菜など、加工食品の表示をよく見て下さい。小さな文字で乳製品が必ずと言っていいほど書かれているはずです。これらはほとんど、先ほど述べたような妊娠牛から搾乳された女性ホルモン入りミルクのなれの果てなんですね。まあ、お好きなかたは覚悟して口にして下さい。ただ、いま述べたような事情だけはぜひ知っておいてほしいなと思って、少々詳しく述べてみました。

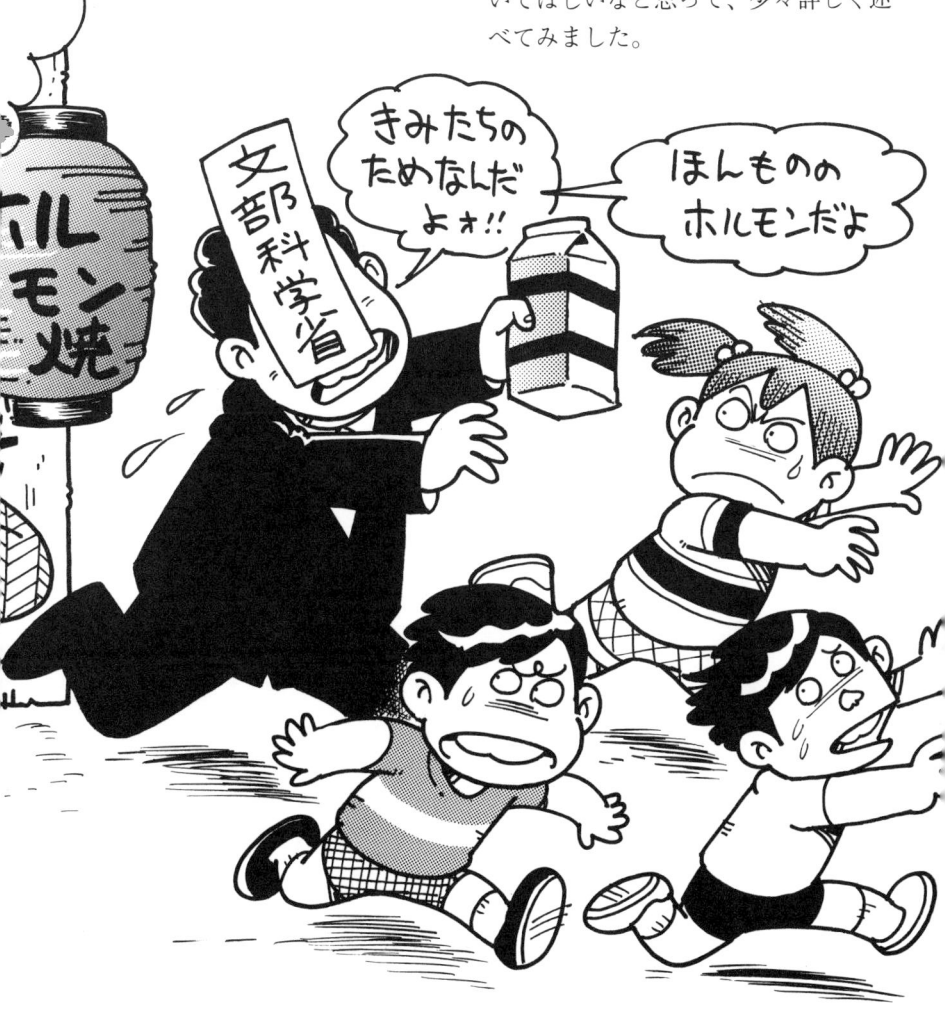

第2章　なぜ、コンビニ弁当の中身に、この三つが少ないのだろう

あのダイオキシンさえ
体から追い出してくれる緑色野菜

　青菜はまた、体に入ってきたダイオキシンをうまい具合に吸収して、なんと体外に排泄もしてくれるんです。いまの日本のように、どこに住んでいてもダイオキシンのリスクから逃げられない「あぶない国」では、これは本当に大きな味方と言えるのじゃありませんか。

　ラットを使って実験した数値があります。わずか10％の葉緑素をエサに混ぜただけで、1, 2, 3, 7, 8-PeCDD というダイオキシンがじつに７倍も外部に排泄されることも分かっているんですね（拙著『続・あぶないコンビニ食』三一新書）に、詳しくその表などを載せておきました）。

　とにかくそのような一番大切なものがコンビニ食には欠けています。外側の美しさだけを見て選んでほしくはないのは、そういうことなんです。なぜ青菜が少ないかというと、それらは料理するのに手間がかかり、作り置きがしにくく（時間とともにビタミンなどの栄養素が消失します）、カサが少なくて高くつく、からなんですね。

　いかに家庭での料理が大事か、自分で包丁を持つことが大切か、これだけでも十分にお分かりでしょう。

　「ふふ、いいこと聞いたわ。それじゃ私、今日からコンビニに並んでいる青菜のお浸し、毎日買うようにしようっと」なんて、短絡的に言わないで下さい。そんな声を聞くと、ぼくなど「おっとととと……、（ズデン）」と、言いたくなります（最後のズデンは、ぼくの体が倒れた音）。

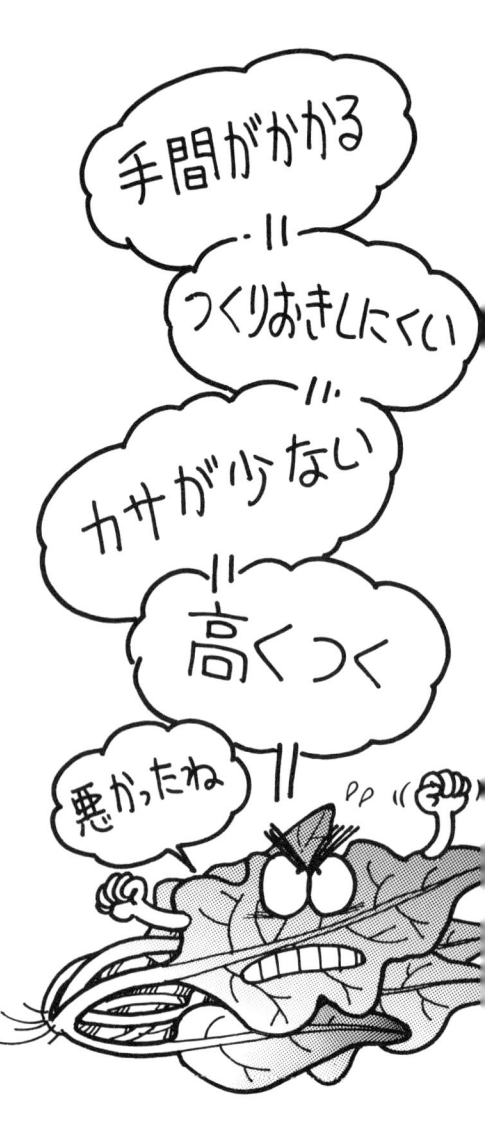

コンビニなどの棚に並んでいるホウレンソウのお浸しなど、ぼくなんかとても怖くて手が出ません。なぜだと思いますか。第1章で述べた、輸入ものがほとんどだったという話を思い出して下さい。

　え、忘れました？　たとえば、こんな文章を述べましたよね。「ダイエーが中国から輸入していた"フローズンベジタブル、便利冷凍野菜ほうれん草"から、農薬クロルピリホスが基準値のなんと9倍もの濃度で検出」されていたというものでした。これは2002年の2月から3月の話です。

　このような残留農薬が検出されるなんていうのは、偶然に過ぎません。氷山の一角のそのまた一角でしょう。たまたま検出されただけなのです。輸入農産物の奥底にはいったい何が隠れているのか。ぼくはこれらを求める人たちは本当に"勇気がある"なあ、といつも眺めています。自分のいのちを賭けて食べていらっしゃるのでしょうからね。最近は、コンビニの本部もあわてているようです。が、食の原点を忘れた思想には未来がありません。

　青菜について、少し頁を取り過ぎたようです。でもいまの若い人は極端と言えるぐらいこの青菜を食べていません。だからついつい力が入ってしまいました。お許し下さい。

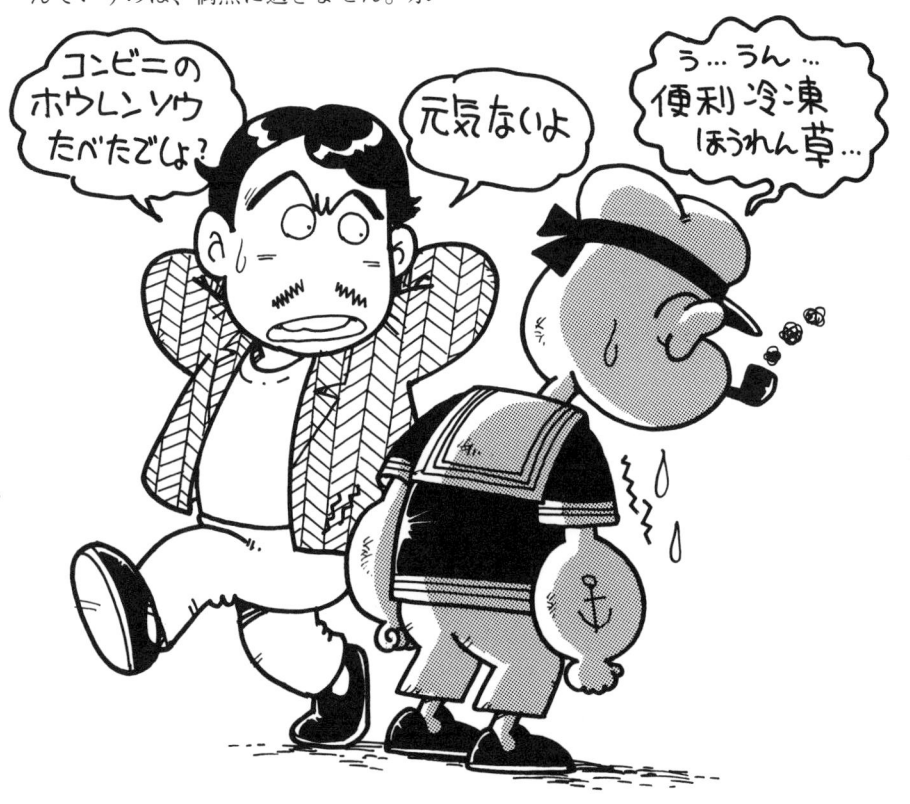

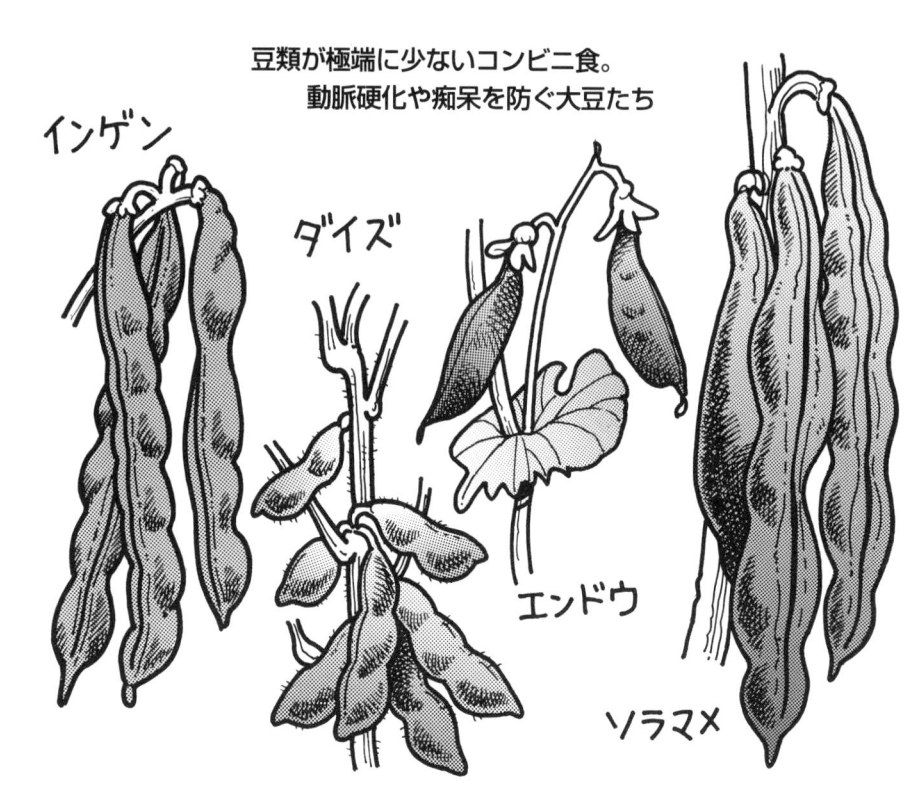

豆類が極端に少ないコンビニ食。
動脈硬化や痴呆を防ぐ大豆たち

インゲン

ダイズ

エンドウ

ソラマメ

　さて、もう一つの豆類。これの少なさは、もうお分かりでしょう。ぼくたちの先祖は豆、とくに大豆を、毎日いろいろ工夫して山盛り食べていました。そもそも大豆は、中国本土や朝鮮から東南アジア一帯のものとされているんですね。それを、いまは遠くアメリカなどから輸入している。なんとも悲しい図です。

　その大豆製品の豆腐や納豆、ゆば、煮豆などが、コンビニ食になんとも少ないと思っています。もちろん形だけは入っているでしょう。でも味を濃くして甘辛くし、少量で済ませています。あとで述べますが、ぼくはご飯にいつも大豆や小豆を入れるよう提案しているんですが、これだと何の苦労もせずにいつも自然に豆類が摂れ、しかもタンパク質の組み合わせもいい塩梅でうまく体に入ってきます。

　1999年にFDA（アメリカの食品医薬品局）が発表しているのですが、毎日25gの大豆タンパクを摂るだけで、いま増加気味の動脈硬化が少なくなるんですね。

　これは、大豆に含まれるタンパク質が血液の中のコレステロールを低下させ、その成分の一つであるペプチドが血圧の上昇を防ぐからなんでしょう。そのため、動脈硬化を防いで脳出血や心筋梗塞、狭心症などを防ぐのだと思いますね。

もちろん、大豆に含まれるリン脂質のレシチンそのものが、その強い乳化作用によって、血管に付着したコレステロールを溶かすのも原因でしょう。レシチンは、腸の中で分解してコリンという物質になるんですが、これは脳に運ばれるとアセチルコリンという情報伝達物質に変化するんですね。これが、脳の老化を防いで、いわゆるボケ予防に一役買うという次第。ボケを気にしている皆さん、こんな豆粒のような大豆ですが（何か言い方ヘンですね）、あなどれませんよ。ふふふ、ぼくは大豆大好き人間です。

　それに大豆には、食べものの中ではもっとも多くのイソフラボノイドが含まれているんですね。これは女性ホルモン（エストロゲン）と似た働きをするもの。先ほど述べた女性ホルモンの悪役とは逆に、体にとっては大きな味方なんですね。よく、女性など更年期障害になると骨粗鬆症になると言われています。それは骨からカルシウムが溶け出すからなんですね。なぜなら、その時期、女性ホルモンが減少するからだと言われています。

　でも、大豆に含まれているこのイソフラボノイドがあると、女性ホルモンを補うため、骨からカルシウムが溶け出すのを防ぐというわけです。どうです、豆類の役割はますます大きいでしょう。

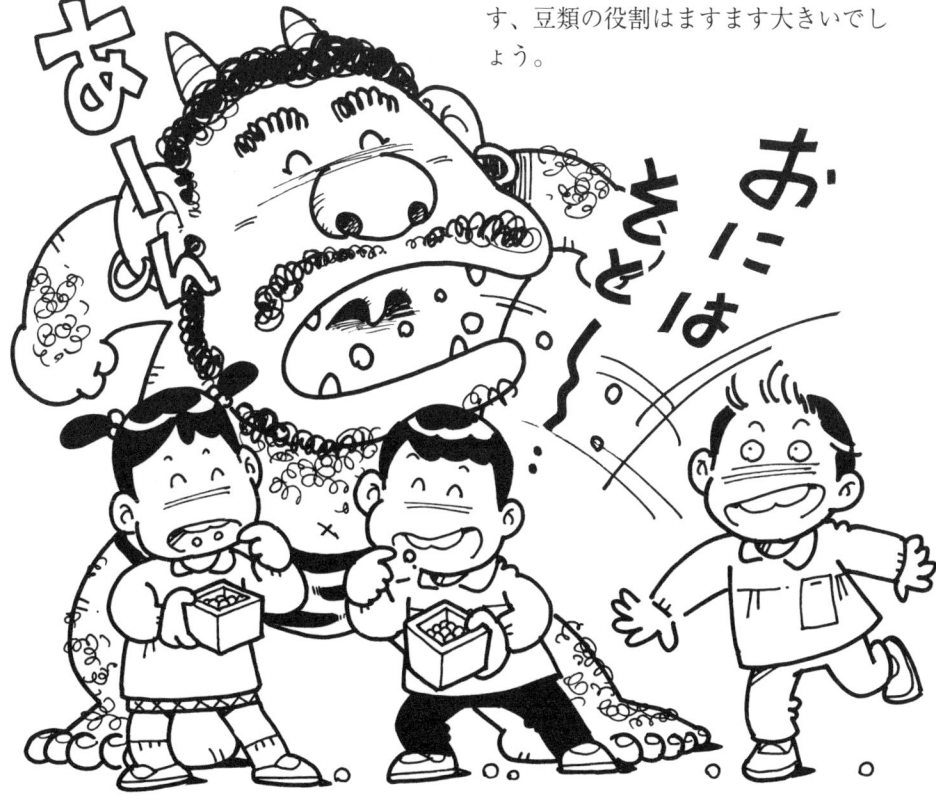

それに、コレステロールがたとえ増えても、この大豆タンパクがそれらを取り込んで便に出してしまうことも分かってきました。いわば悪玉コレステロールを、このイソフラボノイドと大豆タンパクがいっしょになって退治してくれるんですね。

　ところで、女性にはこの女性ホルモンがたっぷりあるからいいのですが、男性はこの点で、生まれながらにして"男女差別"されています。ぼくなど、いつも女性がうらやましくてなりません。もっともっと大豆を食べないと、いよいよ女性に"負けて"しまいます。女性の長寿者たちを、いつもため息まじりで、指をくわえて見ていなければなりませんよね。

　中国南部のある省で、最近調べた面白い結果があります。ここは大豆をとくに多く食べる場所なんだそうですが、ほかの地域に比べてガンも少なく、脳卒中も少ないことが統計的に分かったというんですね。なにしろ、豆腐をハンバーガーのようにしてかじりながら通勤しているぐらいだそうですから（出所7）。

　いやあすごいなあ。ぼくたちも、どこかの国から強制されたハンバーガーなんていうヘンテコリンな食べものはもうお払い箱にして、豆腐などの大豆類を、もっともっと食べたいもの。多くのかたの豆類の摂り方は、あまりにも少な過ぎます。あ、でもそうなれば、いままで多くの「病人を作ってきた医者たち」が失業してしまいますね。これはちょっと困ったなあ。

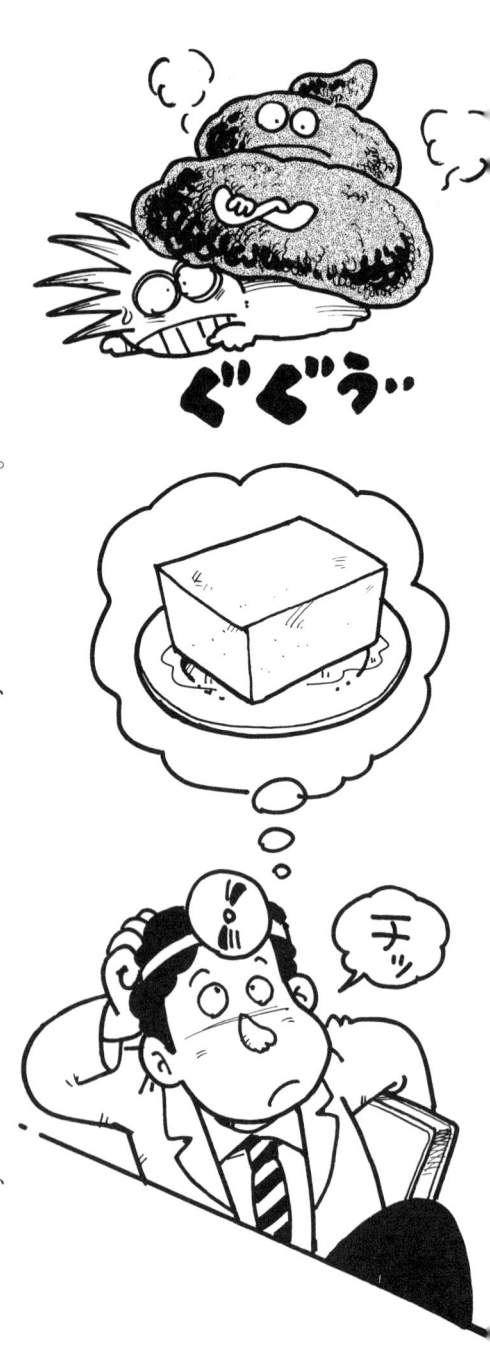

頭の良くなりたい人（？）に朗報。
未精製穀物は白米より勝（すぐ）れもの

　もう一つの未精製穀物。これもコンビニ食にはほとんど見当たりません。ぼくたちは、ほかのいのちを犠牲にして生きています。食べものとはいのちそのものなんですね。

　でもそうならば、可能な限り犠牲になったいのち全体を食べたい。無駄に捨ててしまうなんてことはやめたい。罰があたります（ちょっと古いか）。犠牲になった彼らの供養（くよう）（！）のためにこそ、全体食を心がけてほしいのですね。ところがその食べ方こそ、逆にぼくたちのいのちをより強く、より生き生きと、正しく燃やしてくれることが分かっているんです。

　コンビニ弁当や、"なんとか家"の牛丼や、ファミレスのご飯や、駅弁や、そのほか、家庭で食べる白米は、まったくの部分食です。いや部分食どころじゃなく、一部分食、いやいやとんでもない、はっきり言えばそれは「カス」です。せっかく力強く生き抜いてきたイネたちのいのちを虐殺したあと、精製という形で今度はすべてを捨て去った後に残ったカスなんです。

　なんとも無駄な手間をかけたものが白米なんですね。ほかの生きものたちはきっとぼくたちを指さしてこう言っているでしょうね。「おい、見ろよ。人間って、面白い奴らだなあ。栄養のあるところだけを捨てて、栄養のないところを"銀シャリ"だなんて喜んで頬張っているぜ。昔は違ったのにさあ。かわいそうに、あれじゃまるで裸の王様じゃないかい」なんて、ね。

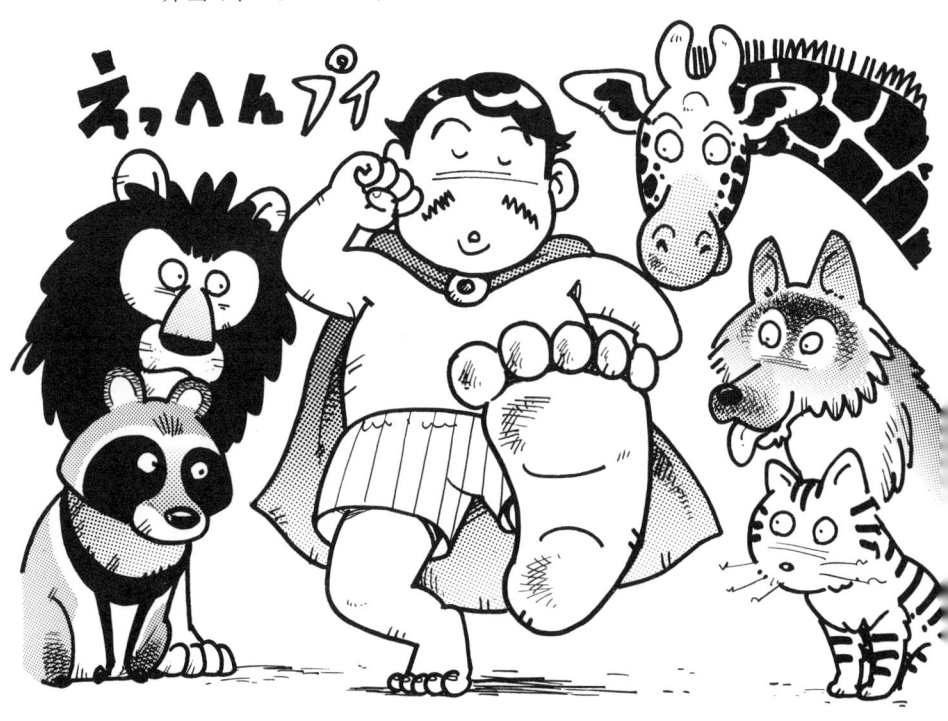

第2章　なぜ、コンビニ弁当の中身に、この三つが少ないのだろう

精製していない全体食としての穀物には、じつにたくさんの栄養素が含まれているんです。アメリカのミシガン大学で、成績の良い学生と悪い学生（？）の毛髪を分析した結果があります。まあ、学校の成績だけが人生すべてではありません。学校の勉強などは、親が喜ぶ程度ぐらいしかしてこなかった"ズルの"ぼくなんかは、これだけで人間が計られるものではけっしてないと思っているのですが、ま、この際いいでしょう。

　それによると、成績の良い学生の毛髪には、鉛とカドミウムが少なかったそうですね。逆に亜鉛と銅が多かったようです（出所8）。この調査からは、頭をよくするには、鉛やカドミウムは追放し、亜鉛や銅を歓迎するということになりますが、とりあえずこの鉛、アメリカの凶悪犯罪者の毛髪にも多いことが分かっています。成績の悪い（ごめんなさい）学生と同じなんですね。

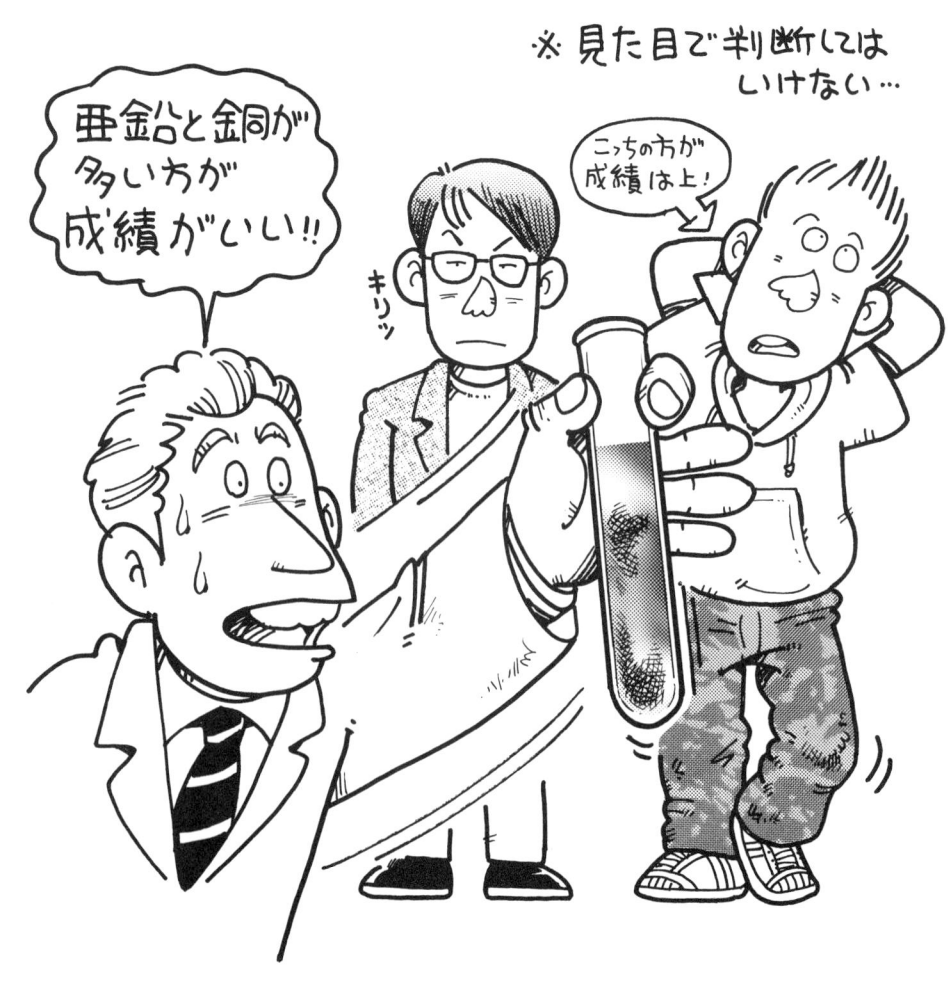

じゃ鉛を減らすにはどうしたらいいか。じつはセレニウムというミネラルが体内にたくさん存在すれば、鉛は少なくなるということが分かっているんです。

ガン患者の体にはセレニウムが少ない、という報告もあるのですが、じゃセレニウムの多い食べものは何なのでしょう。ここまで読んできた皆さんならもう「ふふふ。答えは分かったぞ」と内心含み笑いをしていらっしゃることでしょう。そう、未精製の穀物なんです。玄米や全粒粉、玄麦などにそれらがじつに多く含まれているんですね。カスの白米を食べて、いのちがカスカス、いやスカスカになってゆく皆さんを見るのは、いかに悪趣味の多いぼくでも、あまり好きなことではありません。

成績の良い学生に亜鉛が多かった、というのも大事な視点でしょう。これから分かるように、もし妊娠している女性に亜鉛が不足していたりすると、学習や記憶力に欠陥のある子どもが生まれるようになります。そしてこの亜鉛を多く含んだものこそ、またまた未精製穀物なんですね。ほかにもニシンや緑色野菜、ナッツ、母乳が挙げられますが、独身時代からコンビニ食中心の、つまり白米や白パンなど中心の食事をしていると、その結果は「泣きを見る」ことになるかもしれません。ま、とくに若いかた、よくお考え下さい。

もう一度言います。そのコンビニ食に、先祖の笑顔が映っていますか。

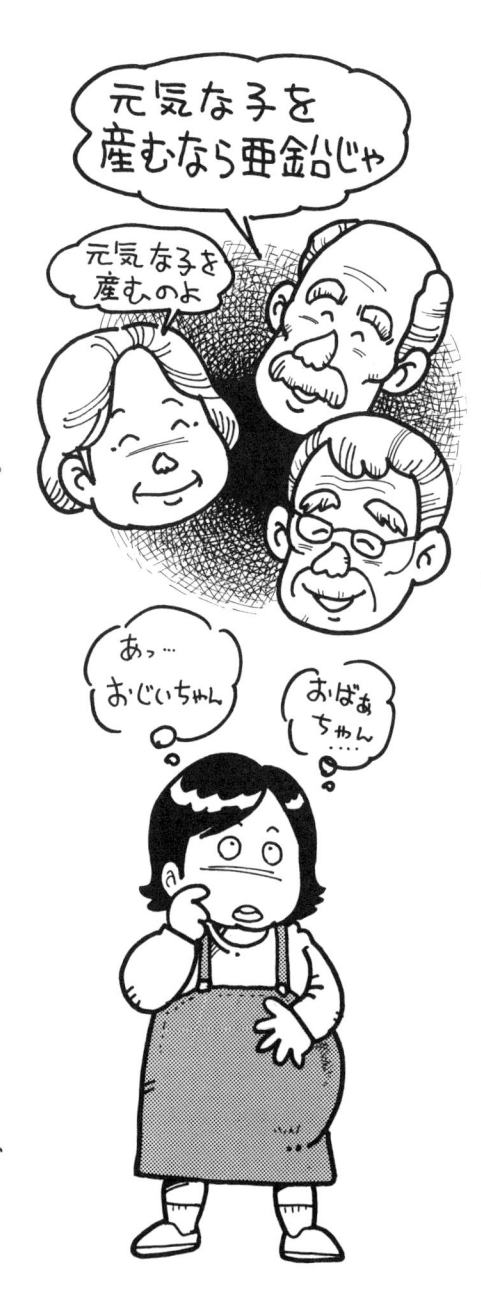

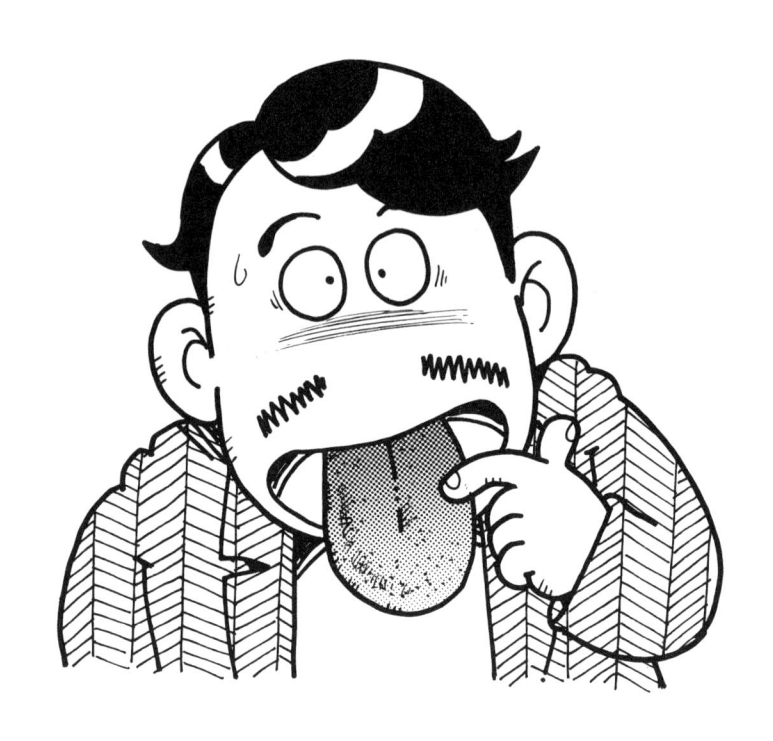

⦿いのち腹ぺこクイズ【3】⦿
　　　（答えは173頁）

Q1）コンビニ食に「決定的に不足している三つ」とは、何でしたか。
 1．ステーキ、天ぷら、納豆
 2．青菜、豆類、未精製穀物
 3．アイスクリーム、ソフトクリーム、靴クリーム

Q2）緑色野菜は、体内に入ると、何色の何に変化するんでしたか。
 1．赤色のベロ（舌）
 2．赤色のヘモグロビン
 3．黒色のほくろ

第3章

大疑問3： なぜ、コンビニ食が、子孫と地球を泣かせてしまうのだろう

そのコンビニ食に、子孫たちの笑顔が浮かんでいますか

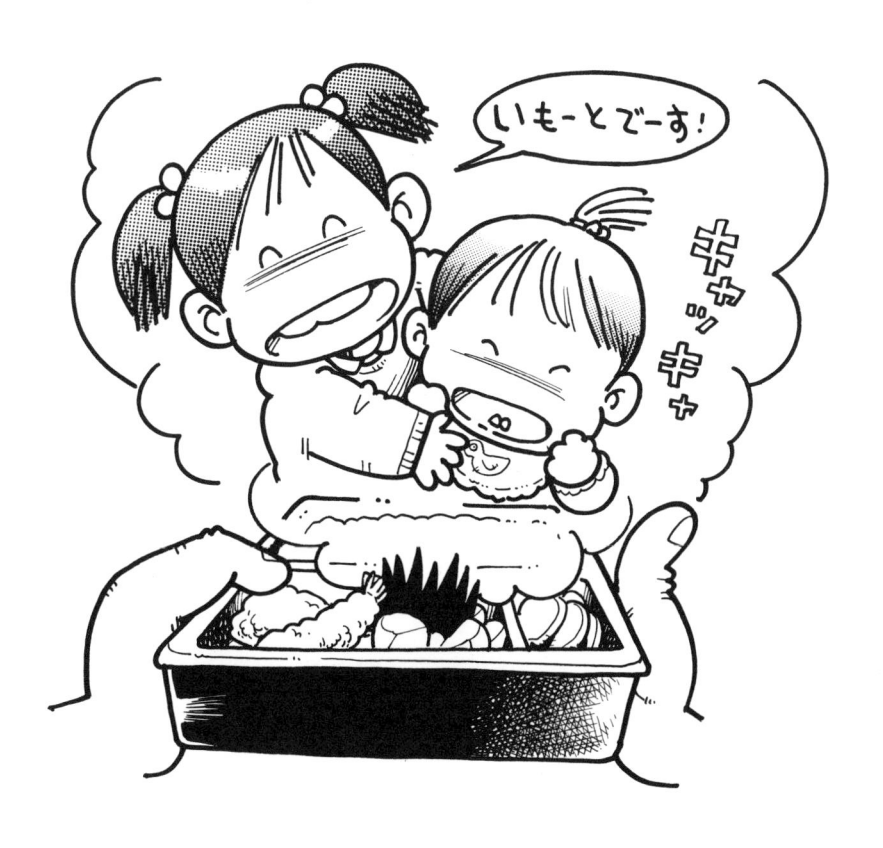

コンビニの「おでん」を食べると、少子化が進む理由はこれだった

　コンビニのドアを開けます。いらっしゃいませの声とともにおでんの匂いが迎えてくれます。レジの隣でグッツグッツッツと煮込まれているおでん。白い湯気が温泉に浸かった体みたいに具にまとわりつき、木枯らしの吹く寒い夜などは、腹の虫たちがいっせいに腹ペコメロディーを演奏して、ぼくを困らせます。

　でも、その横に逆さに積み重ねてあるおでんの容器。これを見ると腹の虫たちは、いっせいに沈黙します。「あ、それにガンモね。それから大根、ええっと……厚揚げも一つ入れてくんない」なんて指さしながら言うお客の要望に応えて、店員さんたちはその軽い容器をつかんでニコニコして何の疑いもなく（まあ当然ですが）、そのおでんをツユとともにドドッと入れているんですね。この光景を見ると、いつも冷や汗ものです。

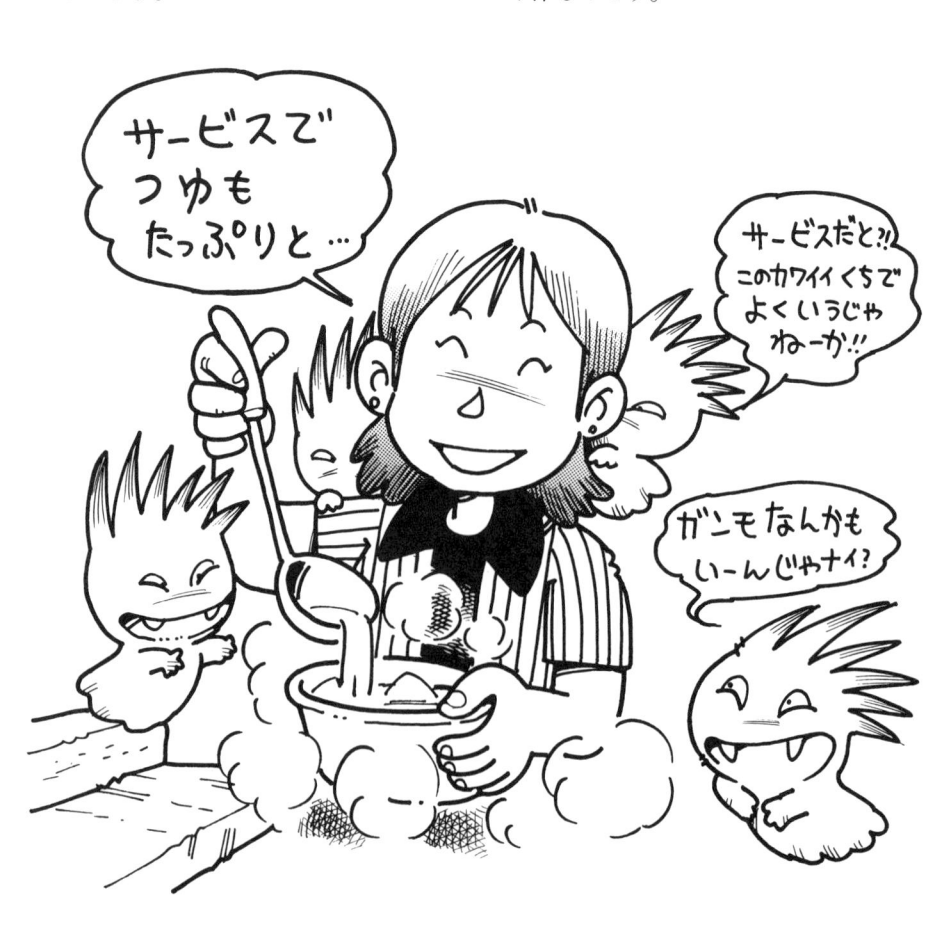

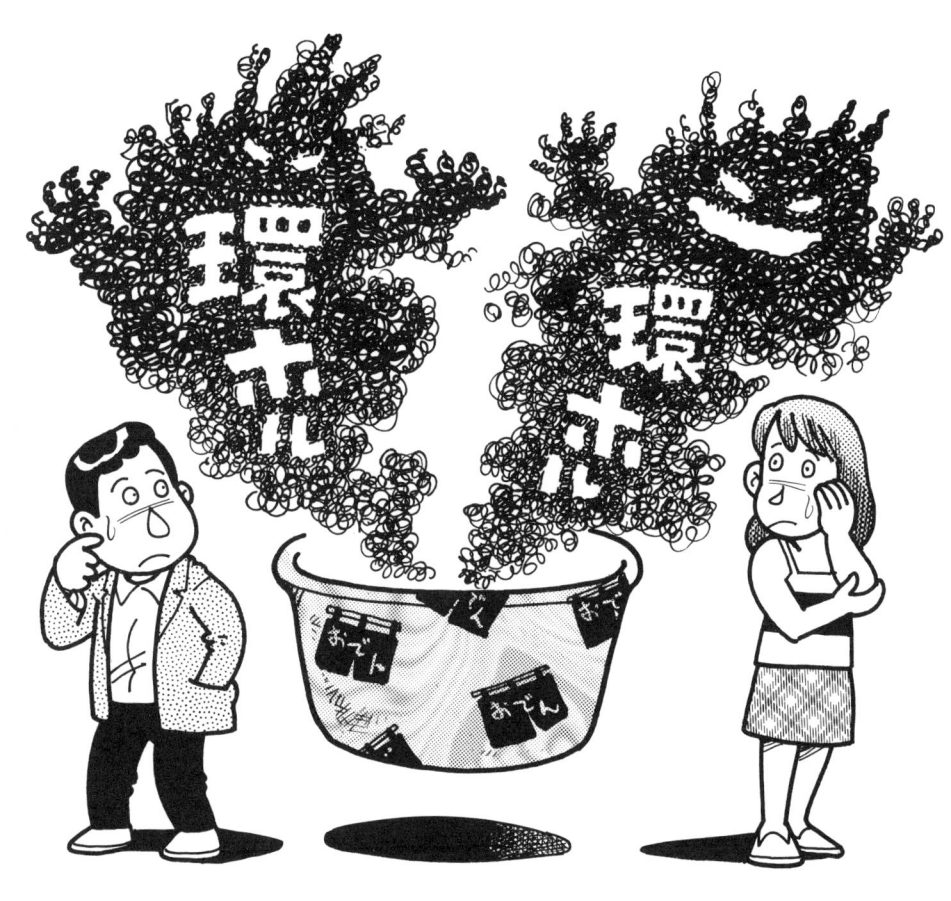

なぜでしょうか。この容器をぼくは、いつも「環ホル」容器と呼んでいます。つまり、「環境ホルモンがジワッと溶け出す容器」ということ。まあ、環境にほる（捨てる）の意味だと言い換えてもいいかもしれません。ぼくの故郷の北近畿地方では、捨てることを「ほる」とも言いますからね。環境に捨てる、つまり環境にゴミを出し環境をいじめ、環境に負荷を与えるなんて、案外この言葉当たっているのかなあ、なんてニタついています。皆さんもよかったら、この「環ホル」という言葉使って広めて下さい。簡単に言えるのがいいでしょ。

　まあそれはともかく、この容器はスチレン製。お馴染みのスチロールと同じ意味です。このスチレンは、じつは悪名高い環境ホルモンの疑いが非常に濃い材質なんですね。驚かないで下さい。この容器で飲食すると、これはつまり"低容量の避妊ピル"を飲んでいるようなもので、男性は精子の数がどんどん減少してゆき、女性は将来子どもが産めなくなったり、あるいは乳ガン細胞がますます増えてゆくなんていう、あまりありがたくない作用を持つ、怖い物質なんですね。

第3章　なぜ、コンビニ食が、子孫と地球を泣かせてしまうのだろう

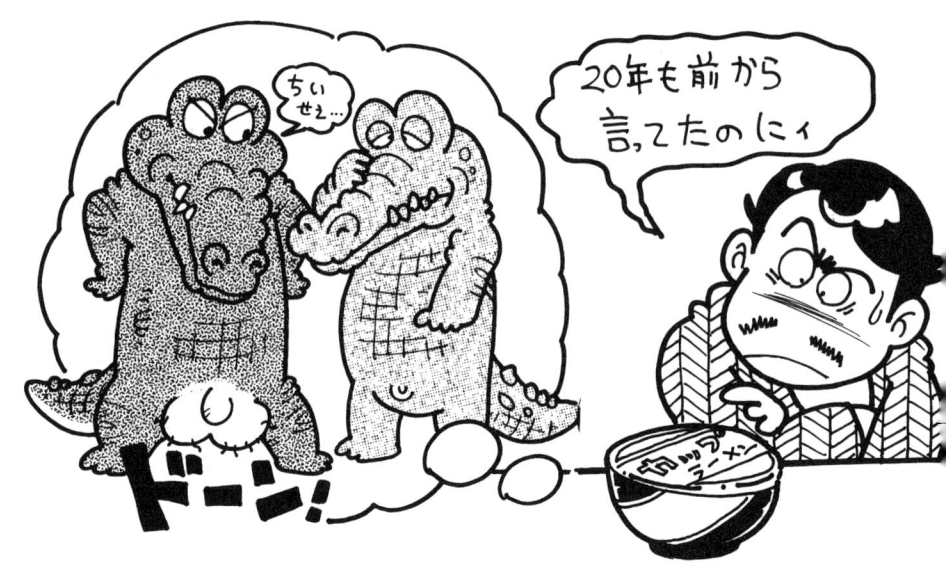

そんなもので作られた容器に、熱い具を熱いツユとともにドドッと入れて食べるなんて、食べる人の体はそれなりに暖まるのでしょうが、それを見ているぼくの心は、反対に冷や汗をかいて風邪をひいてしまうほど。そばで見てヒヤヒヤしているぼくの気持ち、皆さんにもお分かりでしょう。まあ、こんな光景、他人事なんだから見なければいいのですが、駄目なんですね。ぼくはつい心配して、しっかり見てしまうんです。

環境ホルモンは、まだこういう名前ではありませんでしたが、性質そのものについては農薬やそのほかの化学物質に存在し、かなり以前から問題になっていたものなんです。ぼくなど、もう20年以上も前に、とくに有機塩素系農薬の子孫を作らせない"環境ホルモン作用"にびっくりして、自分で発行している雑誌上でストーリィとして発表したこともありました。

ただ、当時はぼくの力不足もあったのでしょうが、誌上で発表しても、あまり世間で騒がれませんでした。ところが1997～8年ごろ、環境ホルモンという名前がついたとたん、世界中で大騒ぎになったんですね。名前というものは、いやあホント大切なんだなあと思いました。

これは、つまり「外因性内分泌かく乱化学物質」のこと。なんか難しそうな名前ですが、なに、どうということはありません。つまり環境に原因（外因性）があり、体内に向けて分泌する（内分泌）性質のホルモンを乱す悪いヤツ、だというわけなんですね。このホルモンは、甲状腺や脳下垂体や副腎、性腺などから出され、血液や体液に分泌されるもの。それらがまさに、「環ホル」によってかく乱されてしまうというわけなんですね。

偶然見つかった、乳ガンを増やす「環ホル」ノニルフェノール

　いったいその「環ホル」は、どういうものに多く含まれているのでしょう。その一つがいま述べたスチレン容器なんですね。そしてそれらが、スーパーのトレーやコンビニで売られている多くの食べものなどのコンビニ食の容器として、じつにたくさん使われている。

　スチレン容器に酸化防止剤として添加されている物質に、「ノニルフェノール」というのがあります。これが「環ホル」だと分かったのは、じつは偶然でした。アメリカのボストンにあるタフツ大学で、ソトさんたちが乳ガン細胞の増殖実験をしていたんですね。ところが、試験管にまだ何も入れていないのに、試験管の中に入れてある乳ガン細胞がどんどん増えてゆくことを発見したんです。「これはおかしい！」となって調査したら、なんとスチレン製の試験管そのものから乳ガン細胞を増やす物質が出ていた、というわけなんです。

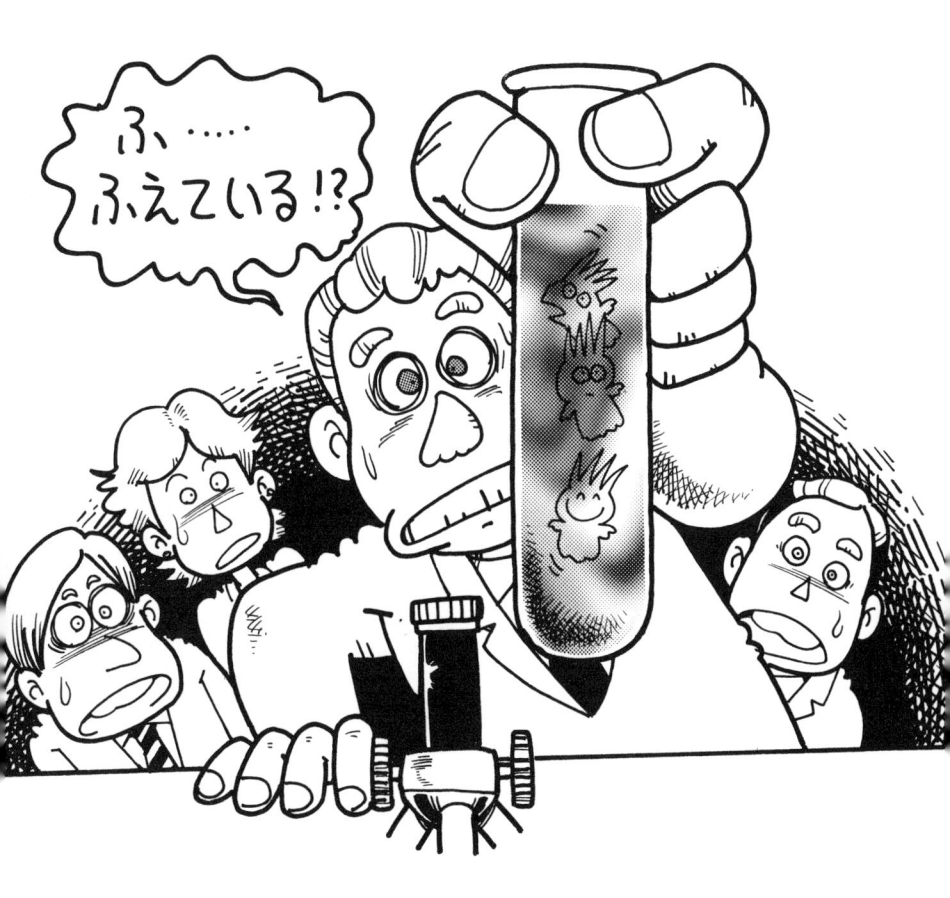

乳ガンを増殖させる性質を持っているのは、じつは女性ホルモンなんです。そこでひょっとしたら、このスチレンそのものの中に女性ホルモンがあるのじゃないかという疑いを持って、企業に確かめた結果、女性ホルモンと同じ働きをするノニルフェノールが添加されていたことが分かったというわけなんですね。まあ最初は、その企業も企業秘密だと言って教えてくれなかったらしいのですが、こんな秘密は困りものです。この物質が乳ガンをどんどん増やしていました。

　このノニルフェノールは、驚かないで下さい、女性用の避妊フィルムとしても使われているんです。つまり、殺精子剤なんですね。精子を殺します。先ほどぼくが、コンビニ店内での光景から、「精子の数が減ったり、女性が子どもを産めなくなるぞ!」なんて叫んだ意味がお分かりでしょう。

　ところが、もっと困ったことは、このノニルフェノールが添加されていなくても、このスチレンそのものが「環ホル」だったことが分かりました。つまり、皆さんがコンビニ食で食べる容器がこのスチレンであったならば、酸化防止剤が添加されていなくてもいま述べたような結果になりますよ、ということなんです。

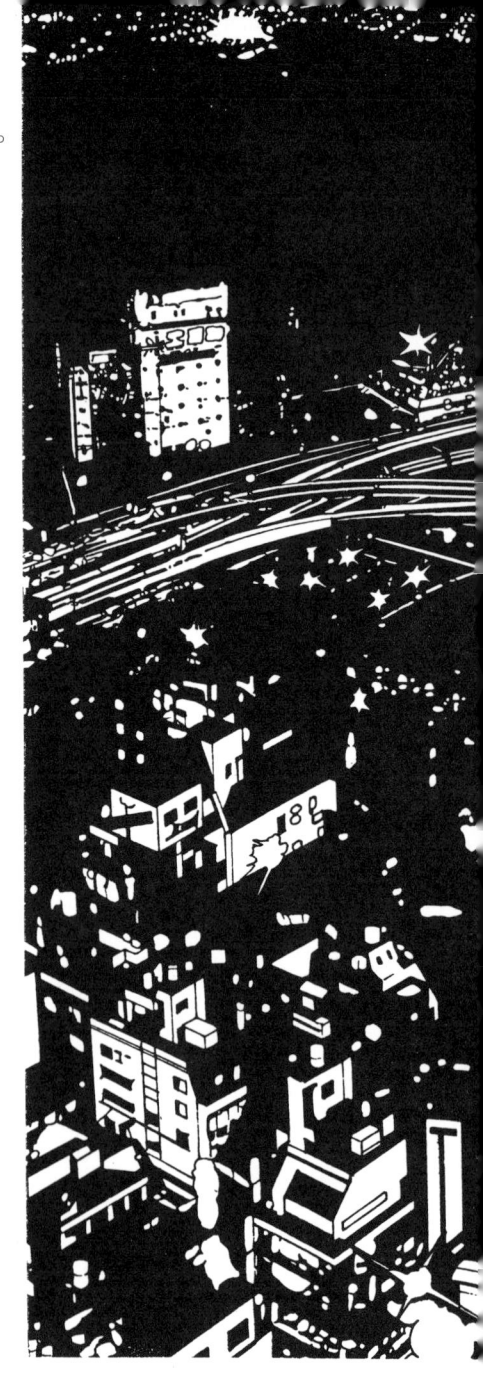

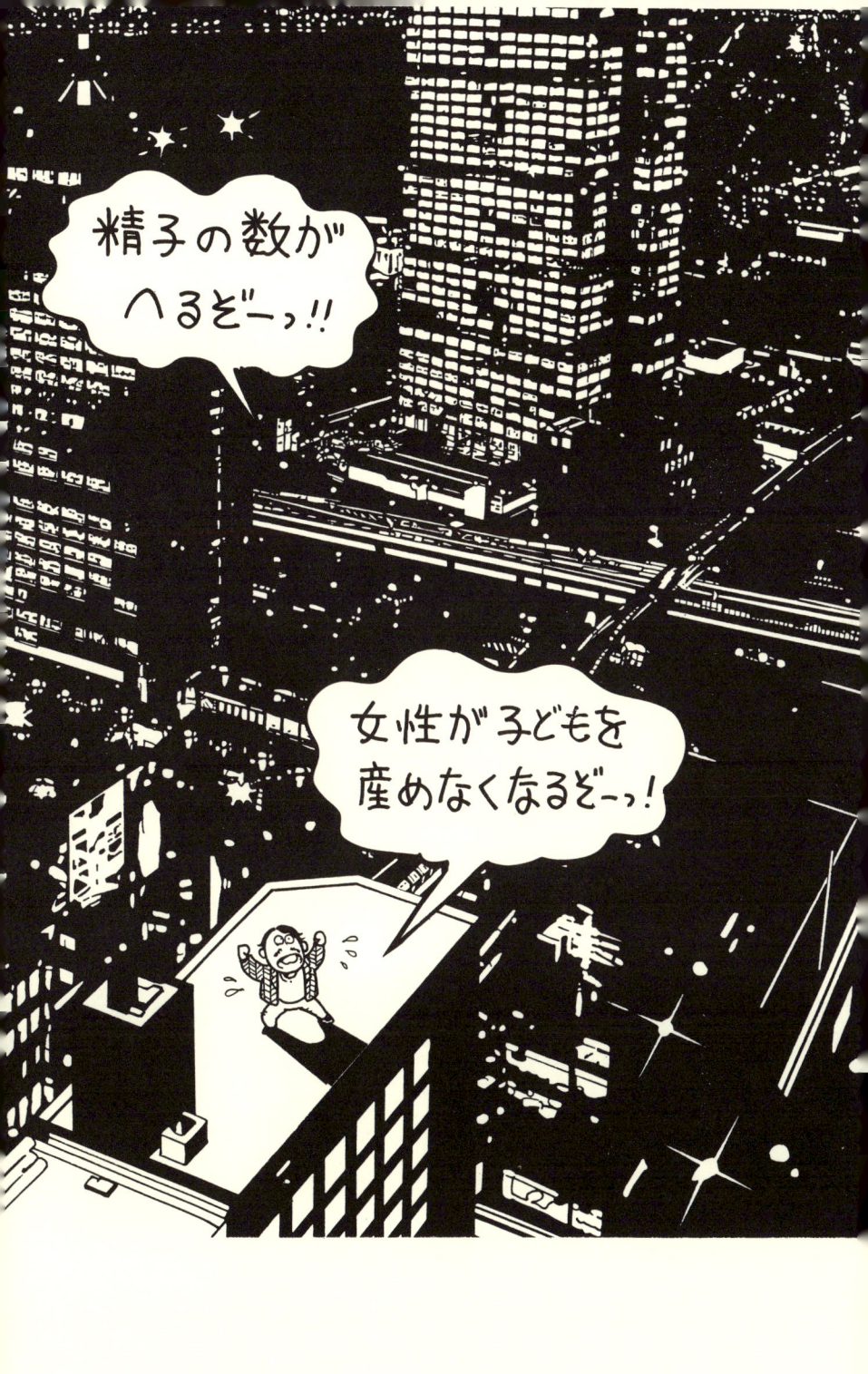

第3章　なぜ、コンビニ食が、子孫と地球を泣かせてしまうのだろう

カップヌードル、ヤクルトよ、お前もか。
「環ホル」スチレンモノマーが溶出

　つまりスチレン容器そのものから、「環ホル」のスチレンモノマーやスチレンダイマー、スチレントリマーの3兄弟が溶け出していることが分かりました。1998年に、環境ホルモン全国市民団体テーブルという市民団体が、日本食品分析センターに依頼して調査した結果があります。

　それによれば、カップめんの「カップヌードル」「日清ラ王」「ペヤングソースやきそば」の容器に、95度Cのお湯を満たして10分間そのままにしたと言います（出所9）。その結果、スチレンモノマーだけが順に、0.002ppm、0.001ppm、0.002ppm溶け出していたとのこと。このスチレンモノマーを、日本政府は「環ホル」にはなぜか挙げていません。でも真っ先に環境ホルモンの害を唱えたコルボーンさんはこれをしっかりと犯人として挙げていますので、ぼくもこれを「環ホル」の一つと考えています。

　ところが、これと同じ実験を今度はお湯じゃなく食用油を使って試したんですね。その結果、なんとほかのスチレンダイマーやトリマーなど3種類のすべてが溶け出しました。その数値は、0.02〜1.6ppm。カップめんのほとんどに油が使われていますため、この結果はなんとも意味深長ではありませんか。

　でもまあ、これぐらいで驚いていては、いまの「コンビニ食時代」、ぼくたちは生きてゆけません。このスチレンは、もちろんカップめんだけでなく、ほかの商品にまだまだ使われています。たとえば、あのヤクルト。これは、1969年までは50ml容器にはガラスビンを使っていました。でもそれ以後、このスチレン容器を使っています。

　ぼくは自分の発行している雑誌で何度もこの事実を社会にも働きかけましたが、同社の動きはありません。そりゃそうでしょう、使い捨て容器にすればグンと利益が出ます。回収に人手がかかりませんからね。事実、1969年のヤクルトの営業利益は約7億円ほどでしたが、このスチレン容器に変えた1970年にはじつに約25億円。これではどれだけぼくが騒いでも（？）知らんぷりをするに限ります。

　飲む人の安全や健康などより、それで儲けた金で野球球団を運営して莫大な報酬を野球選手に払うような、利益追求だけが目的の企業ならばそれは仕方ないでしょう。ビンの容器が続いていたら、ひょっとしていまの野球球団は存在しなかったかもしれません。それを「健康飲料」だと信じて毎日飲む日本人が存在する悲しい図が、いつまで続くのでしょうか。

このヤクルトからも、もちろん「環ホル」は溶け出しています。この容器に油を入れ25度C、60分。スチレンモノマーは0.07ppm、スチレンダイマーは0.10ppm、スチレントリマーは3.3ppmがしっかりと溶け出しているんですね（出所10）。

　ちょっといいことをお話ししましょうか。容器がスチレン（ポリスチレン、スチロール）のものは、記号がどこかに書いてあるのが普通です。これを目安にして今日から避けるようにして下さい。「△のような中に6と書いてある記号」があったり、「PS」とか「スチロール樹脂」と書いてあれば、みなこの材質です。すぐそばにあるプラスチック容器を調べてご覧なさい。大根おろし器や納豆の容器、などがそれです（余談ですが、ウルトラマン人形や消しゴムなどは塩ビでできており、塩ビを柔らかくする可塑剤が環ホルです。絶対にかじっちゃいけませんよ）。

　よくスーパーなどの冷蔵庫に並ぶ魚や肉や漬物などの白いトレー、それに天ぷらや惣菜などの白い容器も多くがこのスチレン容器。つまり発泡スチロールが多いと思います。いつだったか、新幹線の車内販売のホットコーヒーの容器がスチレンでした。これでは飲むこともままならず、この熱い液体を持ってぼくはウロウロしてしまった経験があります。

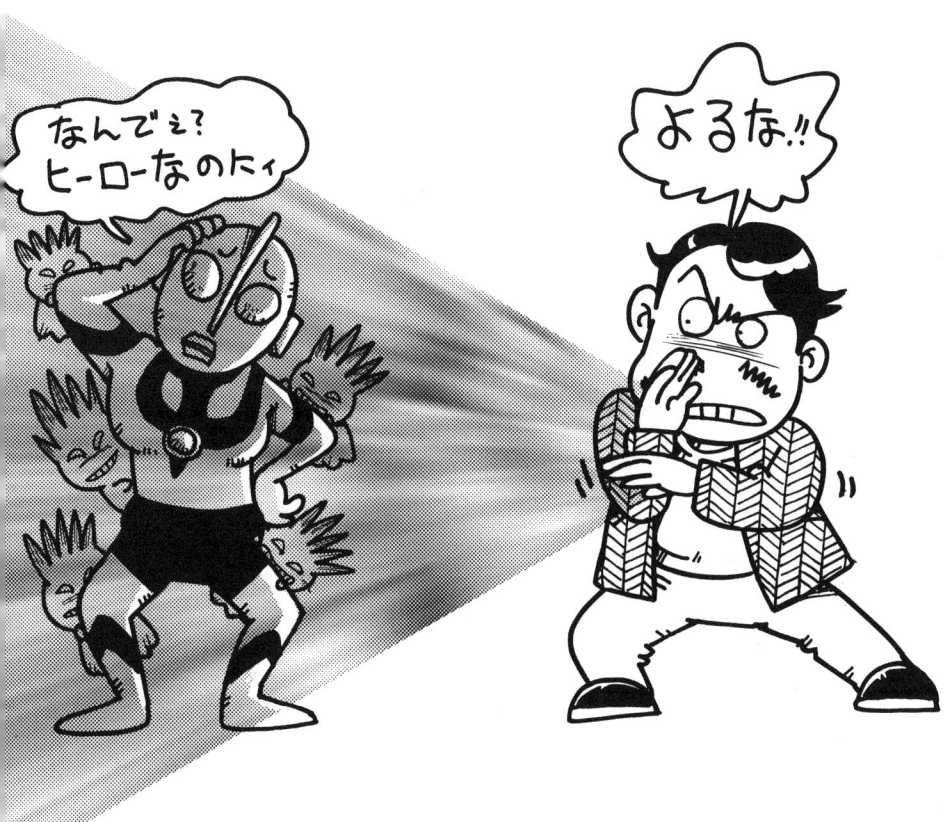

第3章　なぜ、コンビニ食が、子孫と地球を泣かせてしまうのだろう

それにコーヒーに付いてくるあの小さなクリーム。あの容器もスチレンがほとんどです。ちなみに、コーヒークリームの容器から溶け出した「環ホル」の数値を少しご参考までに挙げておきましょう。スチレンモノマーがそれぞれ「クリーミングポーション」（マイカル）から0.19ppm、「クリープ液状タイプ」（森永乳業）から0.16ppm、「スジャータ低脂肪」（名古屋製酪）から0.08ppm……というぐあいです(出所9)。

これは、先述のように、容器にお湯や油を入れて実験したものじゃなく、中のミルクそのものに溶け出していたものですから深刻です。「環境ホルモン添加のホットコーヒーを一つね！」では、飲んでホッとすることもできないですよね。

スチレン以外にも、まだまだあります。食べものはけっして宙に浮かんでいるものではありません。必ず、何かの容器に置かれたり、包まれたり、入れられたりしますよね。その点をよく考えて下さい。つまり、食べものと接触するわけなんです。その意味では、食べものに含まれている材質と同じぐらい、いやより以上に、本当はもっと真剣に考えるべきものだとぼくは思っています。

ラップもそうですし、缶飲料の缶もそうですし、ペットボトルもそうですし、ナベ、フライパン、茶わん、お椀など、みなそうです。食べものの安全性を考えている人でも、あまりこれらには注意を向けていらっしゃらないのではないですか。いつも中身だけを考えていらっしゃる。

でも"いのちを包む"容器には、もっともっと目を向けてほしいと痛感します。

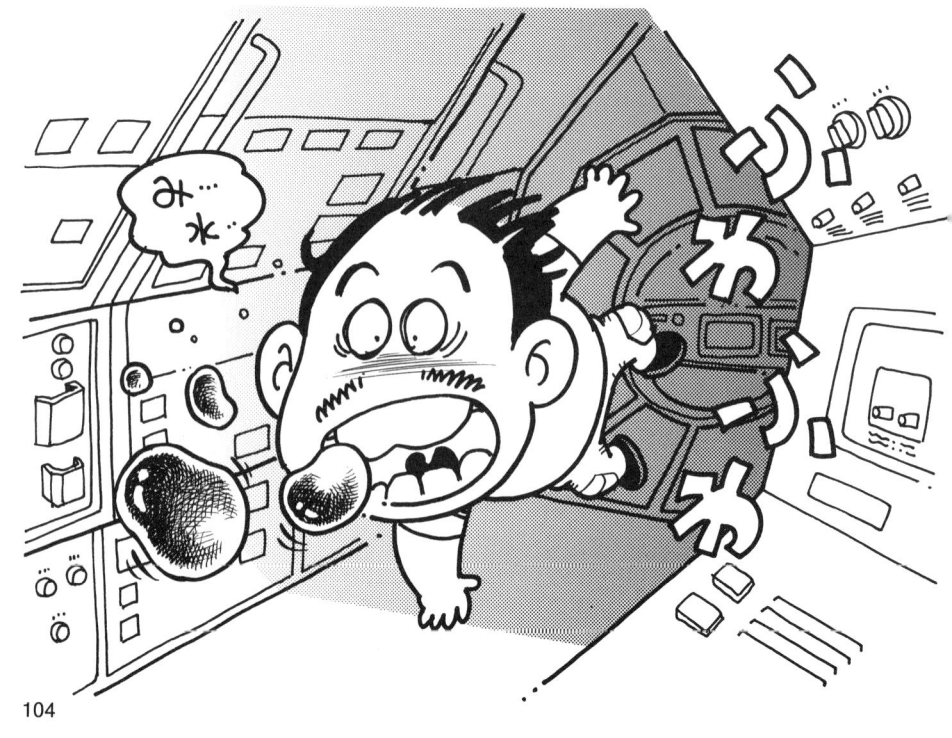

烏龍茶、ポカリスエット、缶ビールが「環ホル」ビスフェノールA入りとは

たとえば缶コーヒーや缶詰などの缶容器。これにも少し触れておくことにします。かなり多くの缶の内側はコーティングされていますが、これの材料がエポキシ樹脂なんですね。ところがこれは何でできているかというと、じつは「環ホル」のビスフェノールAという物質でした。これには驚きました。何も知らされずにいままで缶コーヒーや缶茶や缶ビールや缶詰の魚などを食べたり飲んだりしてきたぼくたちは、どこにその責任を問えばいいのでしょうか。

以下、商品名で、その「環ホル」ビスフェノールAの出た数値を挙げておきます。「烏龍茶」（サントリー）が10.0ppb、「ハイネケンビール」（ハイネケンジャパン）が3.9ppb、「スーパードライ生ビール」（アサヒビール）が2.8ppb、「ラガー生ビール」（麒麟麦酒）が0.7ppb、「ポカリスエット」（大塚製薬）が0.4ppb、「あけぼのオイルサーディン（いわし）」（ニチロ）が116.2ppb、「Myオイルサーディン」（明治屋）が96.0ppb……というぐあいなんですね（出所11。ppbとは10億分の1。先述のppmは100万分の1のこと）。

この「環ホル」は、油やアルコールによく溶け出るんです。2003年現在、ビールなどのアルミ缶のほとんどに、この塗料が使われているようですね。そのため、ぼくはこの調査にはなかった「エビスビール（缶）」の場合はどうなのかと、サッポロビールの社長あてに早速手紙を出しました。

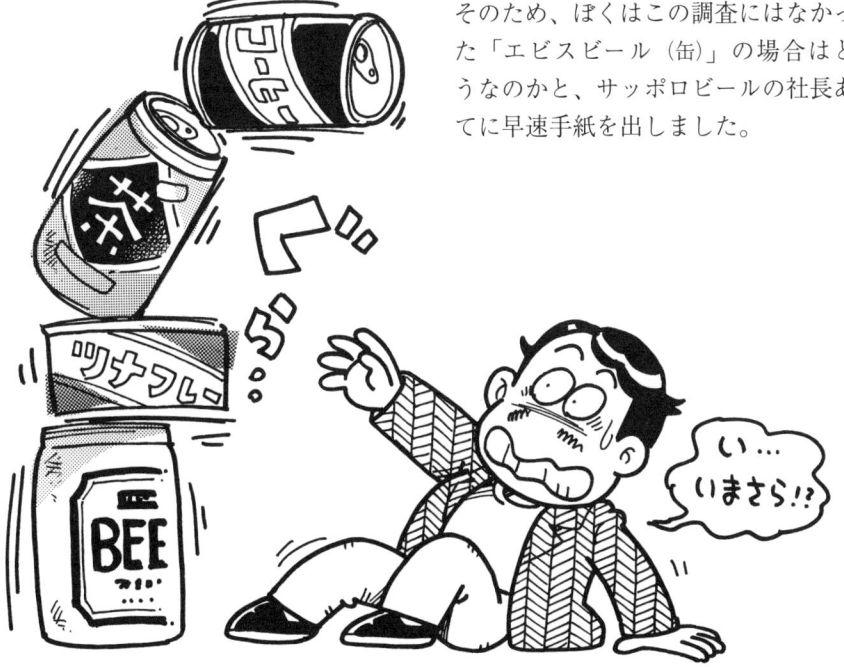

でも返事ができない事情があるのか、面倒なのか、それとも酔っぱらったふりをすればいいと思ったのか、いつまで待っても回答拒否でした。「いや山田さん、じつはそれでいま困ってるんですう」というぐらいの返事が社長から来たら、まあ対策を考えているということで、まだ可愛げもあり、人情味のあるぼくだったら許すのですけれど（笑）、もう、このビールを人に薦めることもできなくなりました。

　少しだけ朗報を。このエポキシ樹脂を使わない缶が最近出てきました。ポリエステルフィルムを使用しているんです。その缶の見分け方をお教えしましょう。缶の底が白く塗ってあり、しかも底と胴体の継ぎ目がないものがそれです。ま、これはある会社の製品だけですが、だいぶ増えてはきました。でも、この缶でさえフタの一部にはエポキシ樹脂がまだ使われています。

　まあ、このように、コンビニ食には、すぐに食べたり飲んだりできるという「便利さ」が欠かせません。カップめんもそうです。缶ビールもそうです。缶コーヒーもそうです。缶詰食品もそう。でも、その便利さの裏側をチラリのぞいてみると、そこには、やはり環境や健康に対してなんらかの無理がかかっているんですね。

　ほかにもこの項で述べたいことは山ほどあります。塩ビの問題、ゴミの問題などなど。それらすべては、ぼくたちの暮らしのありようが問われているものばかり。いのちに対して手を抜こうと考えれば考えるほど、それらはぼくたちに負荷を与えることになるというわけなんですね。

　いまゴミについてちょっと述べましたが、いくら今風のリサイクルなど進めてみても、そんなものまったく意味がないんです。「再生紙使用」だなんて、笑わせますよね。再生するのに莫大な石油エネルギーを使い、最後はやはりまた環境に放出させる。

　江戸時代にぼくたちの先祖が真剣に進めていたような土から土への本当のリサイクルじゃありません。いくらリサイクルしても、土に戻らない化学物質などの総量規制をしなければ、そんなものはほとんど無意味だとぼくは思

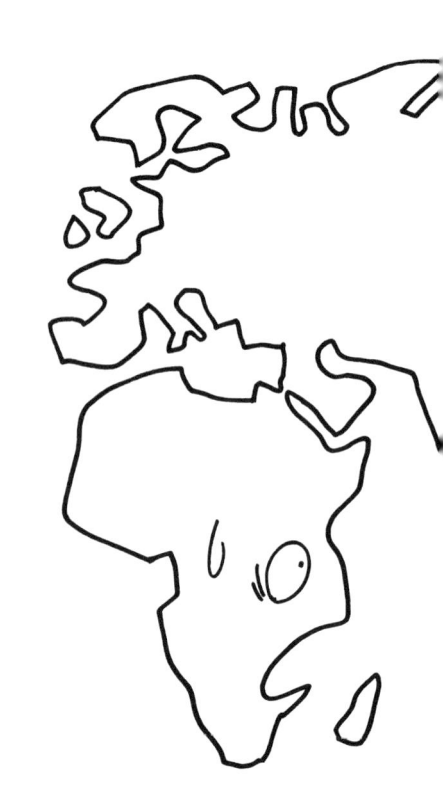

っています。いや逆に、それで多くのかたが安心してよりコンビニ食を、いやコンビニを利用することになるならば、いまのリサイクルは、企業がより儲けを出すために、そして時代の流れに乗った感じで格好よく進めているだけのものだと言えるのではありませんか。

この日本列島には、全世界のゴミ焼却炉の75％があります。こんな先進国がどこにありますか。どの国も、いかにしてゴミを出さないか苦心しているんです。それなのに、ひとりぼくたちの国だけは、毎日毎日、コンビニ食という名前のゴミを生産して何の痛みも感じていない。日本には公のゴミ焼却炉が5,900基もあります。民間の簡易焼却炉はおそらく万単位じゃないでしょうか。なぜこれだけの数が必要なのか。ドイツなどでは公のゴミ焼却炉はわずか50基です。人口比で考えてみても、このあまりもの違いにあ然として、ぼくなどず～っと今日まで口が開いたままです。

地球を泣かせ、ぼくたちの子孫を泣かせ、そして、ぼくたち自身を壊してしまうコンビニ食。

もう一度言います。そのコンビニ食に、子孫たちの笑顔が浮かんでいますか。

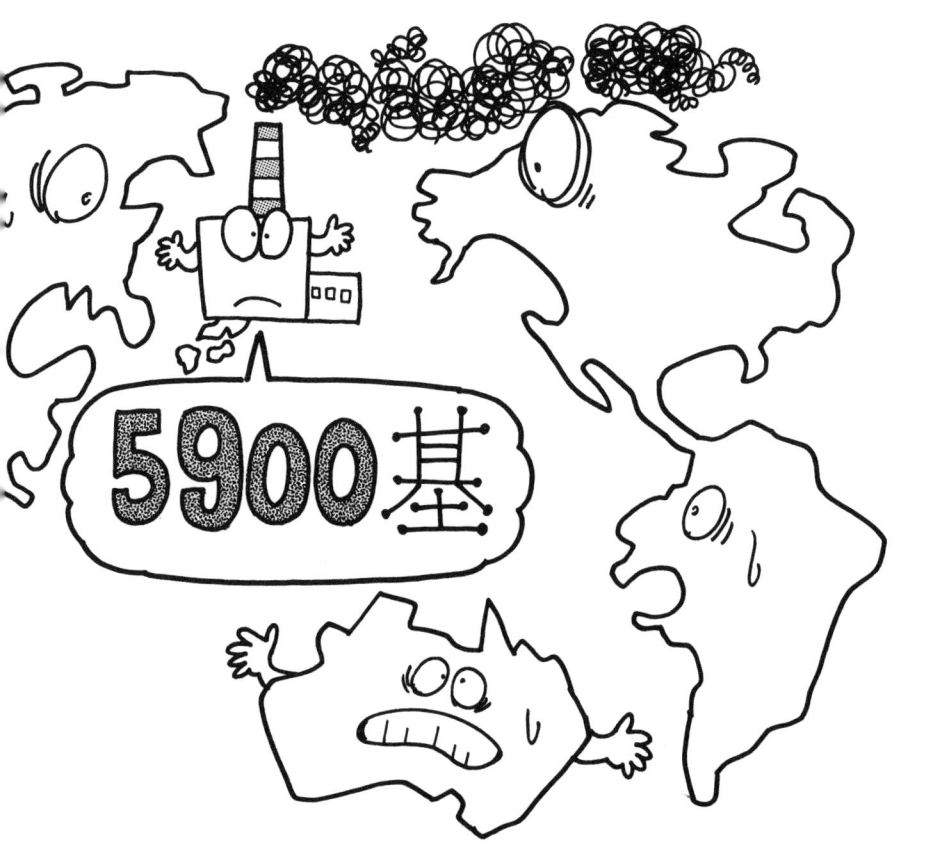

第3章 なぜ、コンビニ食が、子孫と地球を泣かせてしまうのだろう

⊙いのち腹ぺこクイズ【4】⊙
（答えは173頁）

Q1) コンビニのおでんを食べると少子化が進むのは、どんな場合ですか。
1. おでんの匂いが非常にきつくて、腹の虫が黙ってしまう場合。
2. おでんの具に、1個200円以上の高級品が入っている場合。
3. 「環ホル」が溶け出すようなスチレン容器が使われている場合。

Q2) 日本列島には、全世界のゴミ焼却炉の何％がありましたか。
1. 75％
2. 50％
3. 25％

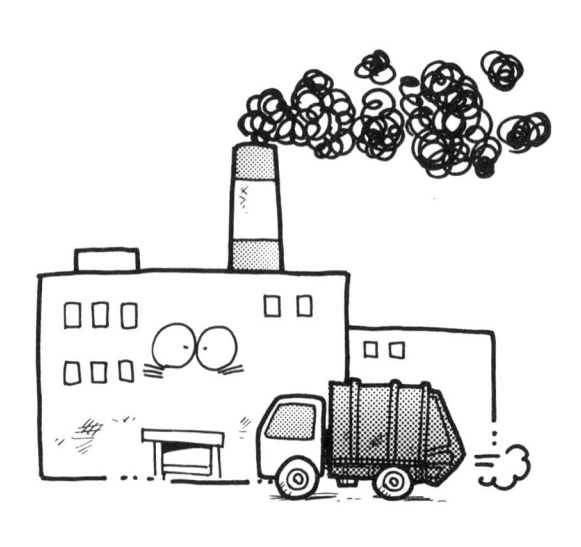

第4章

大疑問4： なぜ、コンビニ食に、若者をキレさせる五つの化学物質が使われているのだろう

そのコンビニ食を食べていて、他者のいのちを愛せますか

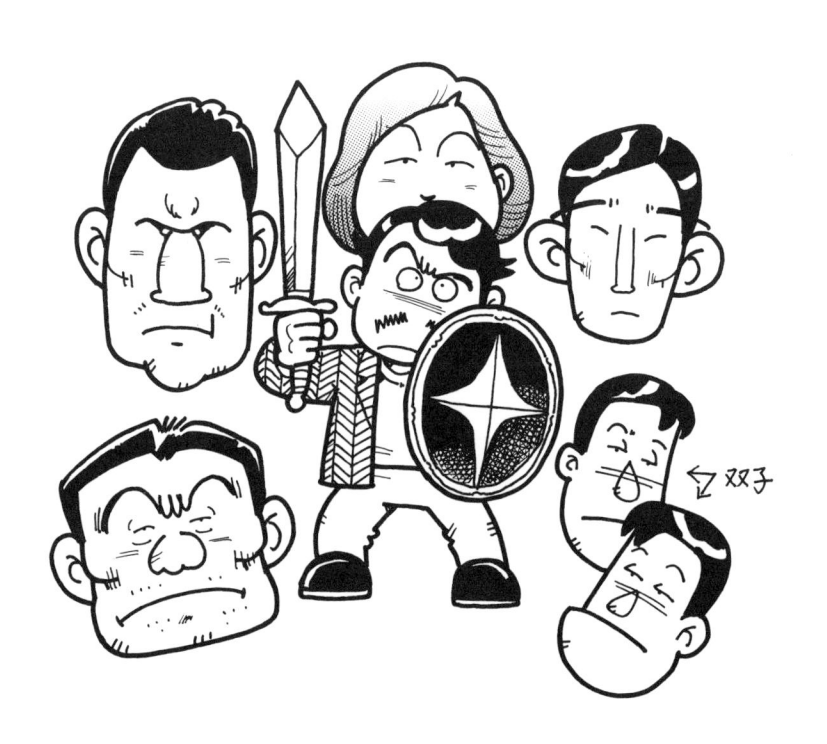

学校給食のメニューこそが、日本人にコンビニ食を蔓延させた犯人だ

「私ってえ、コメ食わなくってもお、全然大丈夫な人じゃない」。得体のしれない日本語を操りながら、娘たちがカフェでピーチクやっています。

「へえ、ご飯じゃなく、生のコメを食うなんて、まるでスズメみたいなんだなあ」。ぼくは彼女たちがスズメのように、両手を羽のように広げて固いコメをついばんでいる光景を想像し、こみ上げてくる笑いを抑えるのに苦労しました。そう言えば、彼女たちの化粧も、頬に紅一点のあるスズメとよく似……（す、すみません）。

学校給食の影響なのか、最近は一日中まったくご飯を食べない、そしてみそ汁も飲まない、そんな若い女性がずいぶん増えました。

1954（昭和29）年6月に成立した学校給食法。それになぜか同じ年（！）に成立した酪農振興法。この二つの法律と抱き合わせで、「パンと牛乳」が子どもたちに半ば強制的に薦められてきたわけなんですね。

ちょうどぼくが小学校に上がったころでした。コッペパンにあの独特の臭いの脱脂粉乳中心の学校給食が始まったのです。いつも腹をすかせていたぼくには、こんなものでも大変なご馳走。いつもほんの少しだけ残して、家でぼくの帰りを心待ちにしている犬といっしょに、食べた記憶があります。

「学校給食」という言葉を聞くと、なぜか、学校でじゃなく、犬といっしょに食べた懐かしい思い出が目に浮かんでくるんですね。まあ子ども心に、これは人間様の食べるようなシロモノではないんじゃないかと、どこかで思っていたのかもしれませんね（笑）。きっと、ませた子どもだったのでしょう。

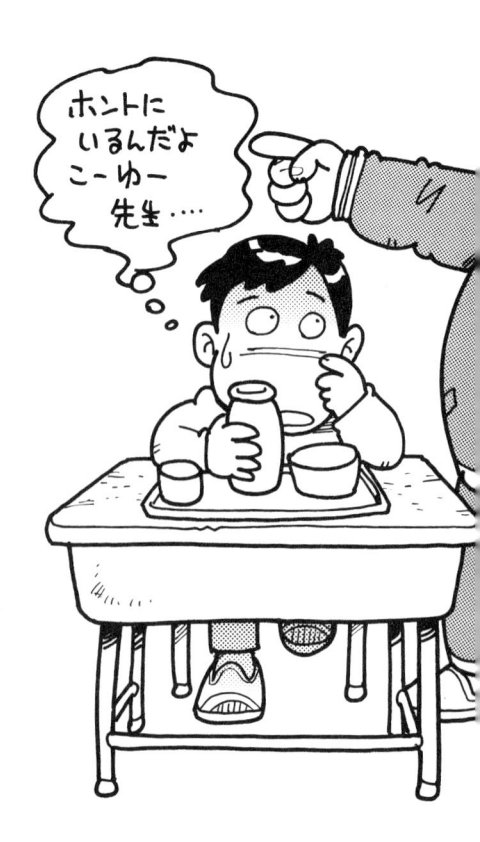

1953（昭和28）年から進められた農家への家畜導入には、アメリカの余剰農産物の飼料を日本へ輸出しようという大きなねらいがありました。そして、「パンと牛乳」を日本人に強制的に与えよという大きな命題が、現在の学校給食のメニューにそのまま現れているんですね。その結果、「ご飯とみそ汁をまったく飲食しない奇妙な日本人、ついに現る！」という悲劇が、いまになって現実化してきたってわけです。

　驚かないで下さい。当初は、原則として「米とみそ汁」の米飯給食が一切認められていなかったのです。瑞穂（みずほ）の国のこの日本でですよ（瑞穂とは銀行の名前じゃなく、お米の稲穂のこと。念のため）。そのため、「パンと牛乳」というメニューが当然のような顔をして薦められてきました。のちにご飯が出されるようになっても、牛乳だけはご飯といっしょに出されるという奇妙なメニューが、続いたんですね。ぼくたちの先祖がこのメニューをチラリとのぞきでもしたら、驚きのあまりひっくり返って、脳しんとうを起こすのではありませんか。

　でも、じつは学校給食に、必ず牛乳を出さなければならないという法律はどこにもありません。多くのかたは誤解をしていらっしゃる。とくにアレルギーの子どもを持つ親御さんたちは、ぜひよく覚えておいてほしいのです。学校で無理に飲ませられることはありません。もっとも、学校給食法施行規則には、給食の区分すべてに牛乳（ミルク）の語句が入っているほどですから、学校関係者でさえ、そのように誤解していたのは無理もないこと。でも文部科学省の話では、「栄養所要量さえ充足できていれば、牛乳などはなくてもいい」、というのが事実です。

　ぼくなど、学校給食のメニューに、ご飯といっしょに牛乳をつけたり、中華や和食や洋食などをいっしょにした無国籍食をいつも考えている人などは、おむつ、いや違った「おつむが少々狂っていらっしゃるんじゃないかなあ」と思ってしまうんです（またまたすみません）。

でも考えてもご覧なさい。イタリア人はイタリア食を食べ、エチオピア人はエチオピア食を食べる。こんなこと当たり前じゃありませんか。

　もっと言えば、サルはサル食を食べ、ライオンはライオン食を食べ、禿げたかは禿げたか食を食べる。ナメクジはナメクジ食を……。いままで何世代にもわたってずっとそれらを食べ続けてきた彼らに、突然新しいメニューを差し出し、「ほら、今日からは漬物よ。ほら明日からは納豆よ。ほら、来週からはステーキよ、豪勢でしょ。いま強制的に決めたの。だから食べなさい」なんて言っても、彼らが飛び上がって喜びますか。

　いくら日本人のぼくたちが好きだからと言って、ライオンに納豆などを与えようものなら、立派な牙に納豆の糸がぐるぐるまとわりつき、とてもじゃありませんが、百獣の王の貫禄はなくなるでしょう。「おいおい、なんとかしてくれよ、この納豆の糸を」なんて糸を引っ張っているライオンの情けない顔を想像しただけで、噴き出してしまいますよね。昔の歌の文句じゃありませんが、「ぼくにはぼくの道があり、君には君の道がある」のです（ちょっと古い？　高校生のころぼくがよく口ずさんでいた歌です）。

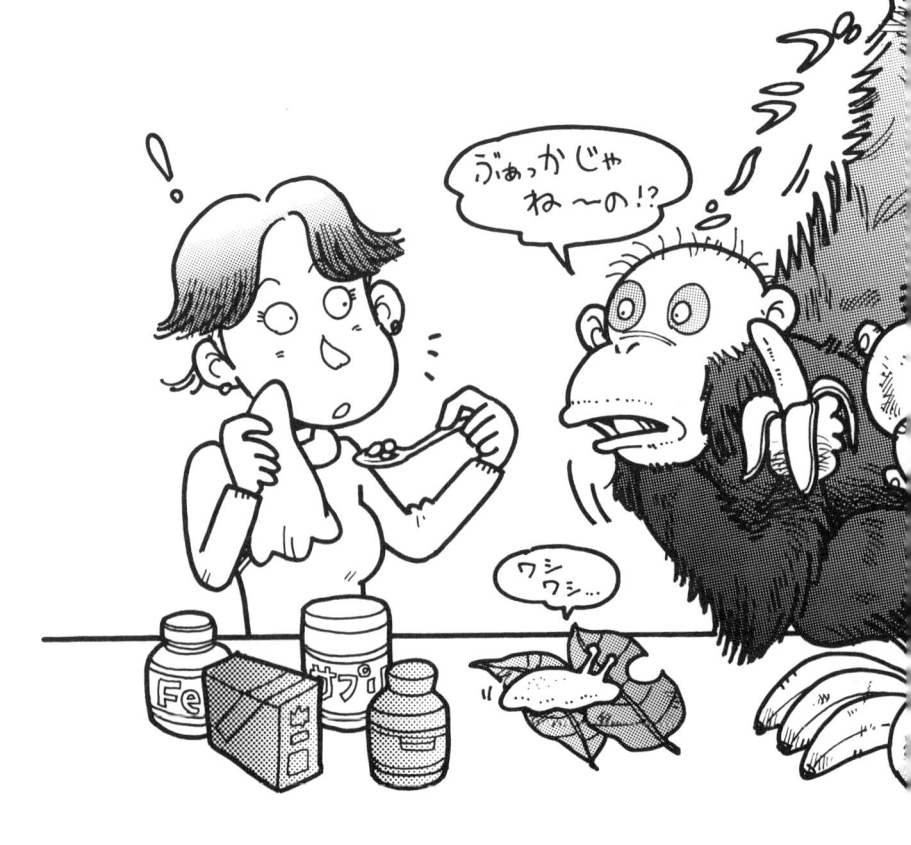

日本に住むぼくらがなぜ、よそからきたパンや牛乳などを含むファストフードなどのコンビニ食を、毎日食べ続けなければならないのでしょう。食べものにはけっして浮気をしないイタリア人たちは（異性に対しては知りません）、「外国の食べもの？　そんなもの俺たちに押しつけるなんて、いいお世話だ！」なんて叫びながら受け入れないのです。だから同国では、ファストフード店が何度上陸しても、いつもしっぽを巻いて撤退してしまうんですね。さすが、「スローフード」の発祥の地です。

　ひるがえって日本。無国籍食のコンビニ食などのファストフードを、幸せそうな顔をして買い求め、「私って、このところ"基本的に"栄養が心配なのよねえ」と、訳の分からない言葉をのたまいながら、同じ棚に置いてあるサプリメントをカゴに放り込む。何か"基本的に"おかしくありませんか、そこのお嬢さん。

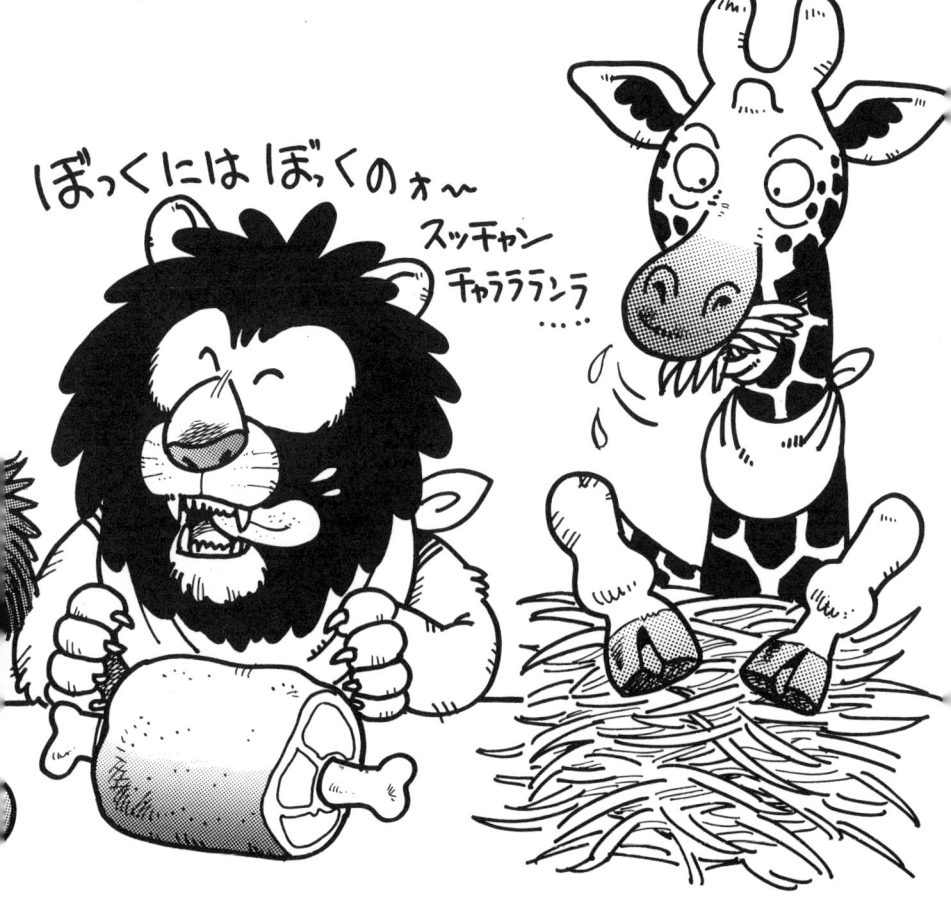

ぼっくにはぼっくのォ〜
スッチャン
チャラララランラ

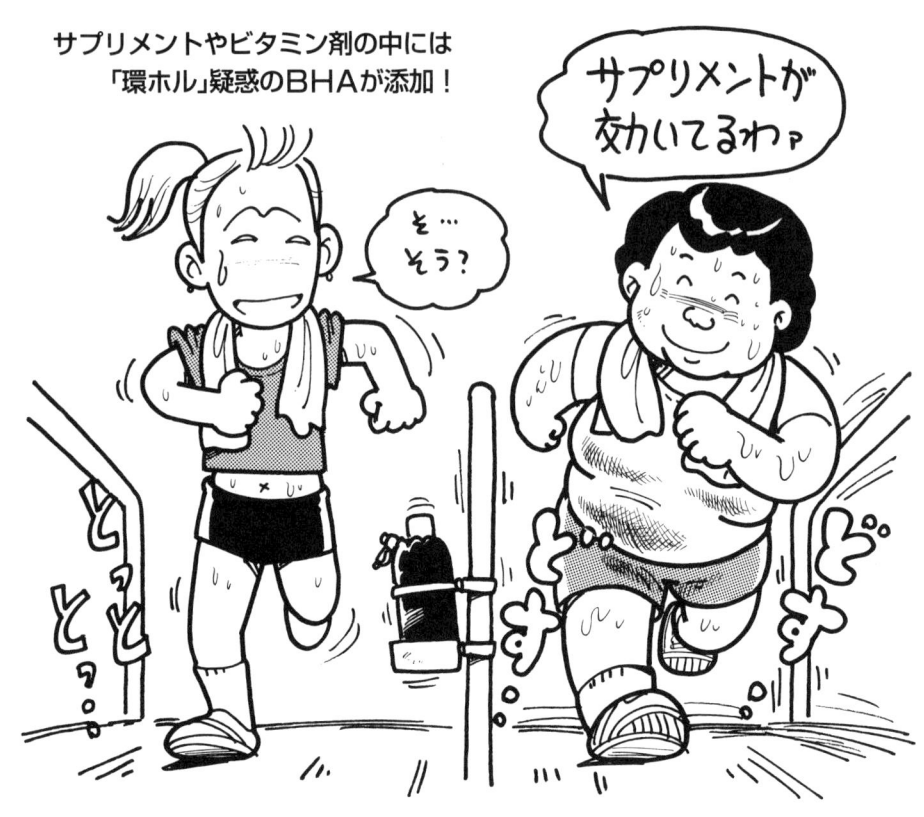

サプリメントやビタミン剤の中には「環ホル」疑惑のBHAが添加！

そうそう、そのサプリメントなんぞという、誰かが儲けるために付けた名前の錠剤について、"面白い話"を一つ。

若い女性たちが、どこかの本やテレビなどでうろ覚えにした健康志向とやらで、ドラッグストアや通信販売などで、これらの「薬」が大々的に売られるようになりました。いよいよ全国民が、「薬」を日常的にのむ時代に突入したと言えるのかもしれません。

ところが、健康志向どころか、それらのいくつかに添加されている酸化防止剤のBHA（ブチルヒドロキシアニソール）なんていう化学物質に、なんと環境ホルモン（「環ホル」）作用の疑いがあることも最近分かりました（なぜ、「あることも」かと言えば、あとで述べるように、ほかの大問題もあるからです）。

これは、人間による"実験"の結果から分かったものです。東北大学で、BHA添加のビタミン剤を妊婦に、1日4錠、7カ月間のませた、というんですね。その結果、生まれた男児に明らかに精巣異常があったとのこと（出所12）。東京都立衛生研究所でも、BHAに同じ作用があると認めています。

このBHA、後でも述べますが、いまは原料表示をして誰にでも分かる菓子や惣菜などの食べものの中じゃなく、ファストフードの植物油やビタミン剤、化粧品などに大々的に添加されており、多くのかたの目に見えないところで密かに使われてます。「あれえ？　まだBHA使われているのお」なんて言うのんきな年輩のかたも多いのではありませんか。とっくの昔に禁止されたと思われているかたもいらっしゃるでしょう。その辺の事情も、後で述べてみます。まさしく見えない爆弾とも言えますね。

　コンビニ食を考えるっていうことは、あなたのいままでの暮らし方を根本的に見つめ直すことでもあるんです。ぼくが以下で述べるように一つずつ問題にするのは、あくまでもそのきっかけに過ぎません。ただ、そのきっかけがないと、いくらマクロのお話をしても誰も行動できないんですね。みんな、自分のいのちに関することではなく、ほかの世界のことだと思ってしまうんです。

　だからいつもぼくは、「君のその茶髪に染めている染毛剤ね、いやあ、まあきれいなんだけどさ、ハハハ。じつはその薬がさあ、君の可愛い小脳を壊してね、それから前頭葉(ぜんとうよう)に入ってさあ、ハハハ。そして君の心を壊すんだよね、ハハハ。怖いよね」なんていうような（ぜんぜん怖くない？）、お馬鹿な話で始めてしまうんですね。どんな「悪いこと」をしている人も、ぼくは"基本的に"（？）好きなのかもしれません。

　でも、そのような"虫の目"から物事をまず拾ってゆけば、大きな問題なんかも誰もがとらえやすくなるんですね。そしてそのあとに、自分の立場をどこに置くのか、弱者の側に置いて物事を見つめるのか、企業の側からだけで物事を見るのかという、やはり大きな"鳥の目"で見るクセを付けてほしい。そうすれば、きっと答えはそこにあります。一度"鳥の目"で見るクセが付けば、あとはどんな小さな問題もその犯人が見えるようになります。

　若者や、いや大人でさえ簡単にキレて、悲しい事件が起こっている日本の人たちに、いつもこういう考えを持ってほしい。そして日本人を少しでも救いたい。ぼくはそう思っているんです。

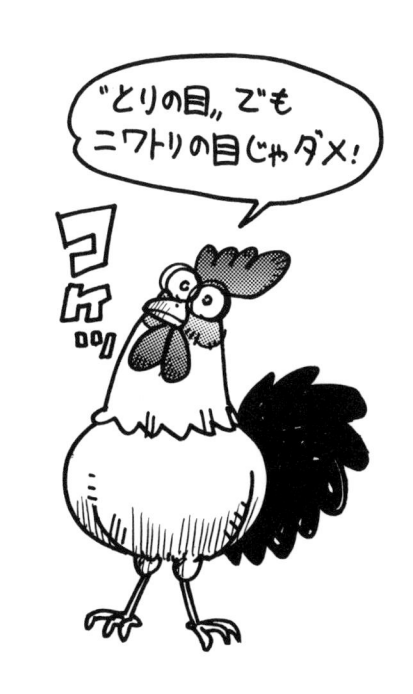

交番に大きく貼り出したい？
「全国指名手配食」の五つはこれだ

　そう、最近、簡単に「キレる」事件が増加しています。まあ、何でも彼(か)もこの言葉で済ませてしまうのも問題かもしれませんが、なぜ、こうも人々は簡単に突っ走ってしまうのでしょうか。昔から日本人が持っていたあの思慮深さは、いったいどこに消えてしまったのでしょう。

　これらには、もちろん、いくつもの原因があるとは思います。家庭教育や学校教育の影響、農薬など化学物質の「環ホル」の影響、企業社会の閉塞感、などなど。でもその中で、ふだん皆さんが何気なく口にしているコンビニ食。そしてその中に含まれているある化学物質が、ぼくたちの心と体に大きな作用を与えているのではないかと、ぼくは昔から密かに考えていました。その五つを、以下のような「全国指名手配食」として、いままで多くの人たちに話してきたわけなんです。

　本当は、街角の交番にこの五つの名前を、食べものの写真とともにズラリと貼り出したいほど。大きな文字で「全国指名手配食！　なにがし」と書いてね。それぐらいこの五つだけは、何としても避けてほしい。たとえポチがニャンと鳴いたとしても、学校の成績が珍しく満点だったとしても、避けてほしい。そしてこれは、排ガスや酸性雨の問題などと違って、自分の気持ち次第で、今日から解決できるものばかりなんです。

　「はじめに」でも少し述べました。広島県福山市と尾道市で、中学1年生から3年生の1,169人を対象にした調査がなされていましたね。この結果では、日ごろインスタント食品やスナック菓子、ジュース類を多く摂取していた子どもたちのグループは、男子の92％がいつもイライラしており、89％がすぐにカッとし、85％が登校するのが嫌になることがある、というようなことが分かっていました（出所1）。

　必ずしもこの調査がすべてを物語っているとはもちろん思いません。でも、ぼくの読者の教師たちからいただく手紙を見ていても、子どもたちの様子にいま、1980年以前とは違って、かなり異様さがあるのは事実です。

　それらに"直接的に"影響を与えているものが、じつは多くのコンビニ食に含まれている以下の五つ。これらは、欧米やアジア諸国でも少しずついま問題になりつつあります。それで、とくにこの日本での状況はどうなのかと調べてみました。ぼくのほかの本を読んで、すでに実行している読者のかたも、再度確認して下さい。これらに留意するようになると、家族皆さんの心や体などが、そして哲学が大きく変わります。食べものへの"恨み"はこれほど大きいものなんです。ま、試してご覧なさい。

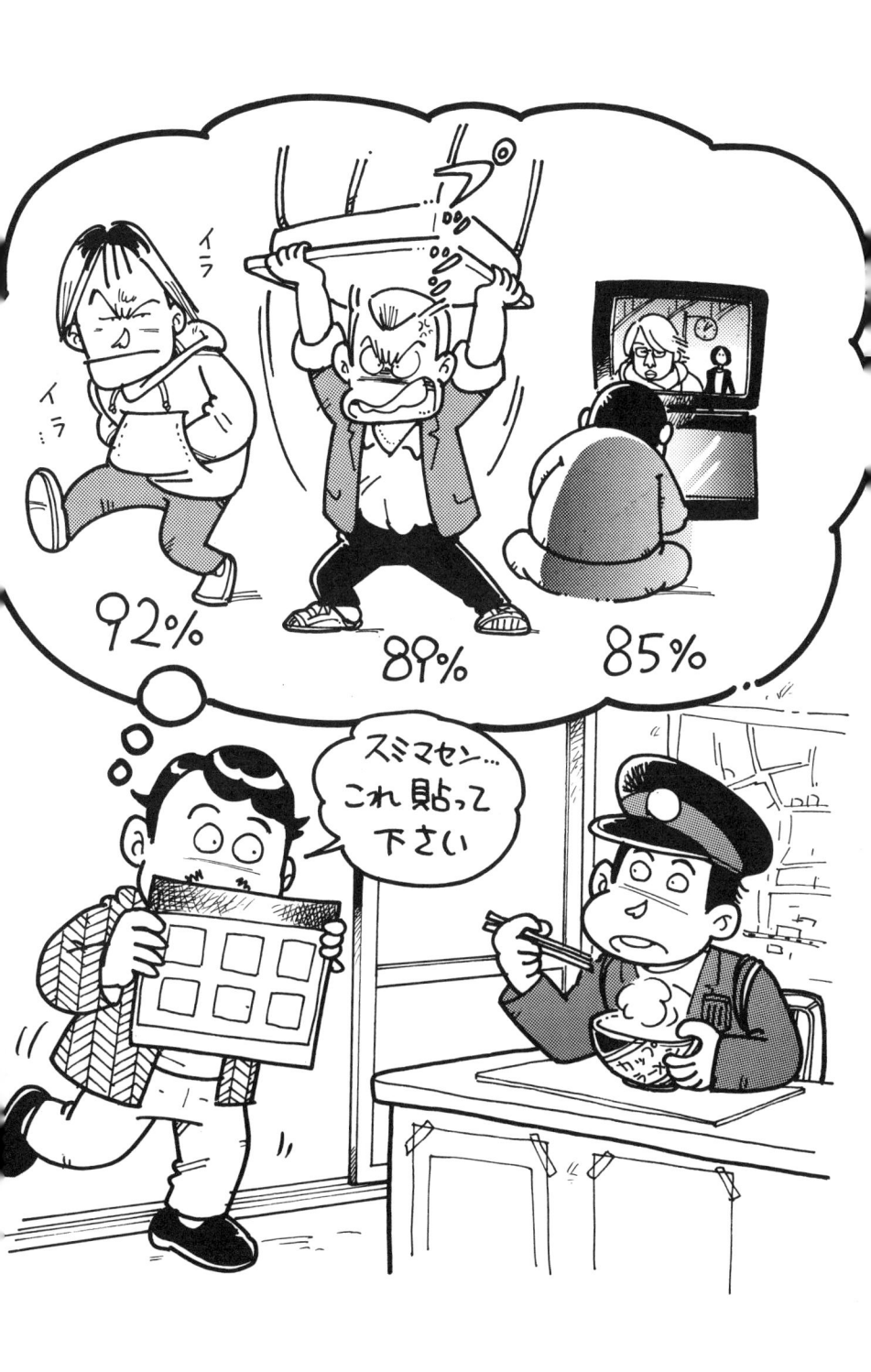

第4章　なぜ、コンビニ食に、若者をキレさせる五つの化学物質が使われているのだろう

一つ目は、タール色素の合成着色料（うわ、きれいでおいしそう、と思わせるために、派手で幸せそうな色を付けて、不当に儲ける薬）。

二つ目は、安息香酸塩などの合成保存料（うわ、新鮮そう、と思わせるために、遠い国から運んできた食べものでも、まったく腐らないようにして、不当に儲ける薬）。

三つ目は、亜硝酸塩という発色剤（うわ、ピンク色でよだれが出そう、と思わせるために、殺した肉が汚い色に変色するのを防いで赤い色のままにして、不当に儲ける薬）。

四つ目は、BHA、BHTなどの酸化防止剤（うわ、この油、新鮮そう、と思わせるために、そして油などが空気に触れると酸化して利益が出なくなるために、これを添加して、不当に儲ける薬）。

五つ目は、MSGや核酸系調味料などの化学調味料（うわ、このラーメンおいしそう、と思わせるために、味覚を麻痺させ、素材が少しぐらい悪いものでも食べさせて、不当に儲ける薬）。

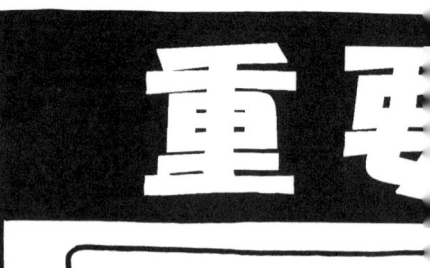

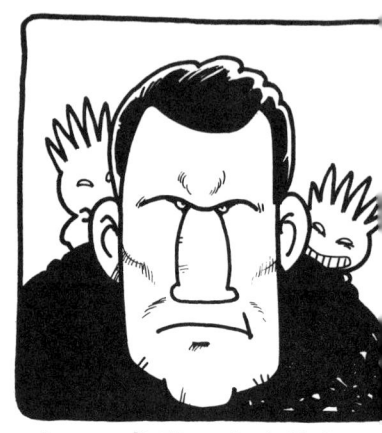

重要

タール色素の合成着色料

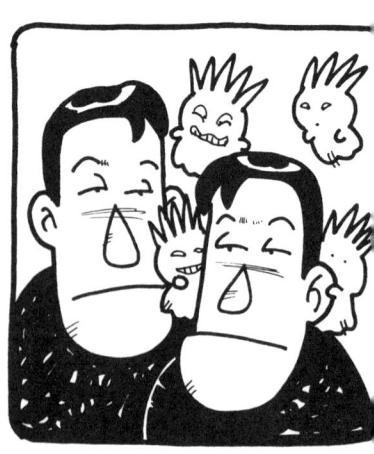

BHA BHT（酸化防止剤）

コンビニ食によく出

指名手配

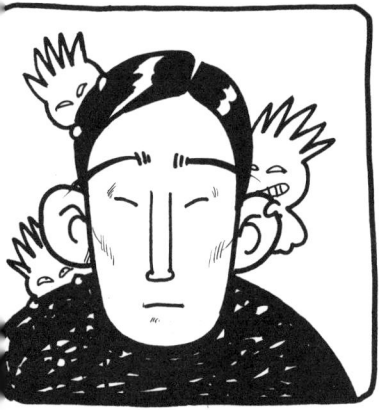

安息香酸塩

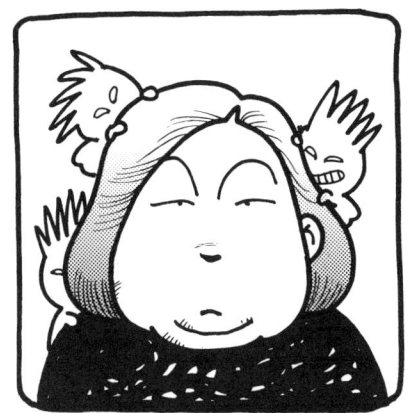

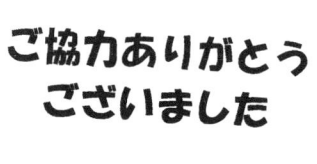

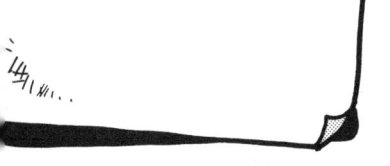

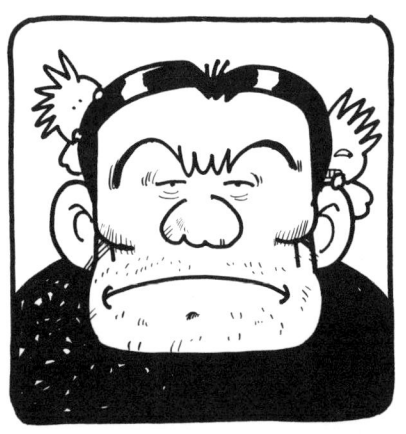

亜硝酸塩

ご協力ありがとう
ございました

MSG 核酸系（化学調味料）

ます。ご協力をお願いします。

第4章　なぜ、コンビニ食に、若者をキレさせる五つの化学物質が使われているのだろう

心と体を簡単にキレさせる
すさまじいアゾ系色素「黄色4号」

　そこで、一つ目のタール色素。食品衛生法では、化学的合成品の食品への使用は原則的に禁止されているんです。でも例外的に認められたものがこれらの食品添加物。その一つにこの合成着色料というのがあります。

　タール色素がその主流なんですが、1964年に24種許可されています。その後、発ガン性や変異原性などがあることが分かり徐々に禁止されてきたんですが、いまはわずか12種だけが残っているというぐあいなんですね。でもその"残存勢力"がちょっと怖い。

　合成着色料は、少しぐらい悪い素材でも美しく見せさせ、消費者に幸福感を与え（？）、より多くの利潤を上げようじゃないの、という目的だけで使われているもの。

　食べものを買うぼくたちの側には1ミリのメリット（いいところ）もありません。これの一番の問題はアレルギー性。事実、北欧諸国では、この理由のため、タール色素の使用が禁止されているんですね。お利口だと思います。

　このタール色素は、アニリンという有機溶剤を使って色を溶出させているんですが、じつは、いま若者たちに流行している茶髪。日本人を否定するようで、ぼくは大嫌いですが、あの染毛剤にも、このアニリンの誘導体が使われているんですね。「え、染毛剤に？まさか」なんて言わないで下さい。

　江戸時代に既婚女性が歯を黒く染めていましたね。お歯黒と言いました。じつはこれにも、このアニリンを使っていたんです。これの、女性たちの神経に与える毒性には、ものすごいものがあったと言われています。もちろん染毛剤には、アニリンそのものではありませんが、これと同じ種類の誘導体が、現在使われているんです。

　なるほどねえ、だから髪を染めている人に、めまい、頭痛、難聴の症状が増えているのでしょう。ギクリとしませんか。染毛剤のアニリン色素は、頭皮から小脳に入り、そこの前庭小脳に蓄積されて、結果的には、ぼくたちのおでこの裏側にある前頭葉に忍び込みます。

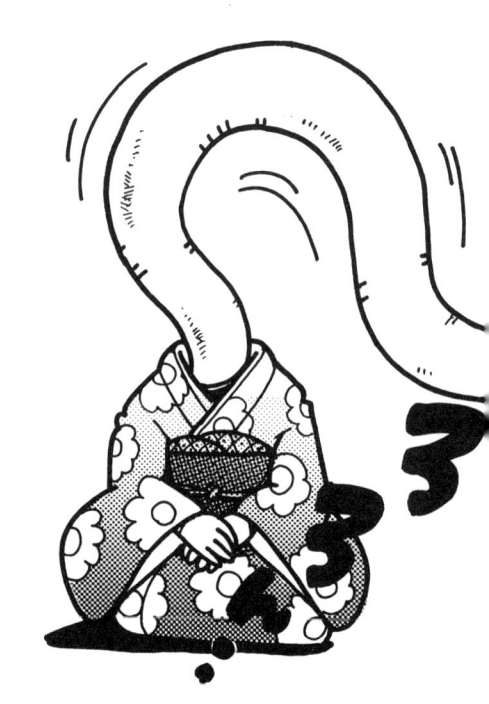

その結果はもうお分かりでしょう。この場所はぼくたちが人間であることを証明する場所。ほかの生きものと区別する場所なんです。ですから、ここが冒されて人間でなくなるという因果関係が、はっきりと成り立つというわけなんですね。このアニリン色素の誘導体は、体に一度侵入すると、体外に排出されにくい性質を持っています。そのためコトは非常に深刻。どうりで、最近の若者（いや大人も）がすぐに人間でなくなってしまうのも、うなずけるというものですよね。

　でも、「私は髪を染めていないから大丈夫だわ」とは言わないで下さい。そう、もうお分かりでしょう。先ほど述べたように、タール色素がこのアニリンを介して作られている可能性があるという"疑惑ルート"があるからなんです。でも、このアニリンの問題だけでなく、もっと根元的な"問題"が、タール色素でこのところクローズアップされてきました。以下で述べてみましょう。

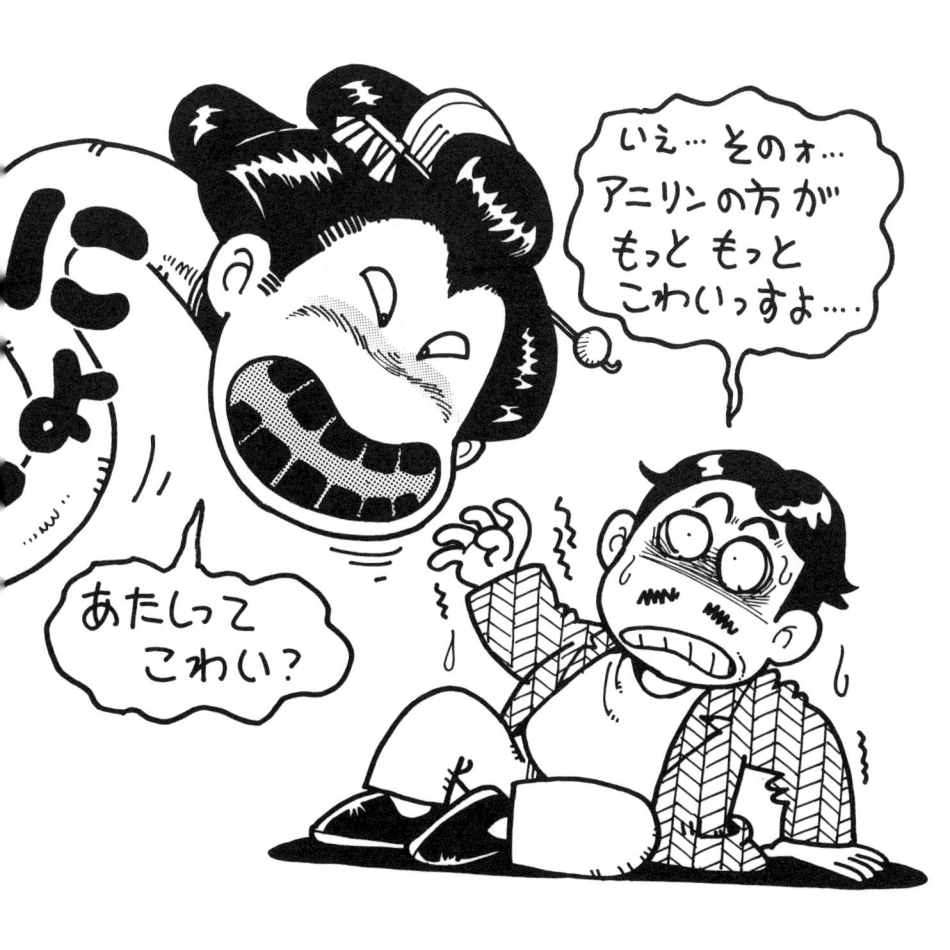

日本で許可されている合成着色料のタール色素は、赤色2号、同3号、同40号、同102号、同104号、同105号、同106号、黄色4号、同5号、緑色3号、青色1号、同2号の12種。

　この中で一番人間をキレさせる状態にするのが、黄色4号、同5号なんですね。イギリス最大規模の小児病院であるグレイト・オーモンド・ストリート病院では、徹底的な食事調査をして、落ちつきのない子どもたち76名を対象に実験しました。あぶないと言われる食事を抜いた食事療法では、81％の子どもたちが反応を示したと言いますが、まあ詳しくは別のぼくの本（『脱コンビニ食！』平凡社新書、700円）で紹介してありますのでそちらをご覧下さい。

　その中でも、際だった反応を示したのが、このタール色素の中でも黄色4号と5号でした。これを抜いた食事をした子どもたちが、しっかりと快復に向かったのですね。これには調査した医療関係者もびっくりです。とくにこの黄色4号については、京都大学の末次勧さんも報告されていますが、体に入れるとたったの1時間でさまざまなアレルギー症状が生まれるほど、すさまじい影響力があるんですね。

　さらに1975年ごろ、アメリカの上院で、子どもたちの過剰行動が取り上げられ、その調査が全国規模でなされていたんです。その結果分かったことは、毎日食べていた食事に含まれる黄色4号がとくに怪しいとなりました。食品添加物の怖さが前面に出てきました。

　専門チームが追加試験などを繰り返し、黄色4号などのような合成着色物質が体内に入ると、メチルニトロソ尿素という有害物質が生まれることも分かったんですね。この物質、脳血液中関門という有害物質を防ぐ大事な関所を難なく通り過ぎ、ぼくたちの前頭葉にスッポリと入り込んでしまった、というわけなんですね。先ほど述べたアニリンと同じ筋書きです。

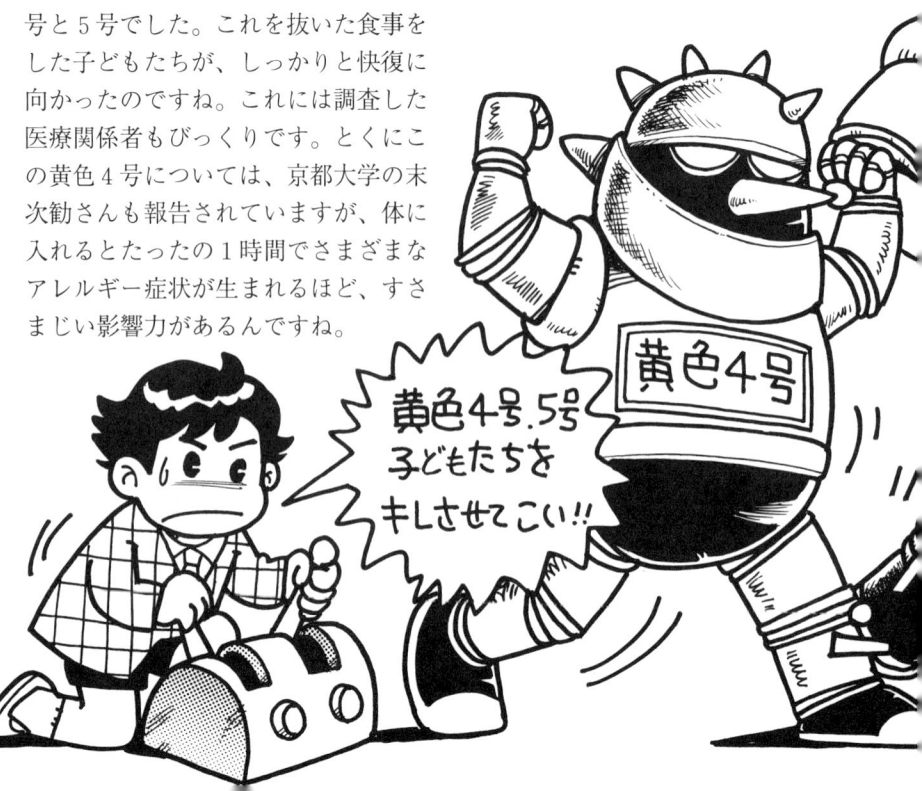

黄色4号.5号
子どもたちを
キレさせてこい！！

黄色4号

これでもう、子どもたちが突然暴れ出す理由がお分かりでしょう。心と体を荒れさせ、自分でも分からない行動に走ってしまう。とくに黄色4号などはアゾ系色素と呼ばれるグループですが、ほかにこの仲間としては、黄色5号、赤色2号、同102号、同40号がありますので、同様の影響があるのではとぼくは心配しています。

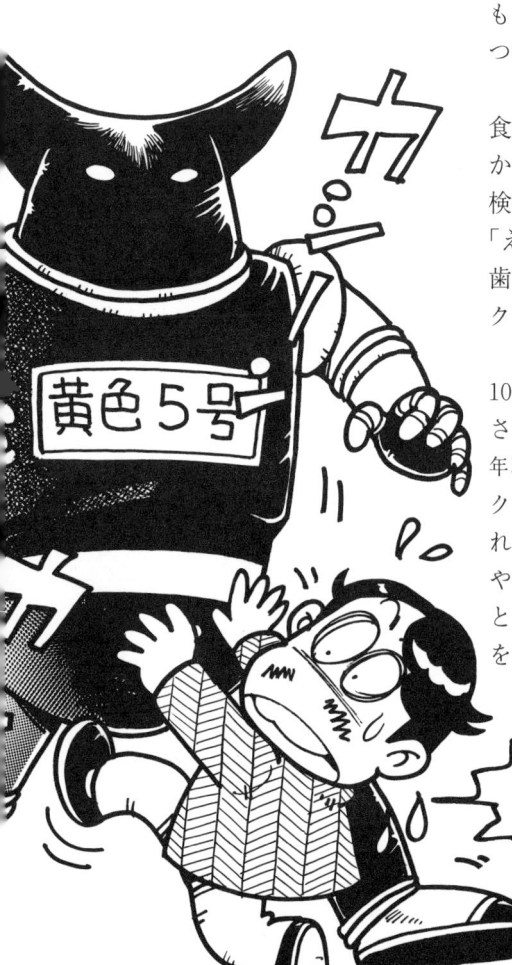

　また、ほかのキサンテン系グループには、赤色3号、同104号、同105号があるのですが、このキサンテン系の赤色104号は、かつてヒト胎児の培養細胞に突然変異を起こすことが分かり（国立遺伝学研究所の黒田さんの実験による）、大騒ぎになりました。そのこともあり、いまはこの赤色104号はあまり使われていないようです（それにもかかわらず禁止ではありません！）。ただ、こういう結果だったため、化学式のよく似ているほかの仲間のキサンテン系色素（たとえば赤色3号など）も、ぼくはとてもヒヤヒヤしながらみつめているものの一つです。

　ところで、このキサンテン系。現在、食べもののほかに何に使われているのかと言うと、驚かないで下さい。歯垢検査の薬にソッと使われていました。「え、うちの子が学校で塗られるあの歯を真っ赤に染める薬のこと？」。ギクリとされたかた、ご正解です。

　あの薬には赤色3号、同104号、同105号、そして青色1号の四つが使用されているものがあるんですね（2003年現在）。それに赤色3号などは、サクランボやイチゴの缶詰にもよく使われて、デコレーションケーキのあの華やかな色を演出しています。ぼくなど、とてもこのようなサクランボやイチゴをつまむ勇気は……ありません。

リポビタン、ダイエット・コカコーラ、この"健康志向品"に「安息香酸塩」

さて、紙幅があまりありません。あとは簡単に述べておきます。二つ目の安息香酸塩。これは、言わずとしれた合成保存料。

なぜこんなものが企業にとって必要なのかと言いますと、ズバリ大量生産して遠くの場所にいる人たちに売りつけようというただそのためだけです。皆さんの健康にいいから添加しているはずではもちろんありません。

近場で食べものを作れば、こんなものは不要でしょう。遠い国からわざわざ運ぶためには、腐らなくさせる強力な保存料が不可欠になります。その中でもこの安息香酸塩は、最強の物質。日本だけでなく、世界中で使われていますが、本当によく効きます（笑）。

これがじつは、すでに1975年、当時の厚生省のスクリーニング班から発ガン性テスト班に廻されたほどの、いわくつきの保存料なんです。ところが、この物質には、発ガン性の疑いだけではなく、強力なアレルギーを起こす作用のあることが後年分かったんですね。

先ほど述べたイギリスの小児病院では、タール色素などとともに、この安息香酸塩も、とくに"要注意人物"として全国手配しています。ぜん息や、皮膚炎、花粉症などが劇的に快復に向かったのですね。しかも落ちつきのない子どもの症状も治まったほどの効果がありました。

これほども影響のある物質が、なぜいまなお世界で使われているのか。もちろん先ほども述べたとおり、よく効くからなんですね。外国に食べものを運ぶのに便利。そりゃそうでしょう。微生物などに対して、強力な制菌、抗菌の作用があるわけですから。彼ら生きものの細胞をズタズタに破壊してしまうんですね。強力なんです。

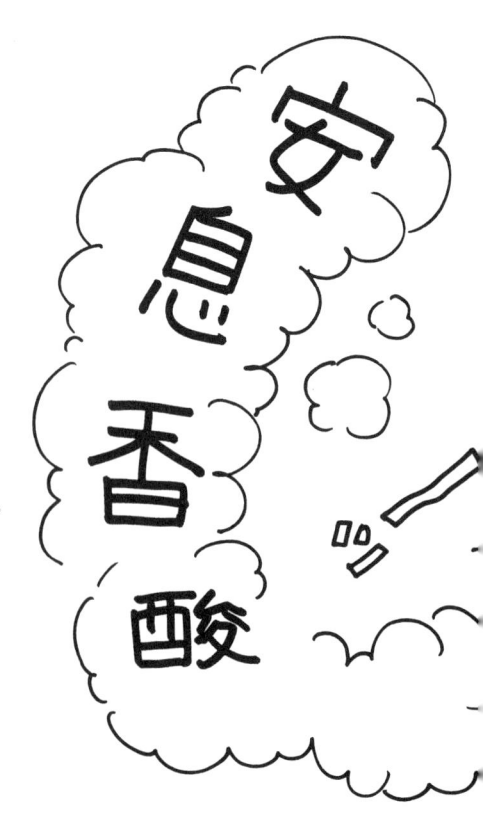

よく表示を見て下さい。遠くから運ばれてきたり、腐りやすい性質などの、強力な抗菌作用を必要とする食べものや化粧品などに、なんともよく"愛用"されているんですね。もちろん、企業が愛用しているわけです。

たとえば、「ダイエット・コカコーラ」、「カナダドライジンジャエール」（輸入品）、子どもたちがよくクチャクチャさせているプラスチック製のあの清涼飲料水「乳酸ミニドリンク」（秋山食品）、それに、皆さんがよくデパ地下などで幸せそうに買い求めている寿司についたしょう油（たとえば、京樽の寿司「中巻きネギトロ」に貼付）……。まあ、枚挙すればいとまがありませんが、このあたりでやめておきましょう。

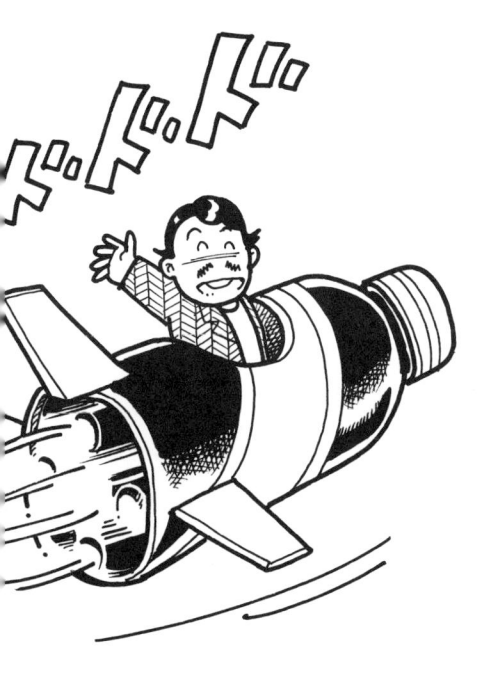

先日、コンビニの"健康コーナー"に並んでいた栄養ドリンクを、若い母親にねだっていた坊やがいました。「あれ、飲みた〜い！」。たぶん、たびたび飲んでいて味を覚えているのでしょうね。きっと親たちもふだん飲んでいるのでしょう。その栄養ドリンク（？）にも、この安息香酸塩はしっかり使われています。

たとえばそうですね、「リポビタン」（大正製薬）、「アリナミンV」（武田薬品）、「リゲインA」（三共）などに、使用されていました（2003年12月現在）。奇妙なものが並ぶ"健康コーナー"が、コンビニにあるんですね。びっくりしました。

ぼくたちが病気にならずに元気に動いていられるのは、免疫力があるからです。体外から有害なものが入ってきても、それらを退治してくれる免疫力があれば発症しません。ところが、これらの免疫機能を低下させる"免疫毒性"を持つものが、食品添加物と言われるものの中に存在することが分かってきたんです。

その中に、もちろんこの安息香酸塩もちゃんと含まれているんですが、これではどれだけ病院に通って手のひらいっぱいの薬を毎日せっせとのんだとしても、医者が言うように「お大事に」にはなり得ません。ぜひ、今日から周囲を見渡して、この安息香酸塩を発見して驚きの声を上げて下さい。

重症の気管支ぜん息を起こす
アメリカで警告された「亜硝酸塩」

さて三つ目。亜硝酸塩という発色剤です。

花粉症やぜん息気味のかた、ぜひこれにも注意して下さい。ハムやソーセージ、それにベーコンなどのかなりの商品にまだまだ使われています。コンビニの棚にぶら下がった、男たちが酒の肴によく買っているソーセージなどは、要注意です。

殺した直後の肉は、赤い。まあこれは当然です。でも空気に触れると、時間とともに色が黒ずんできます。それでは消費者は「あまり喜ばないだろう」、という企業の有り難いおはからいで、この亜硝酸塩が添加されているんですね。ぼくたちが過去、「ハムの汚い色を見るのは嫌なので、亜硝酸塩の添加をお願いしますね」なんて一度も頼んだ覚えは、ありません。

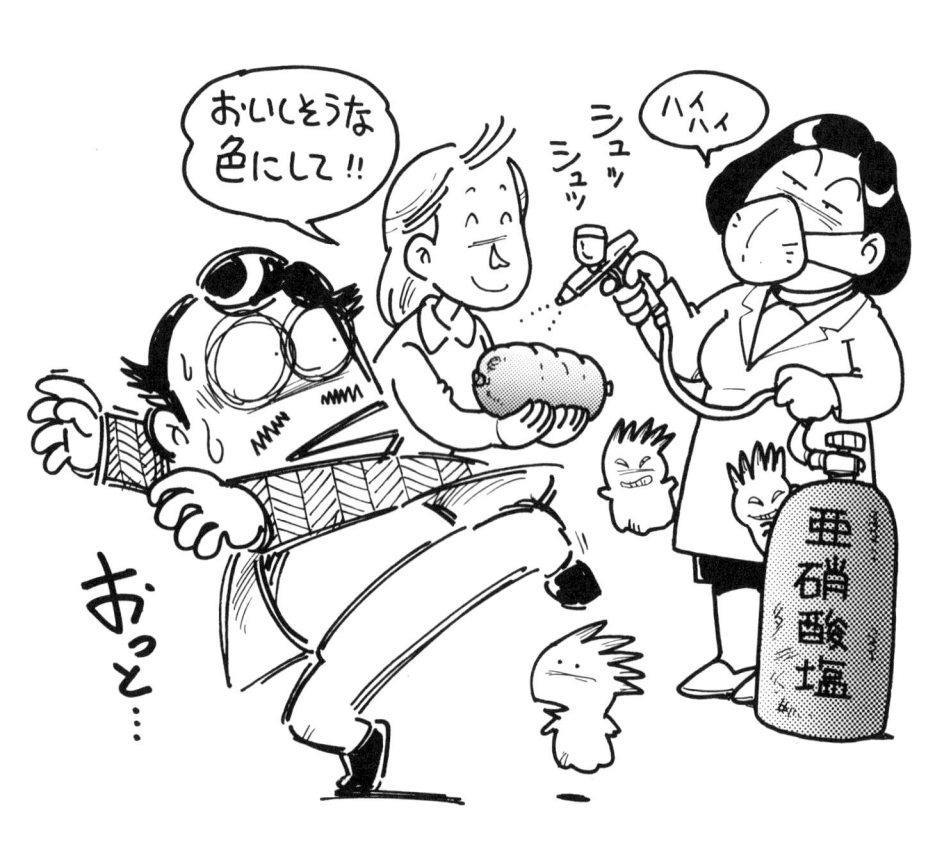

あくまでも、企業が利益を上げるだけのために仕組んだものなんです。この亜硝酸塩に、じつは強力なアレルギー作用のあることが分かっています。たとえば、アメリカの全米アレルギー感染症研究所は、この亜硝酸塩（ナトリウム）が添加された野菜や果物を食べ続けていると、重症の気管支ぜん息を発症するだろうと、警告を出しているんですね。

アメリカでは、このように、この亜硝酸塩をビタミン剤などといっしょにして、しおれたレタスや干しぶどうの変色を防ぐために振りかけることが行われているのですが、日本では実際のところどうかは分かりません。

でもいま述べたように、ハムやソーセージなどには大手を振って使用してもいいわけですから、アレルギー症状の人が増えている現在、ぼくはいま非常に心配しているものの一つです。

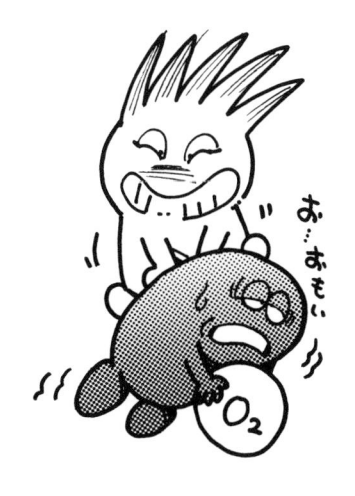

ハムなどに亜硝酸塩を添加すると、肉の色素と反応していつまでもピンクにさせるんですね。この亜硝酸塩は、ぼくたちの体内に入ると、血管中のヘモグロビンの鉄を酸化させます。だから血液の酸素を運ぶ力を弱めたりもするんですね。それに血球を破壊するため、それが血漿（けっしょう）や尿の中に混じり、尿細管を閉鎖させる心配もあるもの。

そうそう、大変なことを言い忘れましたが、この亜硝酸塩は、タンパク質のアミン類といっしょになると、強酸性の胃の中で、強力な発ガン性のあるニトロソ化合物を作るなんていう、とんでもない物質でもあるんです（詳しくは、前述したぼくのほかの本をご覧下さい）。

しかし、無添加と表示されているものでも安心はできません。首都圏のスーパーを中心に販売されている「無添加辛子明太子」（からしめんたいこ）（やまやコミュニケーションズ）から、この亜硝酸塩（ナトリウム）が検出されています（2003年10月3日）。食品衛生法基準は0.005g／kgなんですが、それ以上の0.0072g及び0.0066gが検出されたんですね。同社は3万個を回収したということですが、これではほかの、"無添加コンビニ食"も心配です。

若者たちにアレルギーを起こさせ、心をキレさせ、国民に大きな負荷を与える亜硝酸塩。「あしょうさん？ あ、しょうか」なんて駄洒落（だじゃれ）を言っている場合じゃありませんよ、あなた。

ファストフードの植物油など見えない所で使われている「BHA」

　四つ目は、BHAとBHT。「あれえ、このBHAってまだ使われていたのお」なんて言う声が聞こえてきそうです。そう、あの報道を記憶しているかたは、昔若かった人です（すみません、つまりいまは、えっと……）。

　1982年4月4日。トップで報道された記事がありました。加工食品などに添加されている酸化防止剤のBHAに発ガン性の疑いがあるという報道でしたが、多くのかたはこの報道でひっくり返りました。それはそうでしょう。即席めんやマーガリン、魚介製品などに、それまで広く使われていたものでしたから。

　ぼくの父も、故郷でよく即席めんなどを商売が終わってから食べていましたから、驚いていたようです。でもこの報道は事実。だから、こんなあぶないものは、もうとっくに禁止されたものだと思われても仕方ありません。

　この実験は、ネズミ（ラット）を300匹も使い、2年という期間をかけて動物実験をしたものだったのですね。しかも与えたBHAの量も2％という、世界的に許された範囲の当たり前の実験だったのです。その結果、胃の細胞の30％が、発ガンしました。

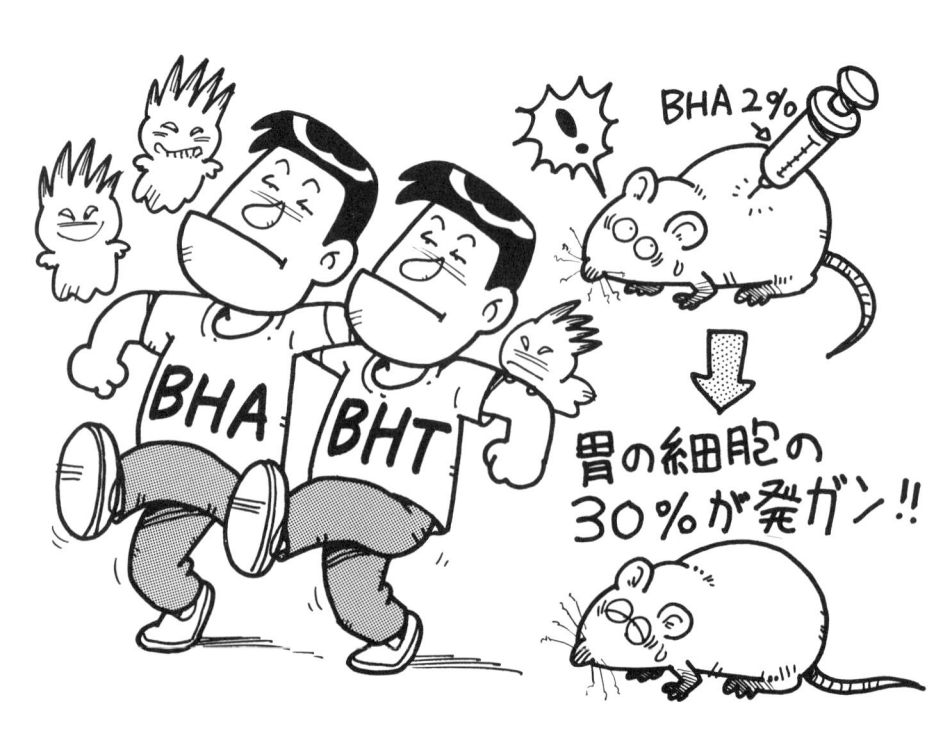

でも、このBHA、いま使われています。外国からの圧力に負けた当時の厚生省は、玉虫色を決め込みました。つまり全面禁止するはずでしたが、それはせずに、パーム油だけには許可してしまったのですね。このパーム油は、アイスクリームの原料に使われていますが、もっともっと影響のあるところでは、なんとファストフードのかなりの植物油に添加されているんですね。

　業者にとってみれば、高価な植物油が酸化して使えなくなれば、それだけで莫大な損失になるでしょう。BHAは強力に油の酸化を防ぎますから、このBHAをほんの少し添加すれば、使用期間が4倍も5倍も延びるわけです。それでは使わない手はない。そんな危険を冒してまで、ぼくはそんな油にまみれたファストフードなんぞを食べる必要はないと思いますけれど、皆さんはどうなんでしょう。

　しかもこのBHA、やはり先ほどのイギリスの小児病院では、子どもをソワソワさせる原因物質の一つとして、親たちに避けるよう指導しているものなんです。過剰行動にさせるというわけなんですね。

　そのような物質が、先述したサプリメントやビタミン剤などのある種のものにも添加されている。いやはや、ぼくたちの住んでいる国はなんという国なんでしょうか。確かに日本は、弾丸が飛び交う戦争状態ではありません。でも、"コンビニ食という弾丸"が、目に見えない頭の上を飛び交っているように、ぼくには思えるのです。このようにゆっくりと国民が倒れていっているのを、"コンビニ食戦争"と名付けていいのではありませんか。

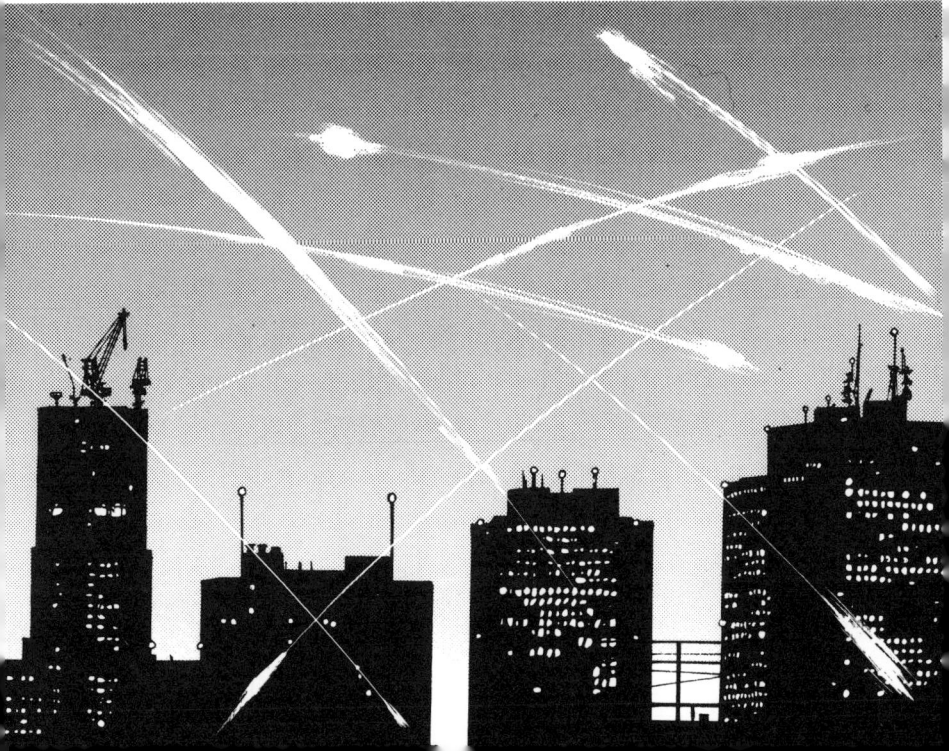

ぼくたちの舌を奪い、コンビニ食を全国に広げた「MSG」

そして五つ目は、MSGと核酸系調味料。「な〜んだ、化学調味料のことなのね。ふん」だなんて、言わないで下さい。

これこそが、ぼくたちの味覚を麻痺させ、先祖から受け継いだほんものの味を忘れさせ、無国籍食であるコンビニ食を日本国内に蔓延させた、"指名手配食"の中でも一番手ごわい犯人の一人と言えるでしょう。

ほかの生きものの世界では、自分の舌の味蕾や歯が壊れたら、即、死を意味します。ぼくたちは、まだしぶとく生きていますけれど。

このMSGとは、グルタミン酸ナトリウムのこと。「味の素」の主成分のことなんですね。「味の素」の名前は、いまや普通名詞として世界で使われるほどになりました。

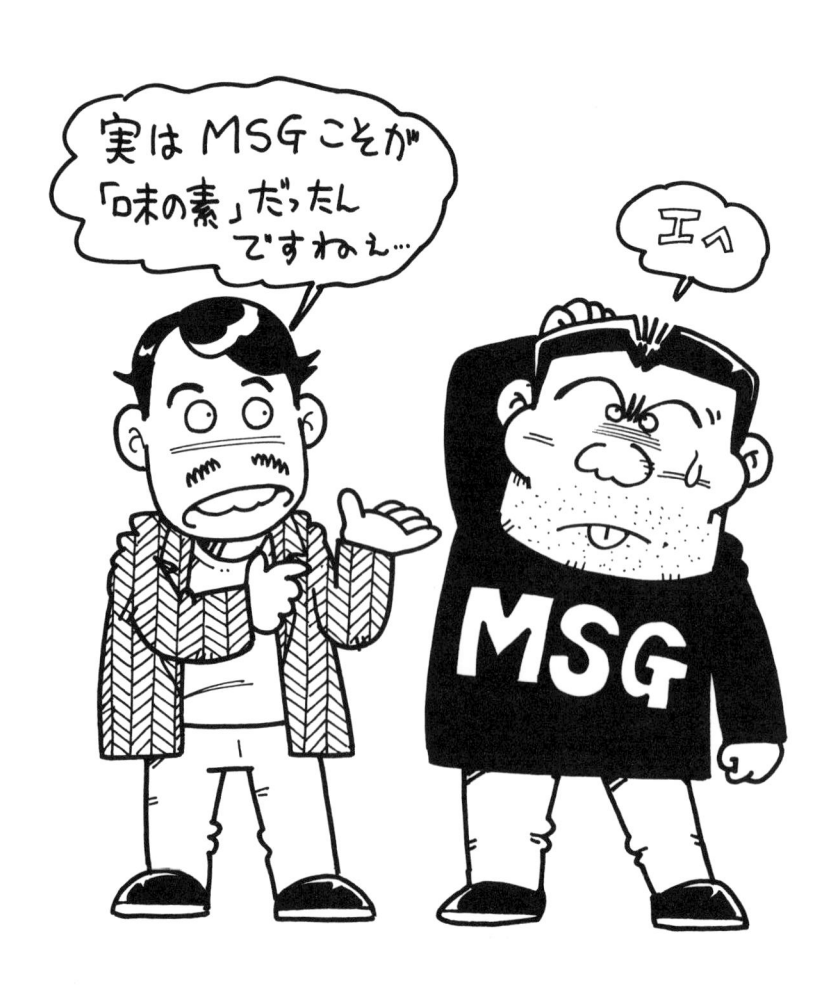

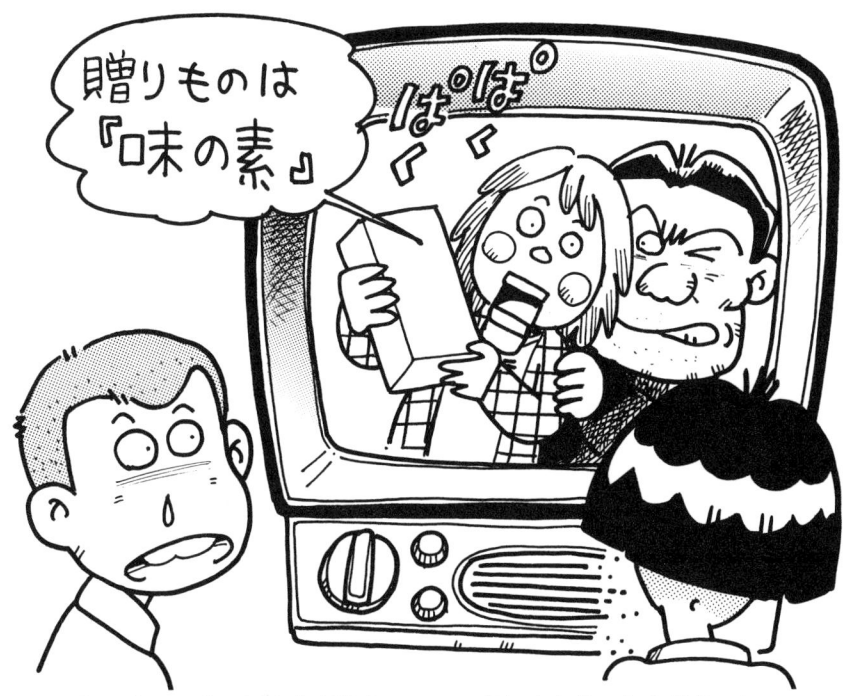

1908年にある一人の日本人が昆布のうま味をこのMSGと断定し、同社が製品化を進めたわけなんですが、その製造法も、時代とともに変わってきています。ぼくの子どものころ、「味の素」は高価でした。そのためか、お使い物によく使われていたようですね。

大阪に住んでいた母方の叔父は、実家にくるとき、必ずと言っていいほどこれを手に持って、ニコニコしながら訪ねて来たものでした。それぐらい高価なもので、当時は少量を少しずつ使っていたように思います。その点では、心や体に大きな影響がそれほどなかったのかもしれません。

いまの「味の素」。そう、よく宣伝しているように、いまはなんと、サトウキビから作られて……いません。厳密に言えば、「サトウキビのカスから」と言ったほうが正しいでしょうね。サトウキビは砂糖の原料です。

当初は小麦などを原料にしていて、そのグルテンを塩酸で分解して作っていたようです。でもその後、石油原料を使ったりしたあと、この「サトウキビのカス」にたどり着いたんですね。自然っぽい雰囲気を出すためにはいいじゃありませんか。でもサトウキビには、グルタミン酸ナトリウムなどは存在しません。だからこれに、アンモニアや塩酸、界面活性剤などたっぷりの化学薬品を使って、ナトリウムの化合物を作っているというわけ。

これはもう誰が見ても化学合成品のかたまりだと言っていいのではありませんか。どこに自然がありますでしょうか。しかもこのMSG、乳児が食べるのと同じ比率量をネズミに投与したら、脳と目に障害が生じたという証言が、アメリカの上院であったんですね。これはもう1969年のことになります。

その後、日本でも経口投与などの実験も含め、いろいろな研究がなされてきました。ここではダブってしまうため、やはり先ほどのぼくの本を見てもらうことにして省きますが、ネズミに皮下注射したらお腹の赤ちゃんに脳障害が起きたり、経口投与をしたモルモットでは死亡やけいれんが起きたりと、いろいろなかたに会ってぼくはお話を聞きました。

　イギリスの「ハイパーアクティブの子どもたちを守る会」のサリーさんは、この MSG を、毎回の食事から除くよう強く指導しています。とくに小さな子どもの大切な脳に影響がゆくのは、やはり問題ではありませんか。

　この MSG は、非常に小さな分子のため、動物実験によれば、胎盤を簡単に通って胎児に流れてしまうんです。もし母親の肝臓でも弱っているものなら、もっと簡単に血液中にこの MSG が流れて、胎盤経由で胎児に侵入するわけなんですね。怖いなあと、子ども大好き人間のぼくは思います。

　ネコを使った実験でも、わずか 20mg の MSG を脳に注入したら、脳の海馬や扁桃核から発作波が出ているんです。これでは味の幻覚症状が起こらないほうが不思議なわけですが、ぼくなど、たまに蕎麦屋さんで MSG 入りの蕎麦のツユを飲むと、店を出てからしばらくは、唇がしびれて困ってしまうことがあるんです。人と話をするのもままなりません。

　でもこの症状が出ればまだ、MSG が存在するかどうかを分析する本能が備わっているということ。このシビレを感じなくなっていれば、もう手遅れです。一度皆さんの唇に、聞いてご覧なさい。いかがです？　まだ答えてくれますか。

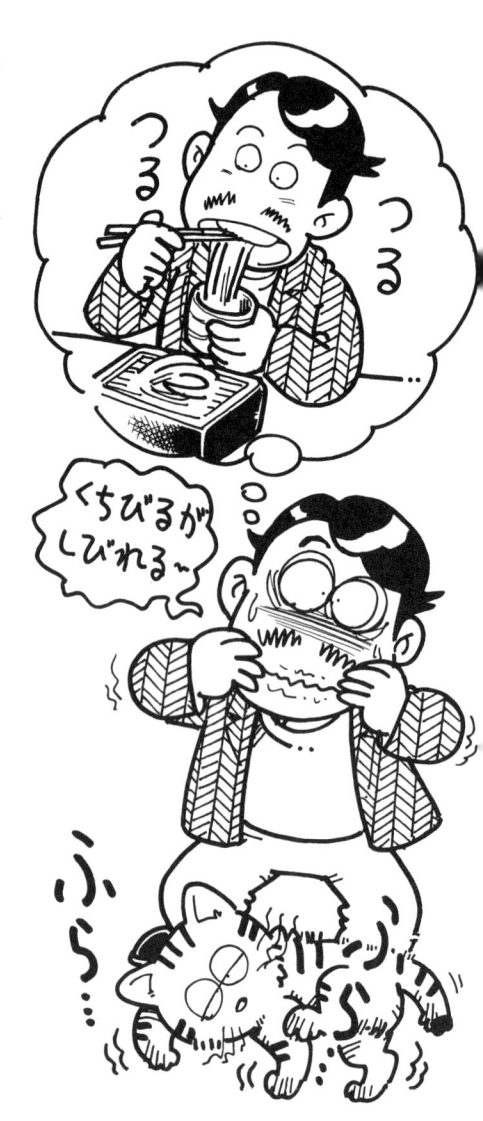

もう一つの核酸系調味料は、痛風の原因となります。いまの食べものには、MSGとこの核酸系調味料がいっしょに添加されていますので、これの蔓延もぼくは非常に心配しています。

　核酸のヌクレオチドの一つにプリンヌクレオチドというのがありますが、これが体内の関節に尿酸（にょうさん）という形で溜まってくるんですね。足の親指のつけ根や膝（ひざ）が痛む人は、ちょっと、この調味料に気を付けてみて下さい。医者は痛風かどうかを話しても、核酸系調味料のことなどけっして言いません。薬を渡してはいおしまい、でしょう。コンビニ食のほとんどと言っていいぐらいに、この核酸系調味料とMSGは使われていますので、よほど注意しないと避けるのは難しいでしょうね。ましてや外食ではなおさらです。

　ところが注意しようとして、食べものの原料表示の欄を捜した皆さんは、驚かれるでしょう。どこを捜しても、MSGなどの名前の表示がないんですね。「ふふふ、よかったあ！　私のいままで食べていたものには、MSGなどは使われていなかったのね。私ってお利口さん……」なんて胸をなでおろしている単純な皆さんの頭の上に、後ろからソッと冷や水をかけさせて下さい。

　1991年の7月に、食品添加物の表示法が変更されたんです。これによって業者は、化学調味料とかMSGとか核酸系調味料などという名前は、一切どこにも書かなくてもよくなったのです。ひどいですねえ。「そ、それじゃ、私たち、ど、どうすればいいのさ」なんて、今度は天国から地獄へ突き落とされたような顔が浮かびます。

　解決策をお教えしなくてはぼくも後味が悪いです。この際、見分け方として、いいことをお教えしましょう。スーパーやデパ地下、コンビニで買い求めたコンビニ食の原料表示を、ちょいとのぞいて下さい。小さな文字でいくつか書いてあります。その中に、「調味料（アミノ酸）」と書いてあるのが、MSGのこと。「調味料（アミノ酸等）」と書かれたものは、ほとんどが核酸系調味料のことだと思って下さい。

　どうです、これでもう見分け方は分かりましたでしょう。市販されているほとんどの食べものにこれが使われていることを発見し、今度こそ本当にひっくり返されるでしょう。せんべいや漬物、惣菜、それに小さな子どもの食品にまで、もう使われていないものがないほど多くの食べものに、これらの「化学調味料」が長い間添加されてきました。

　この点で、アメリカは世界に対する行動はいろいろ非難されはしますが、こと自国民のいのちに対しての危険性が分かれば、すぐにベビーフードへの添加を禁止するなど、どこかの国と違って動きには素早いものがありますね。

ところで、店で食べるファストフードやファミレス、回転寿司などでの外食。これらには、もちろんこの表示はありません。「自分のいのちを外の人に任せる食事」という名前の外食で、自分の大切ないのちを全うさせることは到底無理だということが、もうこれでお分かりでしょう。独身者でも男でも（いまは女でも？）自分で料理をする。簡単な料理でいいんです。これ以外に、このような害から逃れることはできないと、ぼくはいつも思っています。

　このMSGに「環ホル」の疑惑も最近出てきています。でもまあ、こんなことを、ぼくがここでとやかく言ったり、データがどうだなんかを言ったりする前に、MSGや核酸系調味料などという化学物質を添加しなければとても食べられないほど、素材の貧しいものを食べさせられているっていう現実。それに対してもうそろそろ、「あそこのラーメン店はうまいぞお」なんていうグルメ雑誌などの宣伝にとらわれず、自分のいのちです、自分の頭で素朴な疑問を抱くようにしましょうよ。そして、なんとしても生き延びて下さい。

　もう一度言います。そのコンビニ食を食べていて、他者のいのちを愛せますか。

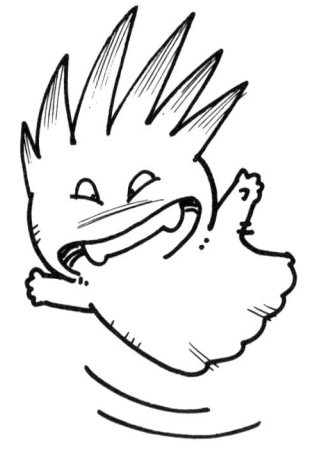

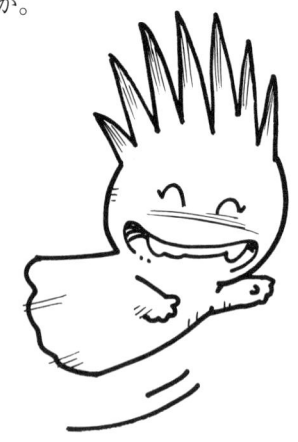

⊙いのち腹ぺこクイズ【5】⊙
（答えは173頁）

Q1）心や体をキレさせる「全国指名手配食」の五つは、何でしたか。
　1．タール色素、安心布団、亜硫酸塩、BCG、MRI
　2．タール色素、安全お守り、亜悲惨塩、BAG、MAC
　3．タール色素、安息香酸塩、亜硝酸塩、BHA、MSG

Q2）歯垢検査に使われている色素は、何でしたか。
　1．赤色3号、同104号、同105号、青色1号
　2．金色3号、同104号、同105号、銀色1号
　3．桃色3号、同104号、同105号、白色1号

第 5 章

大疑問 5 ： なぜ、コンビニ食企業の社長たちが、この大切な質問に答えようとしないのだろう

そのコンビニ食企業の倫理観を、あなたはまだ信じますか

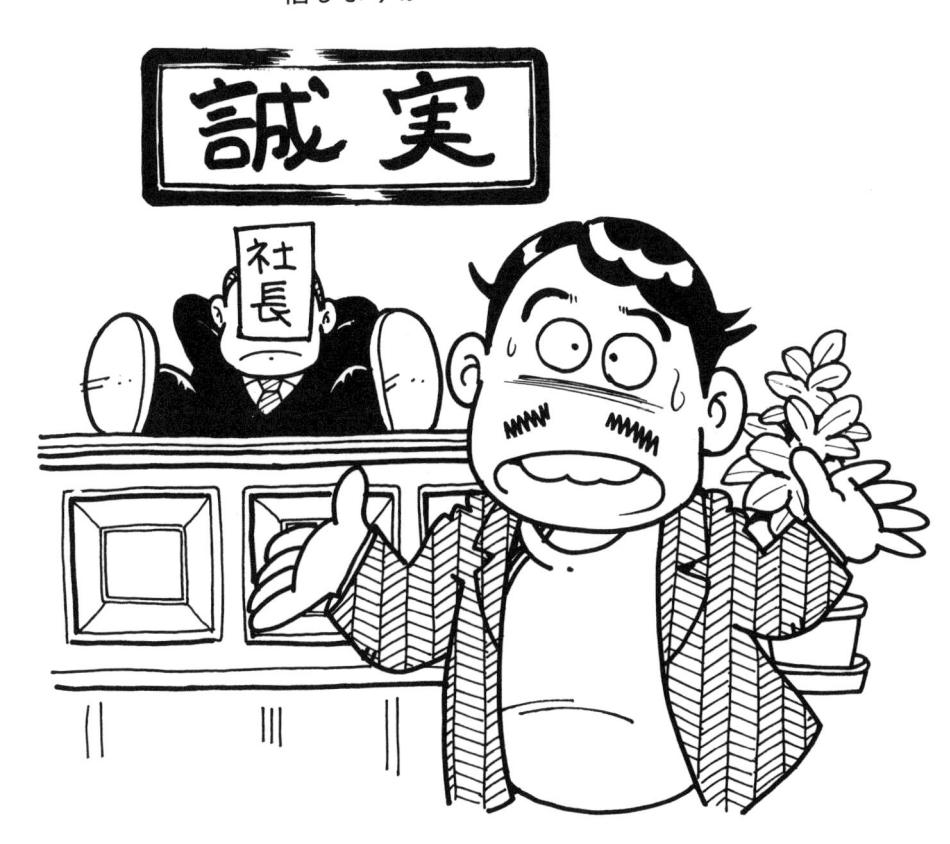

死の商人が作る商品は、
兵器ばかりとは限らない

「ウッソお。テレビで宣伝しているあんな大企業が、そんな"悪いこと"するはず、ないっじゃ～ん」。このような声を、あなたは笑えますか。

批判精神を失ってしまった多くの年輩者だけじゃなく、「国が認めているんだから、まあいいんじゃないのお」なんて平気でのたまいながら、コンビニ食を大きな口を開けて今日も頬張る若者たち。

いったい国って、それほど信頼できる神様のような存在だったんでしょうか。歴史を繙(ひもと)くと、国は悲劇と喜劇を繰り返しながら、何度も何度も生々流転(るてん)しているものなんですけれどね。企業もそうです。

若者たちの顔の皮膚は、ピンク色に輝いています。でも頭の中の脳は、批判精神というまぶしい光はとうに消え失せ、老いのシワが深く刻まれてカビが積もったような真っ黒な色なんだろうなあと、ぼくは悲しくなってしまうんです。まあ、実態を知ろうとしないなら、仕方ないのかもしれません。

与えられたものを信じるだけなら、それは犬以下でしょう（犬くん、ごめんなさい！）。試しに犬にパンの一切れでもやってご覧なさい。それが毒物かどうか、彼らは「自分の鼻で」素早く確かめます。

そうして初めて、うれしそうな顔をしてパクつくもんです。まあ、いまはペット化したものもいますから全部の犬とは言いません。でも本来、彼ら生きものたちは、たとえ一歩譲っても、自分のいのちを他人任せにすることはけっしてしないものなんですね。食べものこそ、自分のいのちがかかっている大切なものなんだということを、彼らは本能的に知らされているんです。

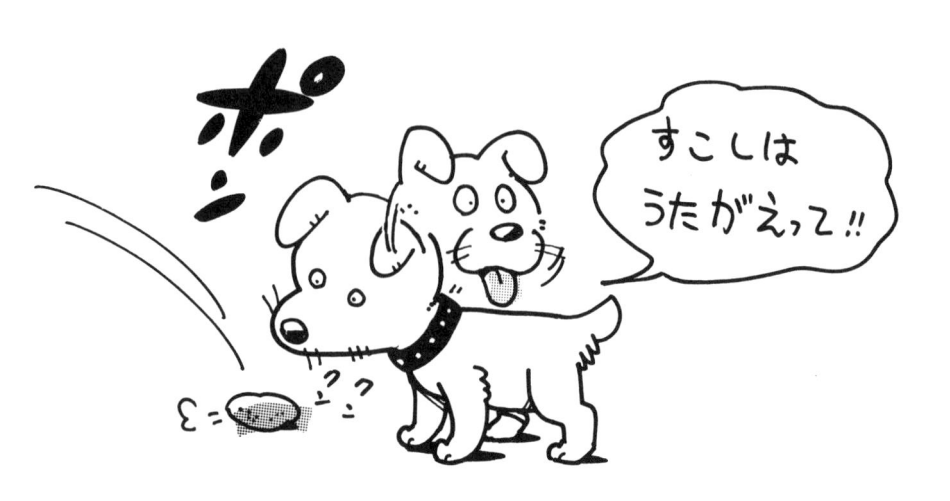

人を信じるのはいいこと。ぼくはいつも、子どものように他人を信じてしまいます。そのせいか、「そんなんじゃ、絶対に裁判官などになれっこないわねえ」と、いつも妻からからかわれている始末なんですけれどね。

　でも、企業を相手にした場合は別。ぼくは180度変身します。なぜ？　企業とは当然ながら、利潤追求のためなら「何でも」します。法律を変えてまでします。そのあたりを、当たり前ですが、本書で再度皆さんにも確認してほしい。企業の為すことには、「ま、まさか」と思わないで下さい。「や、やはり」と思って下さい。ぼくは何度も、そんな目に遭ってきました。それがたとえ相手に害を与えるものであったとしても、有害物質の表面に糖衣と微笑みを着せて、大宣伝をしてでも消費者に売り込みます。

　いまはやりの「有機農産物」「無添加」という"戦略"も、けっして例外ではないんですね。それは、いかに消費者に売り込もうかという戦略の一つなんです。ぼくが、後で述べる設問を企業に出した結果、若干の企業は前向きに動いてくれました。しかしそれでも、たとえ一つや二つの有害物質を削除したとして、その本質、たとえば外国から安いコストで輸入している農産物を替えるというようなことは、けっしてしません。

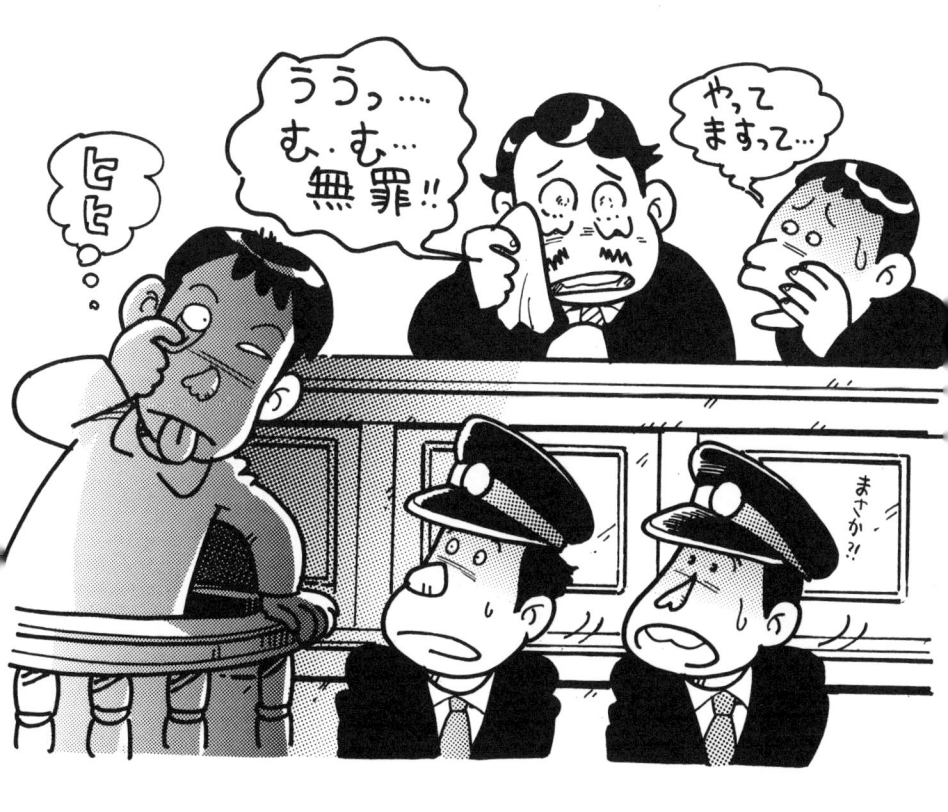

まあ、それは当然でしょう。そんなことをしたら、企業の存在にかかわるからなんですね。食べものについては、いいものを作ろうとすればするほど、少量生産しかなくなります。その地域だけでまかなう量しか作れないとなると、儲かりません。だから、たとえそれを食べる人が数年後に倒れるような結果を生むことが分かっていても、農薬まみれでもいい、コストのかからないものを大量に調達するという戦略になるわけなんですね。そのあたりを、どうかいつも頭に入れておいてほしい。

　死の商人の顔は、ただ単に兵器だけを作っているわけではないんです。兵器のように相手がすぐに殺される商品か、食べものや薬などのようにジワリと殺される商品か、違いだけなんですね。どちらも本質はまったく同じ。

　ミサイルなどの兵器は、その目的がはっきりと分かる意味においては、正直です。対処もできます。でも後者の食べものなどの場合は、その内容が"幸せそうな顔"で隠蔽されており、消費者も自分のいのちが削られているかどうかが、すぐにははっきりしないのですね。その意味で、食べものという商品に対しては、批判精神をいつも持ち続けていないと、その実態がなかなか見えてはきません。

　多くのかたが、途中で挫折してゆくのは、このためなんでしょう。ましてや先ほどの若者たちのように、最初から「まあいいんじゃないの」という思いでは、まんまと、いのちが削り取られてゆくでしょうね。数年後に、自分の産んだ子どもを抱いて泣く姿がなければいいんだけどねと、ぼくはいつも若者たちを見てそう思っています。

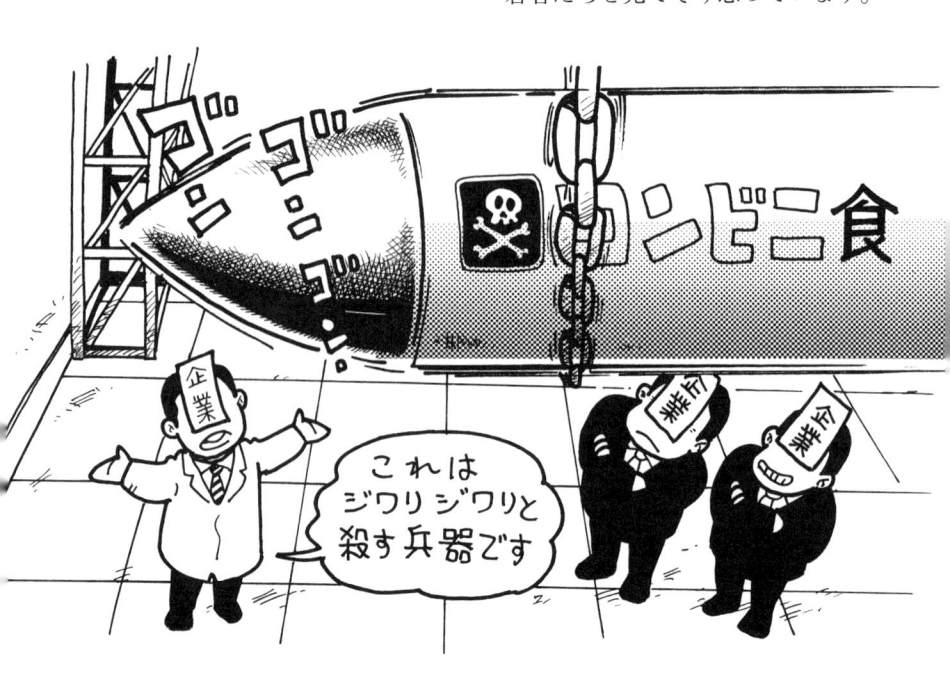

死の商人たちの作る"兵器"の一つに、この食べものも含まれているんだということ。ぜひいつも頭の隅に置いておいて下さい。急性毒性が弱くてすぐに倒れなくても、慢性毒性によって数年後に皆さんが倒れた場合、企業はけっしてあなたを救ってはくれません。病気になった因果関係は、数年もたてば、誰にも分かりにくくなります。

　いまの企業たちが、皆さんがたがまだまだ信じているような倫理観を、本当に持っているのかどうか。ぼくはそれを確かめるために、2000年から2001年にかけて、ほとんどの人が知っていると思われる食品企業などの代表者あてに、設問を発しました。いまぼくが本当に心配している項目を並べ、面白い文章の優しい（？）設問を作って矢文を出したのです。

　その数は、食べものを生産販売している企業の社長、ファミレスやファストフードなど外食店企業の社長、学校給食の件で小学校の校長、病院についての件で大きなベッド数の病院長、など合計371件です。そのすべての結果をここで発表するなんてことはとてもできません。

　でも企業が、この回答を出すのかそれともまったく無視するのか、それらによって、テレビなどに映っている企業の笑顔がはたして「ほんものなのかどうか」すぐに分かるんだなあ、という面白い発見を得たのは事実です。

　以下で、それらを少しだけご覧下さい。ただ、これはほんの氷山の一角。本当は全部お見せしたいのは山々なんです。でもまあ、紙幅の関係で辛抱して下さい。ぼくのこの設問のせいで、良心的な企業などは、自社の食べものの内容を大きく変えたところもあります。いずれにしても、いい方向にわずかでも動いてくれたなら本望です。

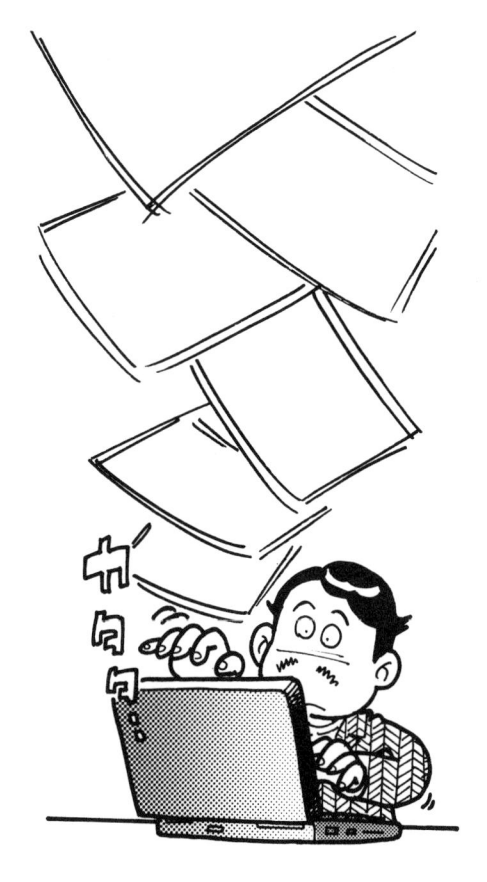

「黒豚」表示を偽って、白豚を混ぜた日本ハムの本音

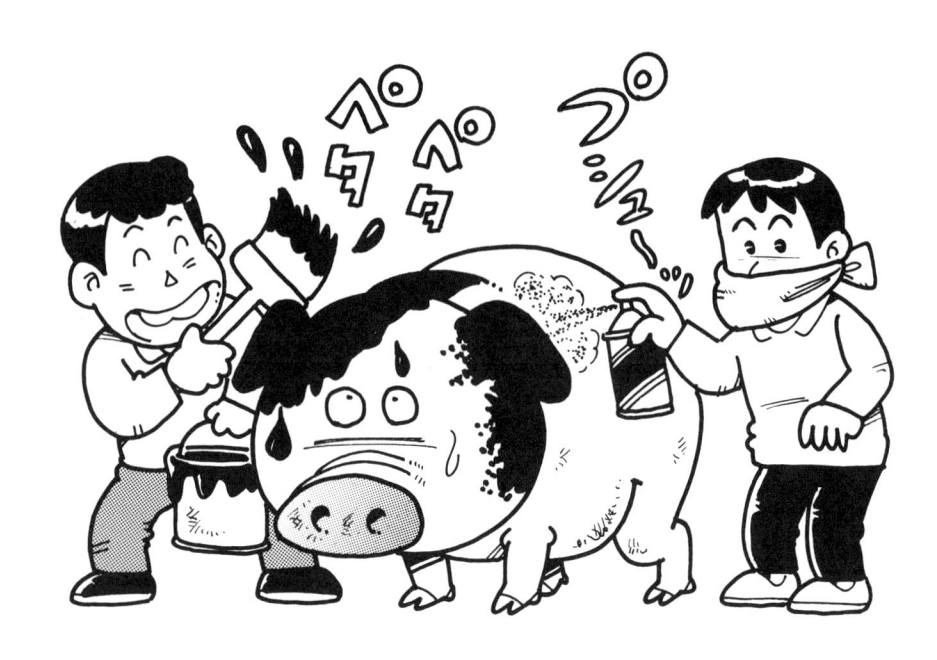

　ところで、最近になって、企業の信じられない倫理違反が目立つようになりました。

　これは、いま突然に明らかになったというわけではけっしてなく、リストラなんていう名前で簡単に首を切られてしまった元社員のうめき声が、内部告発なんていう形で表面に噴き出してきたのかもしれません。

　まあ、もしそうならばいわば自業自得とも言えます。いままで企業内で、臭いから蓋をしておけなんて言われていたものが噴き出したのでしょう。こんな社会が、ぼくたちの誇る国ニッポンだったんだと、多くのかたはいまは恥ずかしくて、外国ではうつむきながら歩いていらっしゃるのじゃありませんか。

　たとえば日本ハムの子会社。この会社が、焼き豚やベーコン、ハムなどの肉に、「鹿児島黒豚」と大きく表示しておきながら、それは完全なウソだったということも分かりました（2002. 12. 11）。他県の肉だったり、アメリカ産だったり、デンマーク産「白豚」だったり。「へえ、こんなにも、国民を欺く会社があるんだねえ。なんともよくやること」と、思わずつぶやい

たほどでした。

　十分な量の鹿児島産黒豚を調達できなかったため、「担当課長の判断で」表示を偽ったとのこと。ここでも、企業ぐるみを隠すために、担当課長のせいにしているんですね。社員の1人や2人はどうなっても、いつも、企業だけが生き残ろうとします。政治家が秘書のせいにするのとまったく同じ。この子会社は、日本ハムが100％の株を持っている会社でした。テレビ広告などの表の顔では、いつも笑っている会社なんですけれどね。

　そうそう、それにプリマハム。この会社もそうでした。アレルギー物質の卵を原料に使いながら、その旨をベーコンに表示しなかったんですね（2003.10.1）。商品名は「トップバリュ　アスパラベーコン巻」。

　プリマハムは、この下請け製造会社から「卵を使っているのに表示しなくていいんですか」と再三問い合わせを受けておきながら、無視していたんです。これは本当に悪質。プリマハムは、「表示すると、卵アレルギーの人が買わなくなって売上げに響くから……」と述べているようですが、ぼくなど、この釈明にはあ然として、アゴがはずれてガタガタにゆるみそうです。

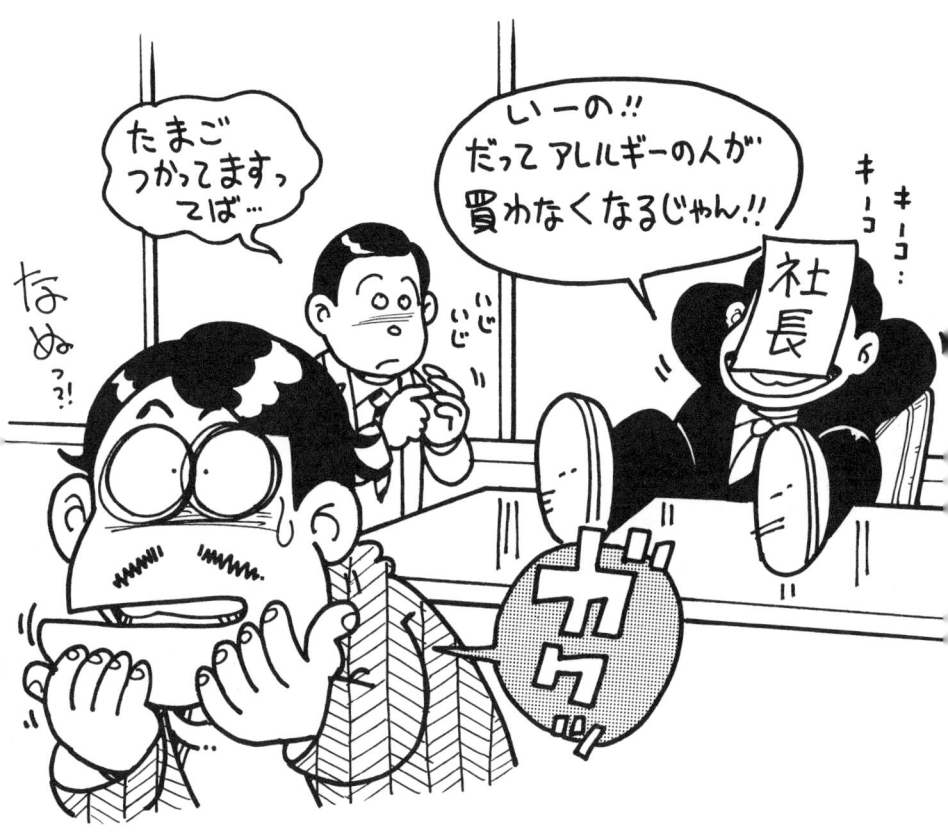

第5章　なぜ、コンビニ食企業の社長たちが、この大切な質問に答えようとしないのだろう

ぼくが144件の食品企業に発した　一番心配している八つの設問内容

　でも、食べもの企業の倫理について、これぐらいでいちいち驚いていては生きてゆけません。まだまだ我慢して（？）聞いていただかねばならないことがあるんです。以下は、ぼくが先述したように、企業に出した設問についてのお話です。

　企業から戻ってきた答えを基準にして、それを食べた場合のあなたの「いのちのお値段」がいくらになるかを、商品一つずつに「100円満点の値段」をつけてぼくは発表しました。つまり、この食べものを食べると、あなたのいのちのお値段はお高くなりますよ、いやお安くなりますよ、というわけなんですね。

　設問内容は、尋ねる相手によって異なりますので、いくつかのパターンを作りました。ここでは、外食店や学校や病院への設問は省きます。「食品を製造したり販売している企業」144件（商品の数）に発した設問の内容についてのみ、挙げておきましょう。

　設問内容は、以下の八つ。答えに〇印をしてもらったり、適時記入してもらったりしました。多くの食品企業に、この設問が届いているはずです。各商品について設問を発しましたので、企業によっては、複数届いているところもあるはず。その意味では一過性ではなく、回答無視の企業は、それ自身が"その企業の顔"と言えるのかもしれません。

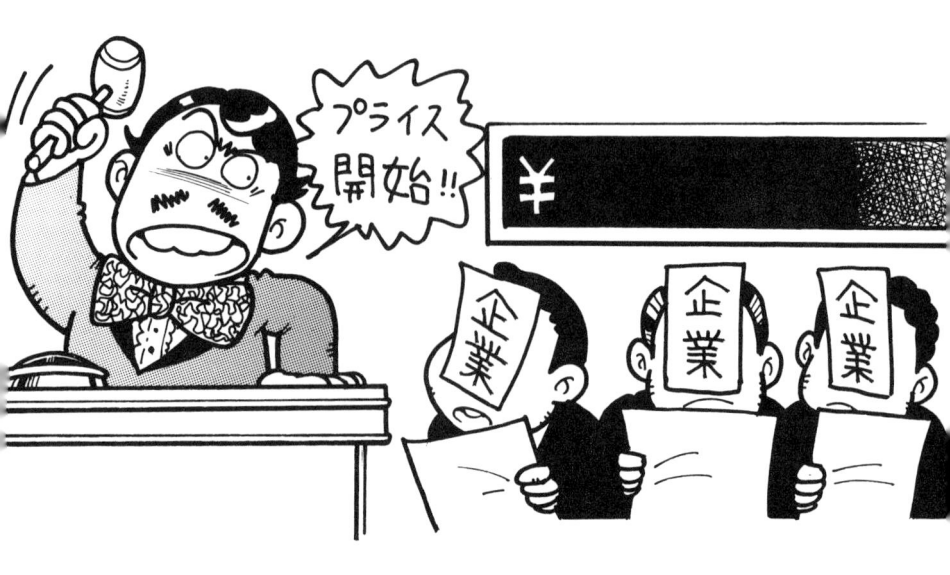

Q1．「環ホル」（環境ホルモンの略）が心配だけど、中身に一番触れる所の容器の材質は何なの？ 　　1．ポリスチロール　2．ポリ塩化ビニル　3．ほかのプラスチック(名前：　　　)　4．缶(缶の材質と内側塗料の材質名：　　　) 　5．ほか(　　　)	Q2．欧州では「遺組み」（遺伝子組み換えの略）食品の導入に慎重意見が多いけど、配慮してるの？ 　　1．政府の決めたものだから大丈夫　2．現在検討中　3．避ける努力(方法：　　　)　4．完全に排除(方法：　　　)　5．不明
Q3．現在、猫も杓子も「有機」だけど、主原料の本当のところを教えて。 　　1．有機じゃなく従来のもの　2．低農薬(証明可)　3．3年以上の有機質肥料のもの(証明可)　4．証明は不可でも努力 　5．ほか(　　　)	Q4．先進国中、日本は「食糧自給率」が最低だけど、主原料は輸入？　それとも国産？ 　　1．100％輸入　2．50％以上輸入　3．50％以上国産　4．100％国産　5．気候によって変動するが概して輸入　6．同じく国産　7．ほか(　　　)
Q5．「調味料(アミノ酸等)」と表示された化学調味料は、全重量の何％？ 　　1．50％以上　2．20〜50％未満　3．1〜20％未満　4．1％未満　5．天然風味調味料のみ使用　6．化学調味料も天然風味調味料もゼロ　7．ほか(　　　)	Q6．糖尿病のほかガンや心臓病の原因でもある「白砂糖」は、1商品に何g？ 　　1．50g以上　2．20〜50g未満　3．1〜20g未満　4．白砂糖はゼロだが人工甘味料を使用(名前：　　　)　5．白砂糖も甘味料もゼロ　6．ほか(　　　)
Q7．心と体に「アレルギー症状」を与える下記の物質を、加えている？ 　　1．タール色素(黄色4号など12種)、安息香酸塩、亜硝酸塩の三つ　2．どれか二つ(名前：　　　)　3．どれか一つ(名前：　　　)　4．不使用 　5．不明	Q8．左記の設問についてだけど、今後は使わなくできないの？ 　　1．今後も使用　2．変更予定(名前：　　　)　3．今後も不使用　4．不明

回答無視の企業が116件。
その商品の内容は、「やはりねえ…」

　以上のとおりです。学校や病院なども含めて先述したように全部で371件にぼくは設問を発したのですが、そのうち上記のような「個別の食べもの」だけに送った設問の数は144件。そのうち回答を寄せたのは28件でした。残りの116件は返事なし。つまり黙りを決め込んだというわけなんですね。

　回答を無視した商品で、少し心配なものを述べておきましょうか。設問を出した食べものについては、すべてそれを購入し、表示や内容を確かめてから設問を出しました。余談ですが、そのため、手元には膨大な食べものが山となり、ぼくの事務所はまるで博物館のようで、この期間は大騒ぎでした（笑）。購入期間及び設問期間は、2000年4月〜2001年8月です。

　「春野菜の煮物」（製造：フジフーズ。購入：セブン-イレブン）には、第4章で警告したタール色素黄色4号と青色1号が使われていました。もちろん、調味料（アミノ酸等）という名前の化学調味料もバッチリです。今後どうするのかという社長への設問に、回答なし。

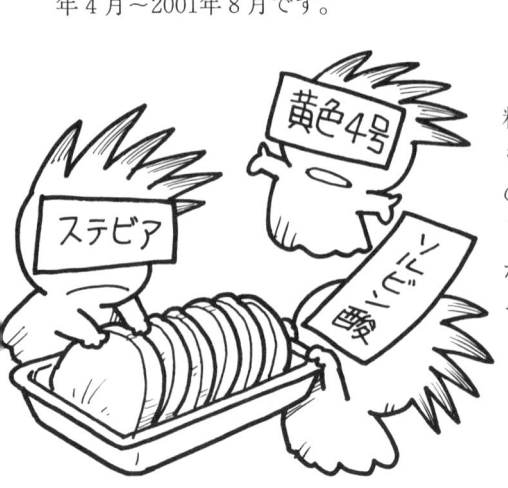

　「沢庵スライス」（販売：秋本食品。購入：新鮮組）には、やはり黄色4号。甘味料はステビア。保存料はソルビン酸。もちろん化学調味料も。この原料表示の文字の小ささ。そして細かさ。どうして読めというのでしょうかねえ。しかも文字が絵の上に載って見にくくなっているんです。回答なし。

「野沢菜昆布」（製造：片山食品。購入：JR駅の中にあるJC）にも、黄色4号と青色1号。保存料はソルビン酸。調味料は上記と同じ。砂糖などを入れて甘くしてあるんですね。この表示、なんと裏側にあり、逆さにしないと読めません。逆さにすると液がこぼれます。店で逆さにしながら見ていたら、店員さんににらまれました。「読んではいけません」という表示なんですね。

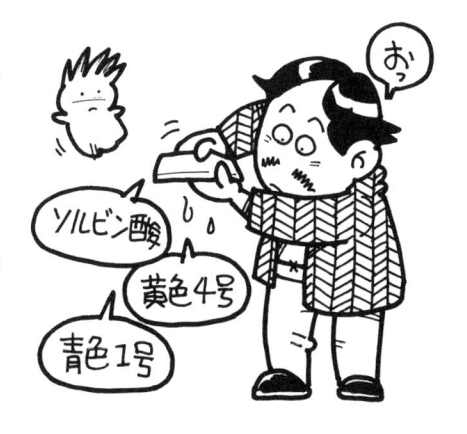

「かに風味かまぼこ」（製造：丸玉水産。購入：ファミリーマート）には、こう書いてありました。「本品はカニではありません」。そして大きな写真はカニ。これ、いったいどうなっているの？カニ肉は5％のようです。香料と保存料のソルビン酸と紅麹の着色料と化学調味料と砂糖などで作られた……「かまぼこ」なんですね。回答なし。

「ポークソーセージ（ウインナー）」（販売：プリマハム。購入：セブン-イレブン）は、まず問題なのが原料表示の色。これはいますぐ変更するべき。透明の袋に茶色の文字。これ、どうやって読むわけですか？　透かしてもどうやっても読めません。しかも袋の境目のダブりが、文字の上にちょうど来るように重ねられている。どれもそうでした。これは確信犯ですね。本書を見ている監督官庁は、いますぐ指導して下さい。で、内容。化学調味料、ソルビン酸、リン酸塩、亜硝酸塩の発色剤、ほかにも香辛料などがぎっしり。やはり回答なし。

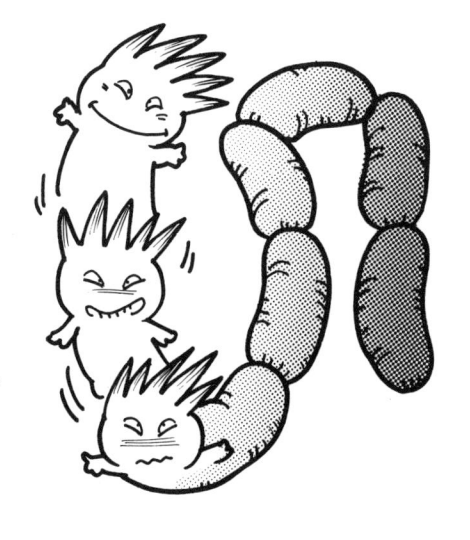

第5章　なぜ、コンビニ食企業の社長たちが、この大切な質問に答えようとしないのだろう

切りがないので、あとは省略します。ぼくたちの周りにある企業の素顔がよく見えたのじゃありませんか。こんな簡単な設問さえ無視してしまう食べもの企業。まあ、小さな企業なら、「いやあ、忙しくてつい忘れちゃってさあ……」という言い訳も成り立つかもしれません。

　でも大企業には、こういう設問に応えるセクションがちゃんとあるものなんです。社長から廻されてきたこの設問に、どう答えればいいか考えた末、「ええい、面倒っちい。回答なんかや〜めた」となったのでしょうか。もちろん、社員たちが胸を張って応えられない設問ばかりだということは分かります。彼らも自社製品の良くない部分をなんとなく知っているのかもしれませんね。少しは良心があるのかもしれません。

　でもぼくはこの設問で、すべての企業に「満点」を取ってもらおうなんて、そんなだいそれたことを考えたわけではないんですね。その企業の「明日」を見たかっただけ。いまの状態がひどいものでもいいじゃありませんか。いまの「ありのまま」をまず把握してもらえれば、そこからスタートできるのじゃありませんか。現状を把握することなしに、どれだけ販売を増やそうと努力しても、それは空回りに終わるでしょう。かすかな光を見たかったんですが、でもまだまだ厚い雲が、食べもの企業の上に覆い被さっているようでした。

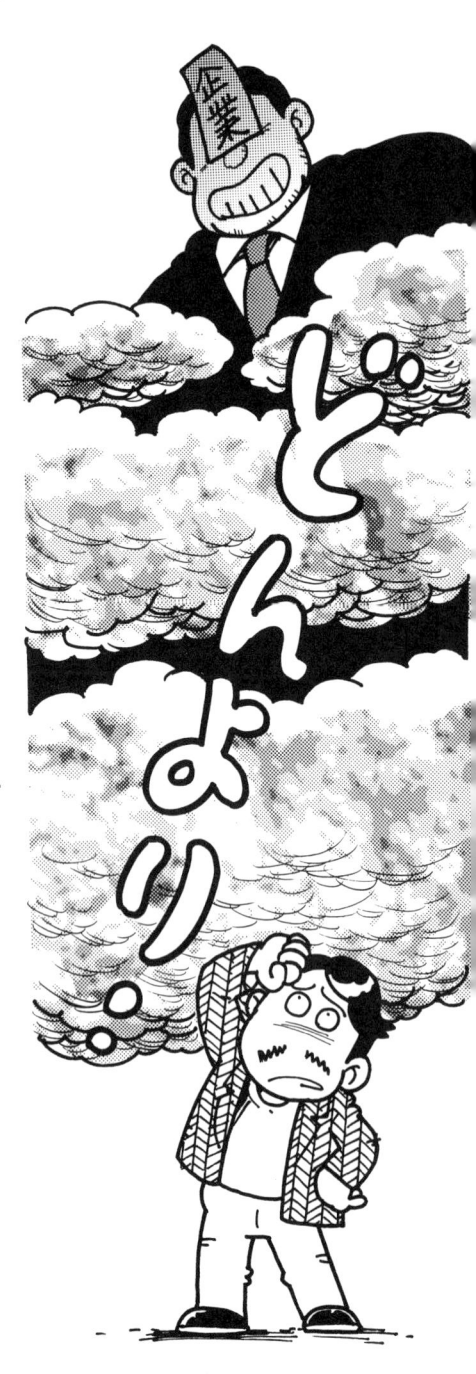

ぬるま湯のカエルを笑えるか。
あなたが飛び出すしか方法はない

　熱いお湯の中に放り込まれたカエルは、熱すぎればすぐに飛び出して助かります。しかし、ぬるいお湯に放り込まれて次第にお湯を熱くさせられたカエルは、その心地よさから飛び出そうとしないで、いつの間にか死んでしまうんです。この話、皆さん、笑えますか。

　コンビニ食を頬張りながら、これでいいじゃ〜ん、というぬるま湯生活に浸っているあなた。このカエルのようにならないうちにいますぐ、そこから飛び出して下さい。あなたが口にしているものを作っている企業は、いま述べてきた体質をまだまだ持っているものなんですね。いや、まだまだというより、資本の論理では結果としてこうなるのは必然でしょう。

　先ほどお話ししたように、ミサイルを作るのに、その材質や効果がどれだけ他人の健康を破壊しても（いや、兵器の場合はわざわざそうしているのですが）、それが効率よくできており、何人もの人々を殺すことができて利潤を得られればそれでいいんです。食べものもまったく同じ。その材質や効果がどれだけ他人の健康を破壊しても、そしてそれで数年後に多くの人たちが倒れても、それが効率よくできており、安く大量にできて、利潤を得られればそれでいいのです。

　残念ながらこの世には、皆さんがたそれぞれの今日一日の健康など、1ミリだって考えている企業はありません。なぜなら、人間の体は時間とともに変化し、その状態を知っているのは、あなただけしかいないからなんです。あなたが操縦するしか方法がないんですね。

　さあ、それではコンビニ食にまみれてきた人たちは、今日からどうしたらいいのでしょうか。次の第6章で、考えてみることにします。

　もう一度言います。そのコンビニ食企業の倫理観を、あなたはまだ信じますか。

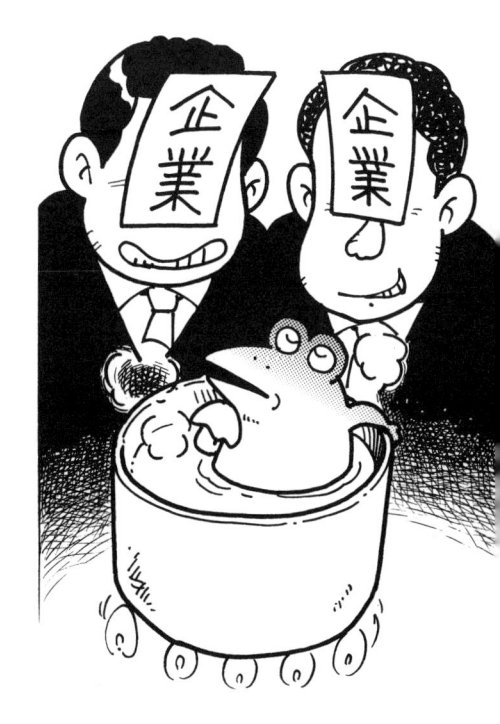

⦿いのち腹ぺこクイズ【6】⦿
（答えは173頁）

Q1) 日本ハムの小会社は、「鹿児島黒豚」のハムなどに、何を使っていましたか。
1. 他村の大豆、中国産の大豆、ベトナム産の「金豚」
2. 他市の魚、カナダ産の魚、イタリア産の「桃豚」
3. 他県の肉、アメリカ産の肉、デンマーク産の「白豚」

Q2) ぼくが食品企業に出した設問を無視した会社名は、本文ではどこでしたか。
1. 日清食品、加ト吉、カルピス、カンロ、サントリー
2. ブルボン、雪印乳業、味の素、江崎グリコ、明治乳業
3. フジフーズ、秋本食品、片山食品、丸玉水産、プリマハム

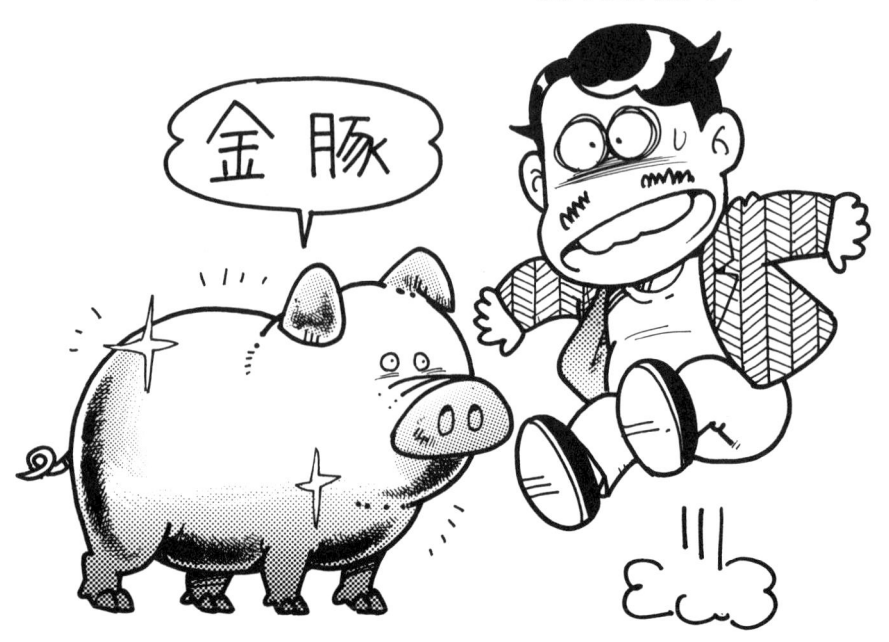

第6章

コンビニ食から足を洗うための、「お湯と桶(おけ)」
ちょっと立ち止まり、道端の小さな花に語りかけてみよう

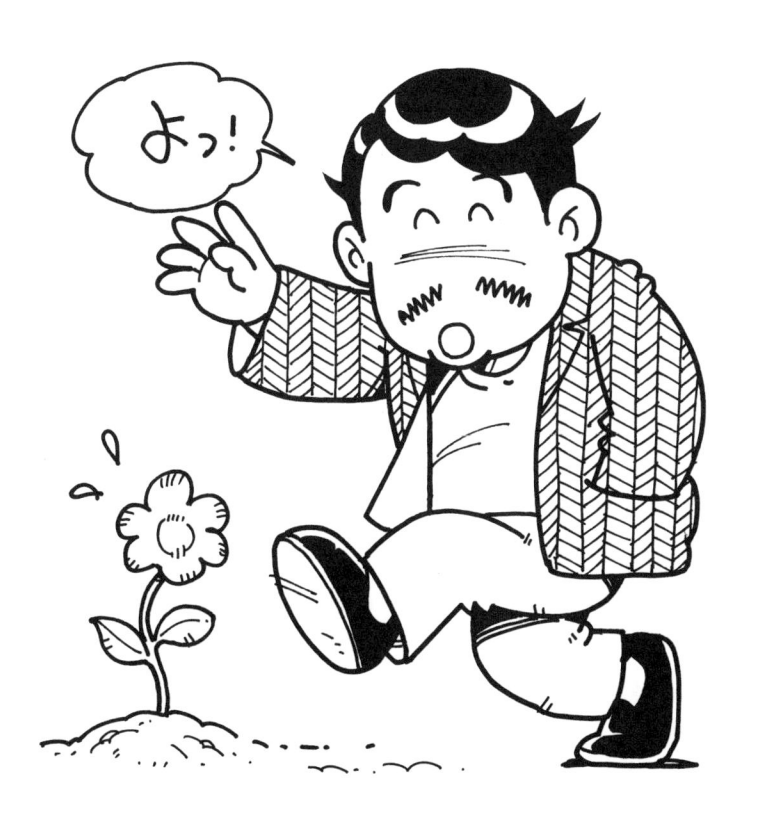

コンビニ食で染まった心と体、この方法で、足が洗えます

　いままでのコンビニ食生活ですっかり汚れてしまった皆さんの足。ぼくが熱いお湯と心地よい桶(おけ)を用意して、少しだけ洗ってあげましょう。

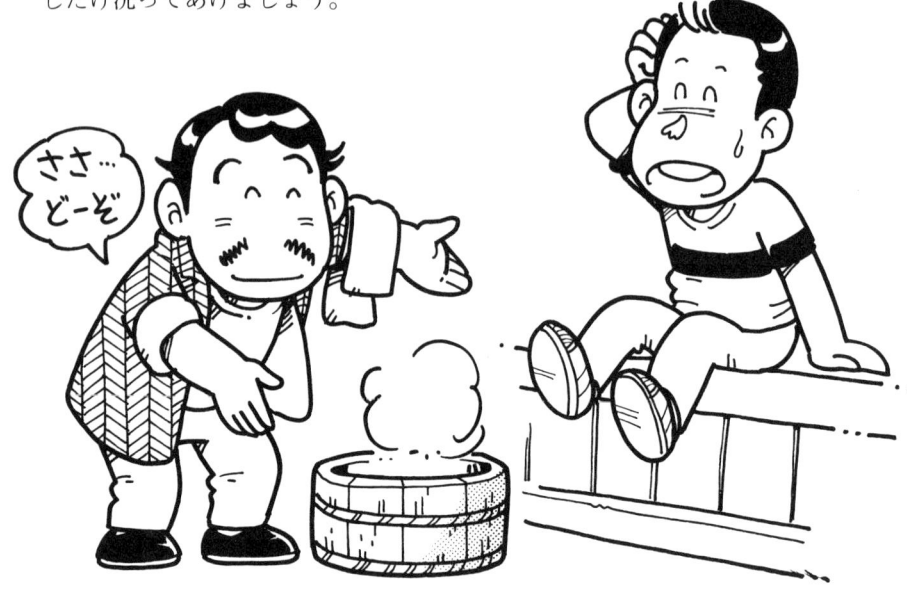

　「さ、さ、ここに足を入れて……。うっ、きったない足だなあ」なんて言いません。ただ、文明病には、特効薬がないのです。このお湯だったら、すぐに汚れた足が美しく輝くのかというと、そんなものはないんです。他者任せにしてはいけません。ぼくは、皆さんのお手伝いをするだけ。

　ただ一つ言えること。それは、いままでのように、自分だけが助かろう、自分の家族だけがいい食べものを食べたい、人間以外のいのちなんて人間のためにあるんだ、という傲慢(ごうまん)さを持ち続けるならば、足はいつまでたっても汚れたそのまま。皆さんの汚れは本当に強固なんですね。

　1885（明治18）年に発行された『日本食志』。この本の中ですでに、日本人に欧風食が薦められているんです。"人は努(つと)めて肉食を為(な)し、植物食を用いざるを要す"なんて書いてあります。つまり、「これからは肉食にしなさい。野菜食なんかとんでもないですよ」、と親切に（？）述べられているんですね。もう100年以上前の本でですよ。

すでにこうして、いま街にあふれるコンビニ食への準備がじっくりと為されてきたわけです。コンビニ食は、一朝一夕（いっちょういっせき）で広がったわけじゃけっしてなく、その下地がすでにあったというわけなのですね。だから、ちょっとやそっとの意気込みだけではコンビニ食に別れを告げるわけにはいきません。非常にしぶといんです。

　日本人男性の、現在のタンパク質所要量は70ｇ／日（女性は60g）。この数字は、世界各国の中でももっとも高い数字です。昔はこんなに摂っていなかったんですね。カルシウムだってそうでしょう。いまの600mg（／日）なんていう数字はどこから出てきたのか、ぼくはいつも疑問視しているんです。1960年までは380mg以下だったのですからね。いまの数字の根拠は何なのでしょう。誰かを儲けさせるために考えられた数字じゃないかと、つい思ってしまうのも、無理からぬところがあるのと違いますか。ぼくなど、牛乳を広めるための企（たくら）みじゃないかと思ってしまうんですね。

　第２章でも述べましたが、カルシウムの問題より牛乳の害のほうがずっと大きいのじゃありませんか。しかも、カルシウムだけ体内に入っても体にメリットはありません。カルシウムとマグネシウムの比率が２対１でなければ、逆にカルシウムは体外に排出されるんです。つまり食生活全般を変えない限りカルシウムは体内に入ってこないんですね。

　こうして第１章でも述べましたように、油炒め運動や、牛乳、高タンパク質の普及を急いできたわけなんですが、皆さんがたの両親や祖父母たちは、まんまとこの方策に乗せられてしまったのかもしれません。

　先祖たちが食べてきたものをまったく度外視して、ただ単にこれらの"欧風数字"を行政が押しつけた結果が、外食や学校給食やファストフードなどをいまのように蔓延させてしまったのだろうなと思います。そして病院は満員御礼状態。

　10年かかって病気になった人は、お気の毒ですが自然に治癒するまでには、やはり同じ10年はかかります。早期に治そうとして強力な化学薬品の特効薬を使えば、必ず副作用があるのが普通なんですね。自然の力で皆さんの暮らしを変えるのは、本当に大変なこと。いま述べたようなコンビニ食にとことん染まった皆さんのその足を洗うのは、そうそう簡単ではありません。

　でもぼくは、皆さんを見捨てるような冷たい人間ではありませんので（笑）、ここで、簡単な「お湯と桶」を、少しだけ提供することにしましょう。

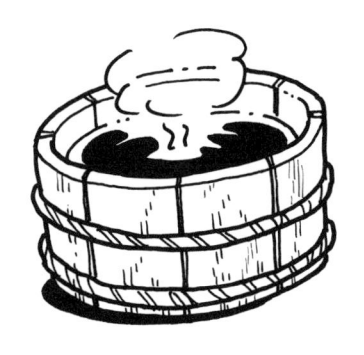

難しく考えない。料理をしよう。
包丁一つで、あなたの足が洗えます

　その１．包丁を持つ。「自分自身で、自分のいのちを料理しましょう」。いのちを料理するだなんて、別に怖いことを言っているのではありません。老若男女みんなが包丁を持ち、台所に立とうじゃないの、ということなんです。「料理」を、難しく考えないでおきましょう。鼻歌気分で十分です。

　自分で料理をするようになると、まず、料理される側のいのちにまで思いを馳(は)せるようになります。包丁を持つということは、野菜や魚など他者のいのちを頂戴するっていうこと。そんな他者のいのちを奪って、自分が生かされているのだという認識を持つようになれば、人間、本当に優しくなります。包丁で怪我をすれば痛みも分かりますから、他人をいじめようなんていう気持ちも失(う)せるでしょう。子どものときから料理をさせてほしいのはそのためでもあるんですね。いのちを実感するためにも、ナイフじゃなく包丁を握りましょう。

　先ほども述べましたが、自分の体の本当の状態は、自分にしか分かりません。１年前とも違います。１カ月前とも違います。昨日とも違います。今朝とも違います。１時間前とも違います。刻々と変化している自分の心と体。その心と体の声を注意深く聴きながら、自分だけの料理を作ってしまいましょう。それこそ本当のご馳走。外食のメニュなんてすべて忘れて下さい。あんなものは、利潤を求める企業が、自分だけの都合のいいように"製作"しただけのもの。

　料理本に載っている料理や、巷(ちまた)の料理教室で教わる料理などのレシピに、とらわれないで下さい。毎日食べるものは、シンプルにしたい。素朴にしたい。そして素早く作りたい。味は薄目にしたい。あとは皆さんの隣に、愛する人が副食としてお盆に載っていれば、それで十分（冗談です）。そのため、独身者などで仕事がどれだけ忙しくても、小さな子が隣で空を向いてヒイヒイ泣き叫んでいても、夫や妻がいつものように愚痴話を始めても、いつでも簡単に作れる方法を一つマスターすれば、もう皆さんには怖いものはありません。

料理するのに時間がかかるのだとすれば、何かが間違っています。かえって、近くのスーパーやコンビニなどへ惣菜を買いに走るより速くできれば、よほど面倒じゃないのと違いますか。しかも安くつく。体にいい。心にいい。言うこと何もないじゃないですか。ぼくなど、超スピード料理をいくつも持っています。歯を磨いている間にできたり、顔を洗っている間にできたり、トイレに入っている間にできたり、料理って、そんなものなんです。

　でも、ここでそれらを一つずつ述べることはできません。そんなことをすれば1冊の本ができてしまいます。ただ、ぼくは最近（2003年）、東京の自由が丘で、ぼくの話と実技の、自然派「子ども板前」養成塾を開講しました（写真参照）。そこでは親子一組の参加が原則なんですが、独身者、親だけでも、例外としてOKとしています。詳しくは巻末で述べるホームページに写真入りで載せていますので、よかったらご覧下さい。一生役に立ちます。

　ここでは、初段クラスからスタートしますが、ぼくのいつものズッコケ話と実技で、アッと言う間の3時間。どうしても毎日食べてほしいもの三つの作り方を、まずマスターします。これだけでもう、あなたは、丈夫で長生きする技術を身に付けたことになるでしょう。若いときほどお得です(笑)。

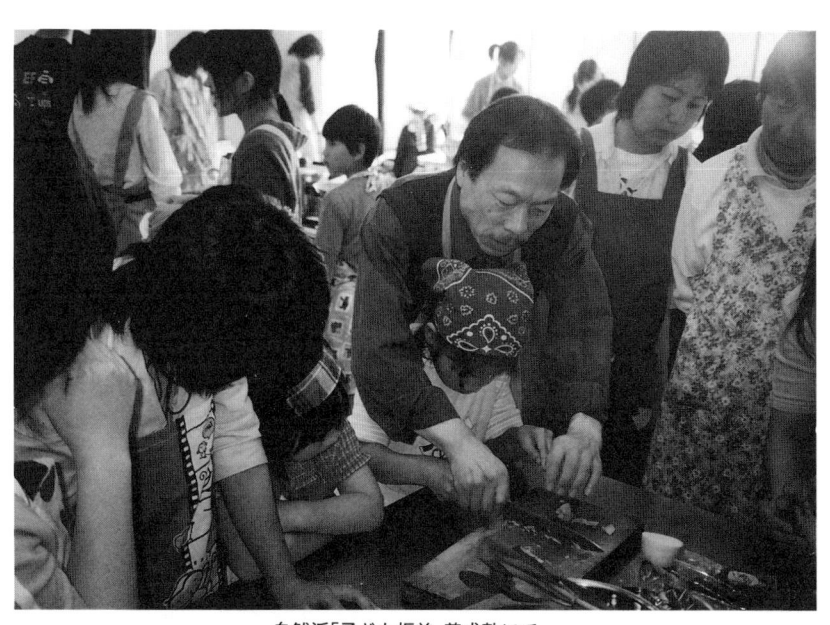

自然派「子ども板前」養成塾にて
「ほら、こうするんだよ。うん、そうそう、上手じゃないの」
（東京・自由が丘で。真ん中が著者）

21世紀は、学歴や職歴なんかより、包丁を持つ技術がなにより一番。この技術があれば、リストラなどの憂き目にあっても、お金をかけずに食っていけます。自分のいのちを守るのに、これに勝る能力はありません。何度も言いますが、高級な料理教室のマネ、高級な外食のマネ、高級なホテルのレストランのマネなどは、ぼくたちのいのちを養うという観点からは、まったく論外です。

　この養成塾では、あぶないナベの見分け方、あぶない水を簡単に安全な水にする方法、あぶない食べ合わせ、あぶなくないお浸しの作り方、あぶなくない最高のみそ汁の作り方、それに毎日食べるあぶなくないご飯の作り方などなどを、お話ししています。

　別に玄米でなくても構いません。でも先述しましたが、玄米に小豆や大豆を混ぜると、それはそれはもう柔らかくて、おいしくて、誰にでも食べられるご飯が自然にでき上がるんですね。しかもアミノ酸のバランスもいいんです。実技が終わってから、できたものをみんなでいただくわけですが、玄米が初めての子どもも大人も、「お代わりぃ！」なんて叫んでいらっしゃいましたよ。

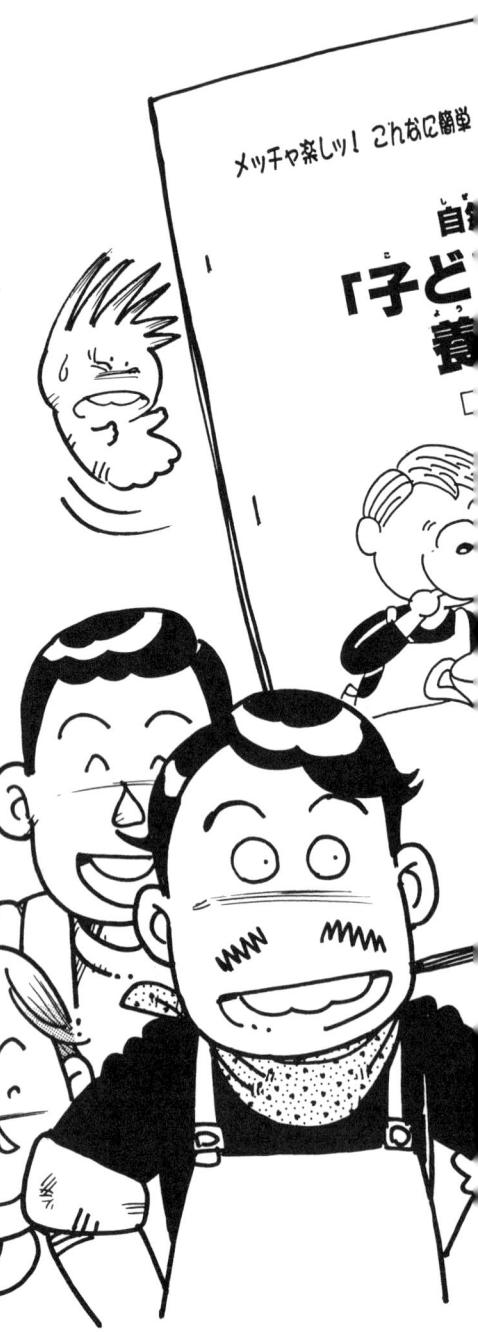

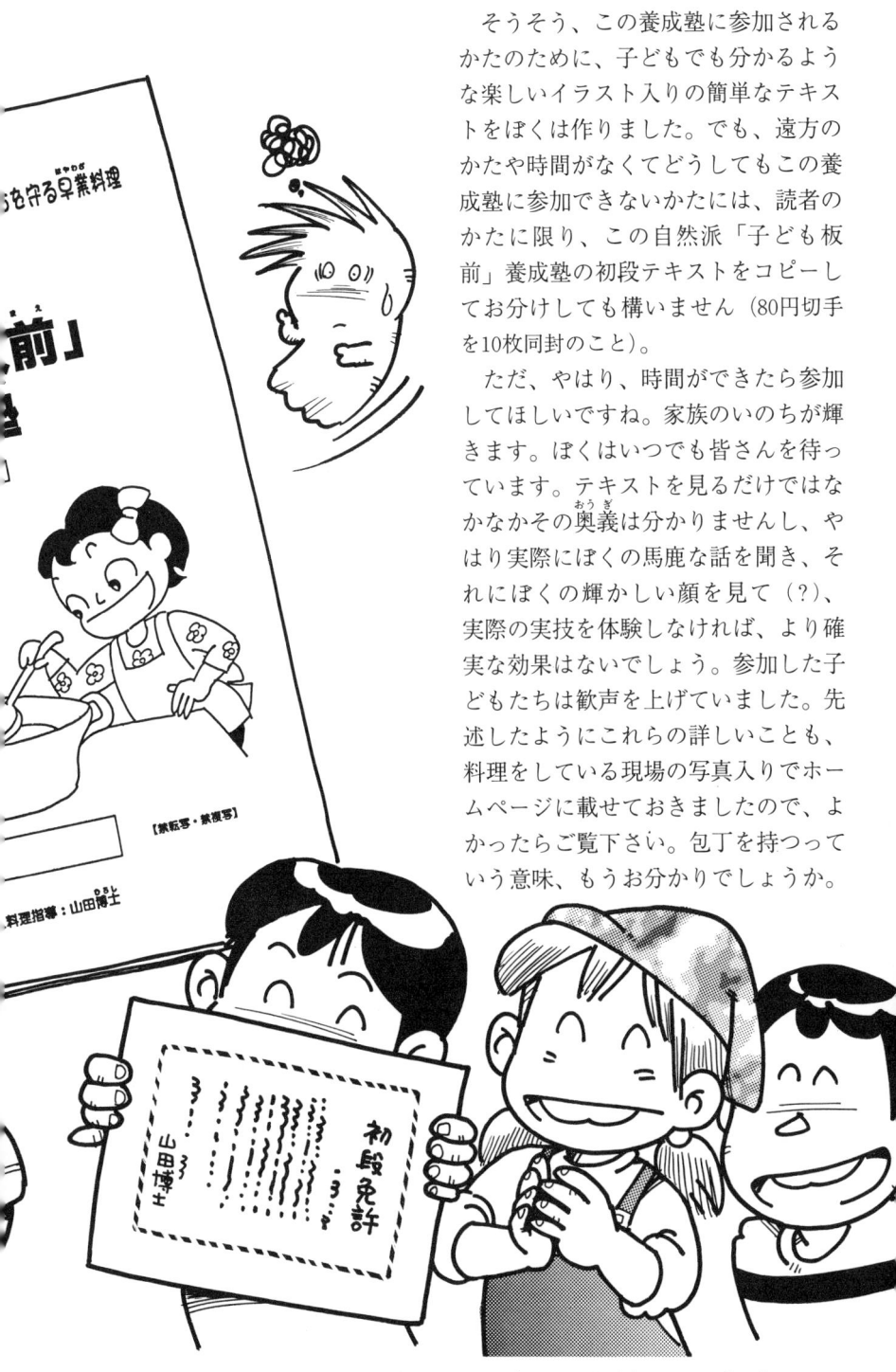

そうそう、この養成塾に参加されるかたのために、子どもでも分かるような楽しいイラスト入りの簡単なテキストをぼくは作りました。でも、遠方のかたや時間がなくてどうしてもこの養成塾に参加できないかたには、読者のかたに限り、この自然派「子ども板前」養成塾の初段テキストをコピーしてお分けしても構いません（80円切手を10枚同封のこと）。

　ただ、やはり、時間ができたら参加してほしいですね。家族のいのちが輝きます。ぼくはいつでも皆さんを待っています。テキストを見るだけではなかなかその奥義は分かりませんし、やはり実際にぼくの馬鹿な話を聞き、それにぼくの輝かしい顔を見て（？）、実際の実技を体験しなければ、より確実な効果はないでしょう。参加した子どもたちは歓声を上げていました。先述したようにこれらの詳しいことも、料理をしている現場の写真入りでホームページに載せておきましたので、よかったらご覧下さい。包丁を持つっていう意味、もうお分かりでしょうか。

第6章　コンビニ食から足を洗うための、「お湯と桶」

**歯を見よう。そこに答が書いてある。
少食一つで、あなたの足が洗えます**

　その２．少食にする。この言葉を聞いただけで、もう卒倒する人がいそう。「少食？　とんでもな〜い。食べる楽しみを奪われたら、私何のために生きてるの。いいわ、そんなんだったら私、倒れるまでコンビニ食を毎日食べてやる！」なんて、恐ろしいことを言う人もいらっしゃるかもしれません。

　勘違いしないで下さい。いままで食べてきたものをそのままで少量にするなんてことは言っていないのです。そんなファストフードや外食などのコンビニ食を今日からいくら少食にしたって、いのちが燃えるはずもないでしょう。ここで言いたいことは、先祖が食べ続けてきた日本人が食べるべきものだけを、ほんの少し頂戴しようじゃないの、ということなんですね。

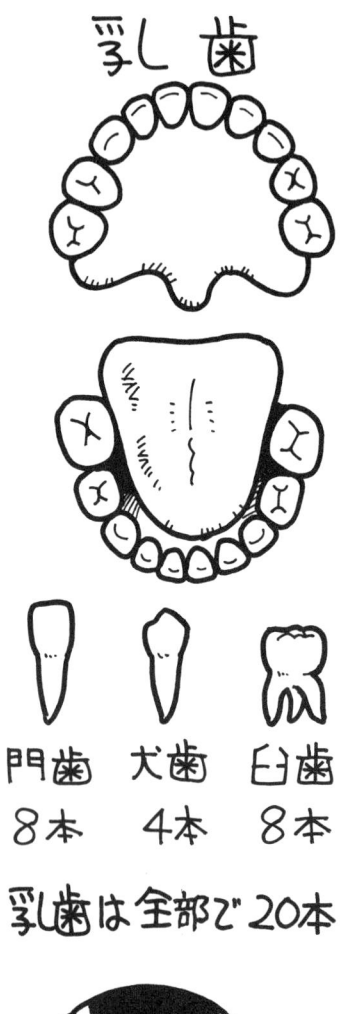

　これが、あなたのいのちを守ります。同時に、人間以外のいのちをも守ります。心の優しいあなたには、この方法、ぴったりじゃありませんか。簡単に述べてみます。まず口を開けましょう。歯が見えます。歯の構造は、歯の種類によって臼歯（きゅうし）が５：門歯（もんし）が２：犬歯（けんし）が１になっていることがよく分かりますよね。「だって、私の歯、アーチされていたり、銀の冠（かんむり）がかぶさっていたり、虫歯ばっかしで、さっぱり分かんな〜い」という人には、ちょっと分かりづらいかもしれません。ふふふ、いままでだいぶ歯をいじめてきましたね。

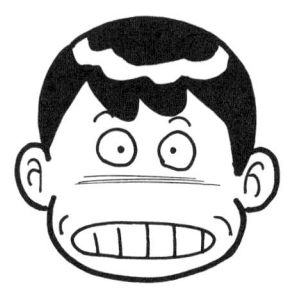

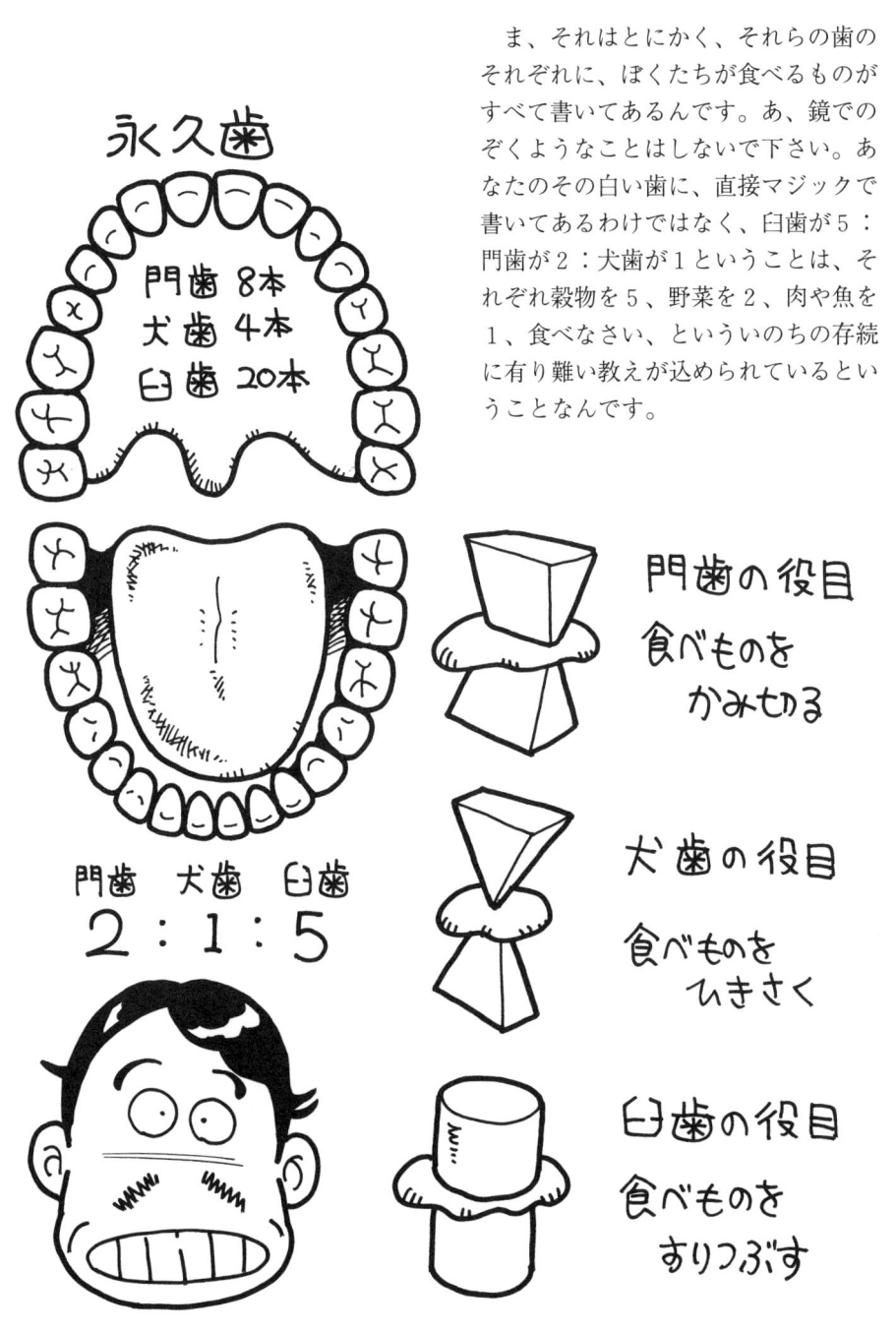

ま、それはとにかく、それらの歯のそれぞれに、ぼくたちが食べるものがすべて書いてあるんです。あ、鏡でのぞくようなことはしないで下さい。あなたのその白い歯に、直接マジックで書いてあるわけではなく、臼歯が5：門歯が2：犬歯が1ということは、それぞれ穀物を5、野菜を2、肉や魚を1、食べなさい、といういのちの存続に有り難い教えが込められているということなんです。

永久歯

門歯 8本
犬歯 4本
臼歯 20本

門歯 犬歯 臼歯
2：1：5

門歯の役目
食べものを
かみきる

犬歯の役目
食べものを
ひきさく

臼歯の役目
食べものを
すりつぶす

ちょっと今日の食卓を眺めて下さい。全体の8分の5が穀物。全体の8分の2が野菜。全体の8分の1が肉や魚ということ。簡単でしょ。でも肉や魚を1食べると言っても、ぼくたちの犬歯は犬などのように立派ではありません。だから、せめて小魚ぐらいがちょうど歯にいい、ということになります。ステーキなどをかじっていては、それだけで自然法則から大きく離れてしまい、体の不調という結果になるのは当然なんですね。お金で食べものを買わない生きものたちは、そんな歯に合わないものは、けっして食べようとしません。

　少食にするには、固いものをなるべく食べるようにすること。そうすると、ほんの少量でも十分お腹がいっぱいになるから不思議。太りません。太っている人は早食いの人が多いでしょう。固いものをよく嚙むと、唾液も十分出ます。唾液にはパロチンという若返りホルモンが多いですから、固いものをよく嚙めば、美人になるかも、ね。

　それに唾液の中にあるペルオキシターゼという酵素に、食べものの中に含まれている発ガン作用を弱める性質があることも分かってきました。固いものを食べるっていうことは、それだけでもあなたの足を洗う熱い"お湯"だったわけです。

　米なら5分づき、できれば3分づき、ええい面倒だ、玄米がいいです。白米より固くて（でも先ほどもいいましたが、豆類をいっしょに入れて炊くと、かなり柔らかくなります）、栄養満点、固さも満点、嚙むことも満点、お腹も満

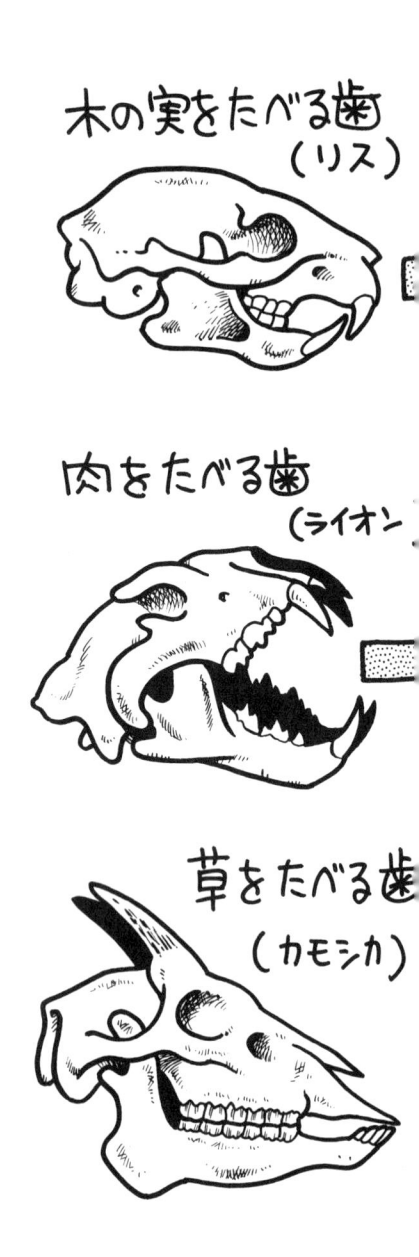

木の実をたべる歯
（リス）

肉をたべる歯
（ライオン）

草をたべる歯
（カモシカ）

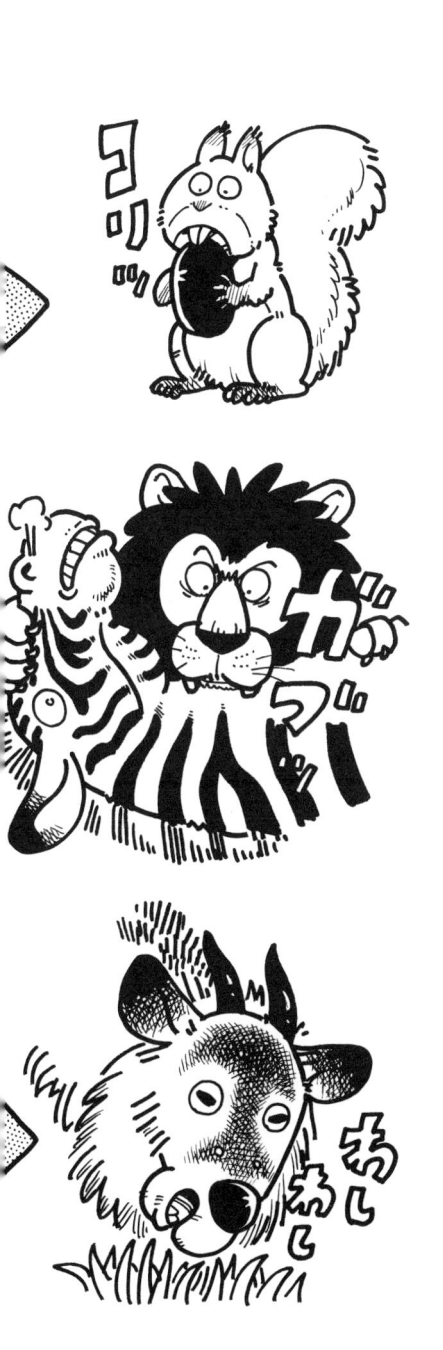

腹（?）ということになるんですね。

しかも少食にすれば、その分、ほかのいのちも助かります。だって、あなたが食べているものが、石油にまみれたコンビニ食などではなく、もしほんものであれば、それらはすべていのちです。そうでしょう。米も野菜も魚も豆もすべていのち。

もし白米をいままで1日6合食べていたとすれば、玄米なら1日3合でお腹がいっぱいになります。それだけ栄養価が高いんでしょうね。体は正直。ぼくなどは1日2合で十分なんですが、そうすると、差し引き3合〜4合分の米のいのちを救うということになりませんか。これだけで、「よし、今日から私、野菜さんや魚さんたちのいのちを救うためにこの食事にする」と決めた心優しいかた、大勢いらっしゃるのでは。

いのちがあるのは野菜でも同じです。全体を食べるように工夫すれば、捨てるところはなくなりますから、大量の野菜は不要になり、無駄ないのちを救えます。魚もそう。小さな魚をほとんど全部いただくようにすれば、大量の魚のいのちを救うことができます。

だから、イワシなどの小魚など、全体が食べられるものだけをいただくようにして下さい。大きな魚の切り身などはその点で薦められません。そうした結果として初めて、あなたのいのちも全うすることができるわけなんです。他者を救い自分も救う。この思想、いんじゃありませんか。少食にするっていう意味、もうお分かりでしょうか。

第6章　コンビニ食から足を洗うための、「お湯と桶」

笑う武器をいつもポケットに持とう。
笑顔一つで、あなたの足が洗えます

その３．笑顔を持つ。これこそ、今日からできることかもしれません。「私、玄米や無農薬のお野菜、いつもいただいているざあますのよ。でも体のお調子がお悪くて、ククク……（泣き声）」。こんな寂しいかた、周りにいらっしゃいませんか。

その人をよく眺めていると、心からの笑いがまったく顔に浮かんでいません。人間はおかしな動物。唯一、笑うことができるんです。楽しいときに笑うのは当たり前。でも、うれしいときだけじゃなく、苦しいとき、悲しいときでさえも笑えるんですね。

その昔、人間を作った創造主が、あまりにも人間を頭でっかちに作り過ぎたため、「し、しまった！　少し脳を不自然に大きく作り過ぎちゃったなあ。これではきっと人間たちは、将来そのために戦争したりして苦しむことになるじゃろうて。よし、それじゃ人間だけに特別、"笑いという武器"を与えてやろうじゃないの」なんて暖かく考えながら、付け足して下さったのだろうなと、ぼくは、思っています。いつもその武器をポケットに入れて歩いているぼくは、闘うときにこの武器をいつもポケットから取り出すのですが、そうすると不思議なことに相手も、ピストルはやめてこの武器に替えてしまうんですね。だから闘いになりません（笑）。

それはともかく、笑うことはそれだけで素晴らしい運動なんです。しかもそれは、なんとお腹を動かす腹式呼吸。他人を注意して見てご覧なさい。泣いている人は胸が上下に動いています。それは胸式呼吸。反対に笑っている人をご覧なさい。お腹が上下に動いているはず。

わざわざ腹式呼吸の体操などをやらなくても、笑う、微笑む、それだけで、ちゃんと健康になる行為を、ぼくたちはしてしまっているんですね。この方法を使わない手はありません。ぼくは、寄席や漫才が大好き。いつもNHKの「真打ち競演」を録音しておき、仕事の合間に聴きながらクスッ、クスッとしては、心を緩めています。もうそれだけで、心の緊張は解けますし、副交感神経も活発化し腹式呼吸にもなっているんですね。

ぼくは、毎朝起きると、「鏡の中の人物」に真っ先に笑いかけます。すると不思議なことに（？）、その人物もぼくを見て笑いかけてくれるんですね。これはうれしい。今日最初に会う人が笑いかけてくれる。これは本当に気持ちがいいもんです。その笑いを、今日一日会う人たちに、お裾分けをする。そうすると、またまた気持ちがいいもんです。皆さんもマネしてみませんか。笑いは、他人にどれだけ譲っても、減りはしません。

もっといいことが、まだまだあります。家族や知人と笑いながら、あるいは微笑みながら食事をすると、それだけで血液がアルカリ性にグンと傾くんですね。こんな不思議なことはないでしょう。たとえ少しぐらい悪いものを外食などでしたとしても、微笑みながら食事をすれば、体が解毒してくれるというわけなんですね。

　反対に、どれだけ無農薬で無添加で、国産で、産直で、などと言っても、神経質の極致のように、眉に縦線を入れて、気むずかしい顔をして、誰もそばには寄れないようなピリピリした雰囲気で黙りこくって食べてご覧なさい。血液は酸性に向かってダダダッと全速力で駆けてゆき、せっかくのいい食べものも、あなたの血や肉にならないというわけなんです。笑顔を持つっていう意味、もうお分かりでしょうか。

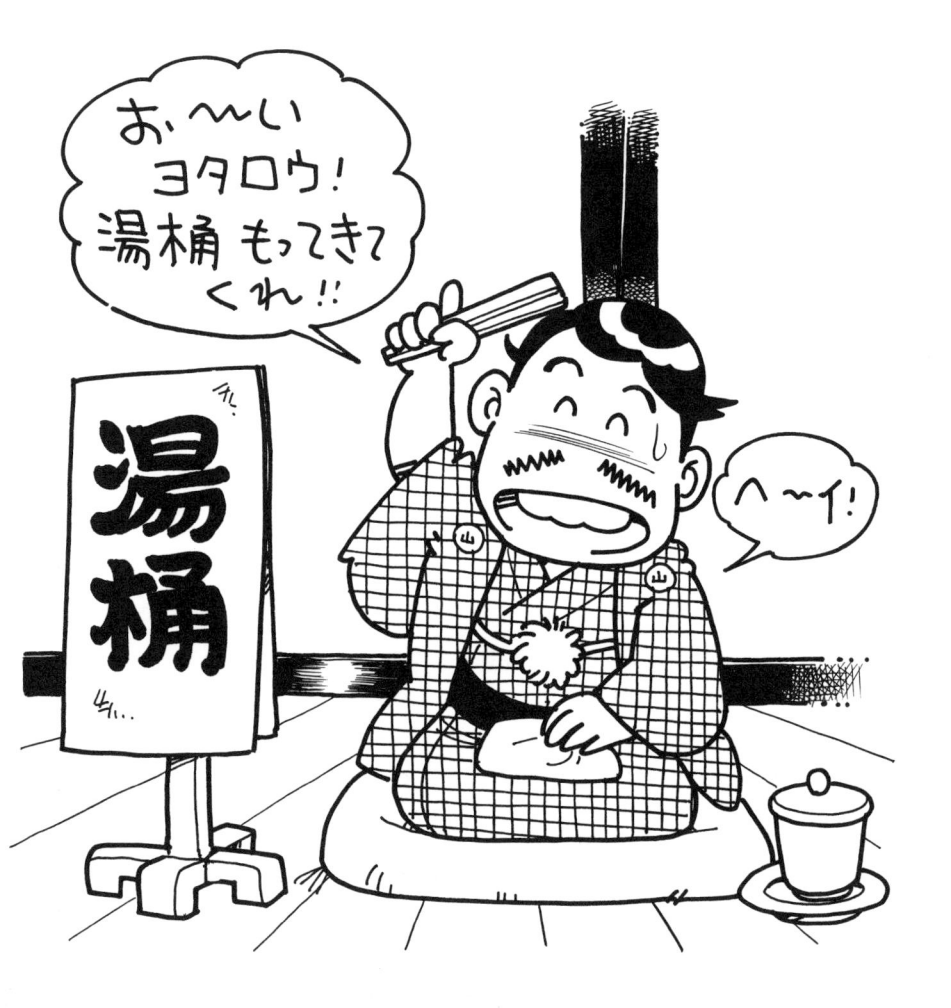

周囲の花を見よう。空の雲を見よう。
速度ダウンで、あなたの足が洗えます

　その４．スピードを落とす。いままでの暮らしのスピードを、ほんの少しばかり落としてみましょう。クルマを運転されるかたは、お分かりでしょう。アクセルを踏み込みます。その瞬間、目はどこを見るようになりますか。

　速度計の針が右回りでグ〜ンと動いてゆきます。そうすればするほど、目は遠くの一点を凝視するだけです。道の両側に咲いている小さな花の色や、木々の姿、家々の窓下に飾られた花壇、すれ違う人たちの表情、犬やネコの動き、空の雲の動きなどの状況が、まったく見えなくなります。周囲に存在しているすべてのものが目に入らなくなるんですね。

　人生も同じ。そして毎日の暮らしもまったく同じ。皆さんのいままでのスピードを、少しずつ落としてみて下さい。勇気がいります。でもきっと、もっとほかに価値あるものが見えるようになると思います。コンビニ食で明け暮れていたスピードを緩めて下さい。小さないのちの存在などが気になるじゃありませんか。

　中身も分からないコンビニ食を頬張りながら、目をディスプレーに固定し、パソコンのキーボードをスピードを上げてタタタと無意識に打ちながら、気が付けば、生身の人間と心から話したこともない。これって、やはりおかしいなと気付くようになってほしいんです。

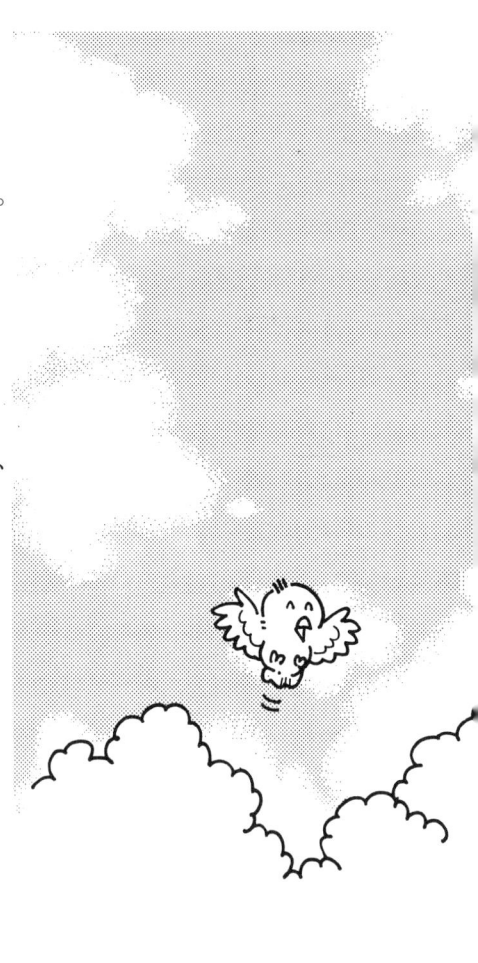

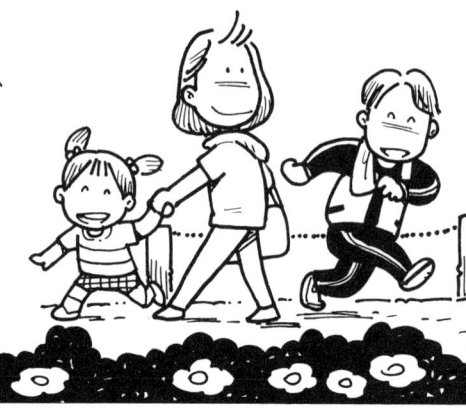

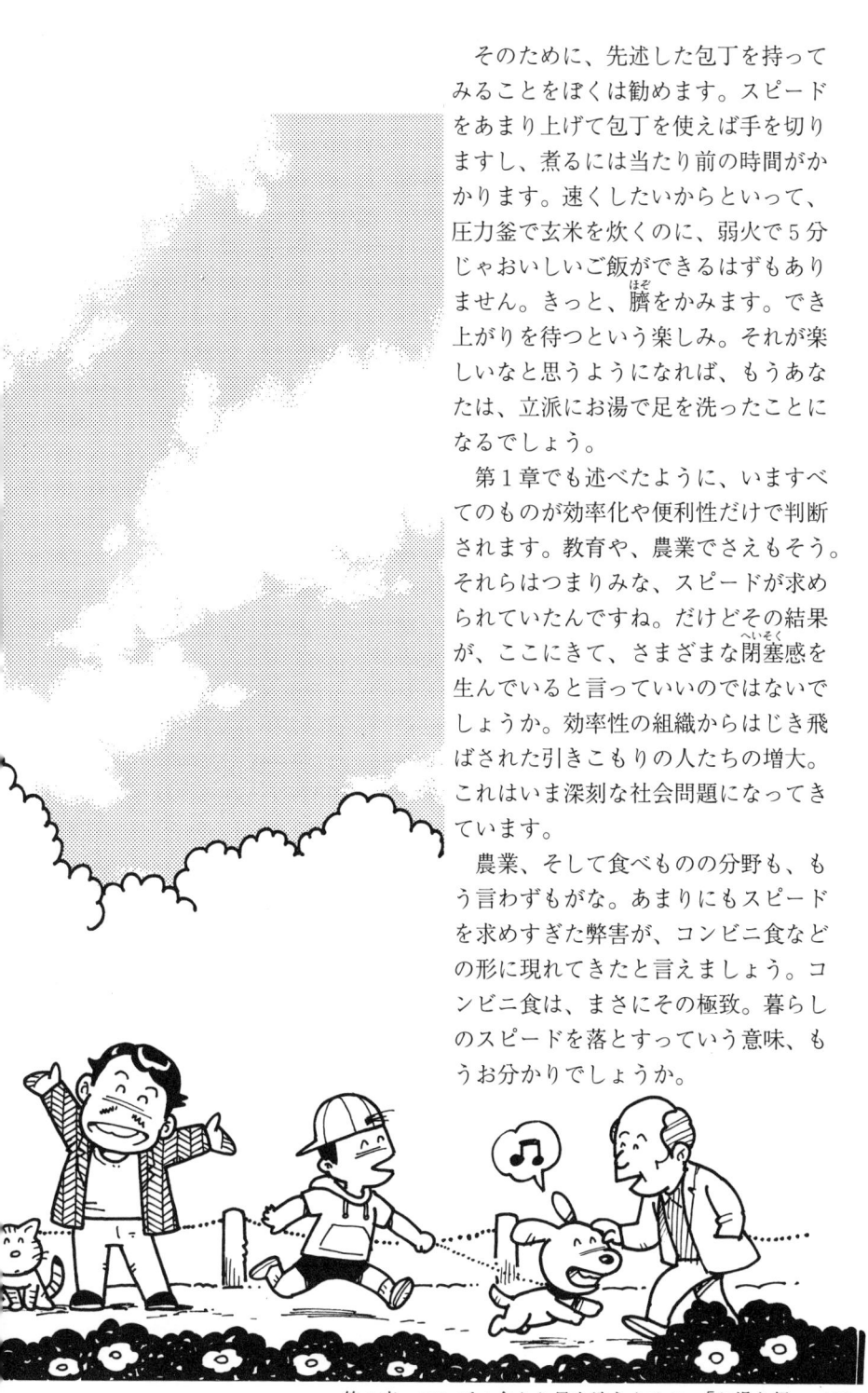

そのために、先述した包丁を持ってみることをぼくは勧めます。スピードをあまり上げて包丁を使えば手を切りますし、煮るには当たり前の時間がかかります。速くしたいからといって、圧力釜で玄米を炊くのに、弱火で5分じゃおいしいご飯ができるはずもありません。きっと、臍をかみます。でき上がりを待つという楽しみ。それが楽しいなと思うようになれば、もうあなたは、立派にお湯で足を洗ったことになるでしょう。

　第1章でも述べたように、いますべてのものが効率化や便利性だけで判断されます。教育や、農業でさえもそう。それらはつまりみな、スピードが求められていたんですね。だけどその結果が、ここにきて、さまざまな閉塞感を生んでいると言っていいのではないでしょうか。効率性の組織からはじき飛ばされた引きこもりの人たちの増大。これはいま深刻な社会問題になってきています。

　農業、そして食べものの分野も、もう言わずもがな。あまりにもスピードを求めすぎた弊害が、コンビニ食などの形に現れてきたと言えましょう。コンビニ食は、まさにその極致。暮らしのスピードを落とすっていう意味、もうお分かりでしょうか。

第6章　コンビニ食から足を洗うための、「お湯と桶」

ほかにもお話ししておきたいことはあるのですが、紙幅が尽きました。

もう数カ月前になりますか。都心の大きな公園の中にある砂場近くを歩いていましたら、道のちょっと見えない草の陰に、子どもが落としていったのでしょう、プラスチック製の赤いオモチャのシャベルが落ちていました。

ところがつい先日、同じ道を久しぶりに歩きましたら、まだそれはそのままの形でそこにあるんですね。何カ月も経っています。まあ、当たり前のことなんでしょうが、ゴミ清掃員が掃き忘れたのか、偶然にそのままだったんです。素朴に驚きました。枯れ葉だと微生物たちが黙ってはいません。彼らはプラスチックを見ても知らん顔なんですね。

プラスチック製品というものが、土に戻らずに、いつまでも同じ方向を向いたまま同じ姿でそこにある、という驚き。

プラスチックは、誰かが動かさない限り、その場所に100年、いや200年、いやほぼ永久に存在します。ぼくたちがこの世から消えても、孫がいなくなってもそのままでしょう。枯れ葉や死骸のように、微生物たちが親切に分解などはしてくれないんですね。この怖さ。この気味悪いほどの正確さ。

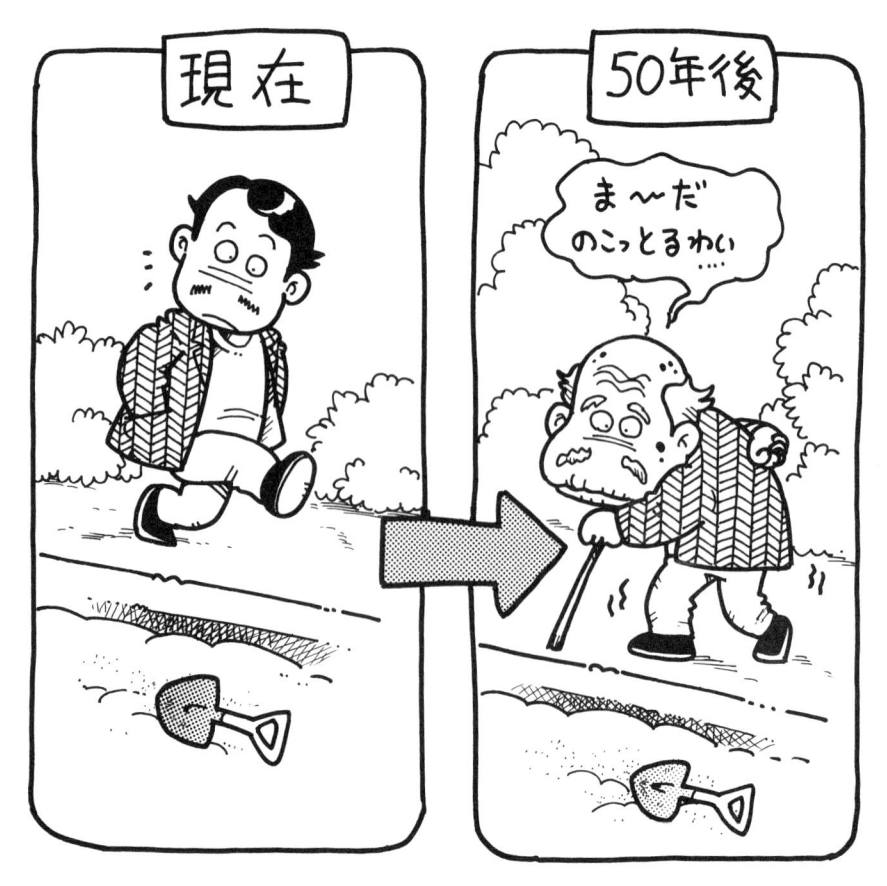

皆さんが何か購入する場合にも、このことをいつも考えていてほしい。第３章でも述べたように、「これを土の上に置いておけば、はたして地球に還るものなのかしらん。それとも、私が死んでしまった100年後も、ここにこのままあるのかしらん」と、頭の片隅でチラリとでも考える習慣を持って下されば、ずいぶんと地球はきれいになるのでしょうね。

　日本を自分の部屋だと思って下さい。畳の上にゴミを積み重ねてゆけばどうなりますか。そのうち満杯になります。臭くなります。国際協定で、ゴミは外国に輸出できませんから、この日本はゴミの山になるだけなんですね。2003年現在、あと10年ほどで日本列島は、ゴミを埋める場所がなくなるとさえ言われているんです。

　少しでもゴミにならないものを選びたい。コンビニ食の容器が土に還るかどうか。たとえよく言われるように、塩素を含まなければそれで"地球に優しい"のかどうか。違うのです。たとえ塩素などを含んでいなくても、ゴミを燃やせば、多環芳香族炭化水素（PAH）といううれしくない物質が生まれます。PAHを代表するのが、あの悪名高い発ガン性物質ベンツピレン。

　たとえ使い捨ての紙容器でも、燃やせばそれは害になるんです。コンビニ食は、使い捨て思想の極致ではありませんか。小口にすればするほど、ゴミになる。ペットボトルをいつも持たなくては生きていけませんか。弁当の容器や割り箸は使わなくてはなりませんか。先述した「包丁を持つ」ことで、それらは変化しませんか。ドイツでは、環境に負荷を与えるということで、国民は缶ビールより瓶ビールを求めているんです（2004年２月現在）。企業も生産を減らしているようですね。

　どうか、日本を自分の部屋だと思って下さい。すべてはそこから始まります。その結果、皆さんのいのちも美しくなるんですね。その材質がスチレンだの、塩ビだの、ペットボトルだの、缶だのなんて、大層なことをとやかく言わなくても、あなたがそこを去ったあとに「何も残さないぞ」、という当たり前の習慣さえ持つようになれば、多くのかたの足がきれいになるのではないですか。

　この、「あなたが去ったあとに何も残さない」という考えこそ、コンビニ食になじんだ足を洗う立派な「お湯と桶」になるんじゃないかと、ぼくは思っています。

　あなたの足を洗う「お湯と桶」、少しはお役に立ちましたでしょうか。

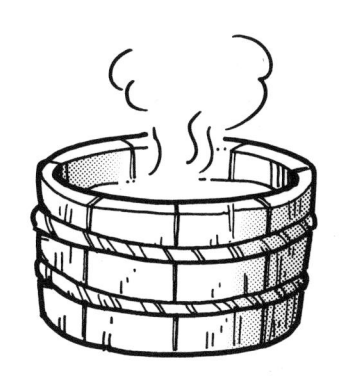

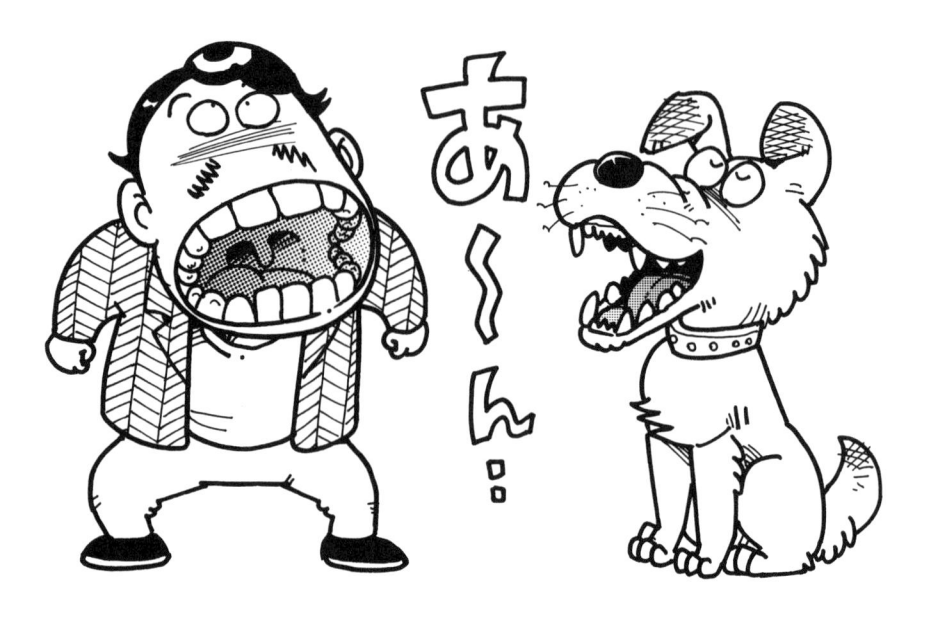

⦿いのち腹ぺこクイズ【7】⦿
（答えは173頁）

Q1) 足を洗うための「お湯と桶」の一つに、包丁を持つことがありましたね。それはいったい、何のためなんでしょうか。
1. 包丁をいつも 懐（ふところ）に抱いていると、暴漢に襲われたときに役立つから。
2. 自分の配偶者（夫や妻）に、いつでも料理をさせることができるから。
3. 自分の食べものを自分で料理するために持つ。そうすれば、野菜や魚にいのちがあることなども、いつでも実感できるから。

Q2) 歯の種類を見れば、ぼくたちが何をどの割合で食べればよいのか分かりましたね。臼歯と門歯と犬歯の割合は、どれぐらいでしたか。
1. 5：2：1
2. 3：3：2
3. 2：4：2

あとがき

宮沢賢治の言葉っていいよね。
「農は国の基なり――」

　先日、都心のカフェで、歩道が見える席に座って、原稿書きをしていました。ふと見ると、その歩道で、3歳ぐらいの女の子が顔を水平に上に向けて、母親に何かをねだっているんですね。ガラス越しですので声は聞こえません。でもきっと、「抱っこぉ」なんて言って母親を困らせているのでしょう。

　仕方ないわね、という顔して母親は、ヨイコラショとばかりに女の子を抱えて歩いて行きました。その抱っこされた女の子の顔は、母親とは反対の後ろのぼくのほうを向いています。その顔、なんともうれしそう。「やったぁ」とばかりに、満面に笑みを浮かべているんですね。

　ぼくは思わず、その幸せそうな笑顔に応えて手を振りました。その女の子、驚いたようでしたが、恥ずかしそうに、ちょっぴりとそのモミジのような可愛い手を振って応えてくれました。でも、"ぼくたち2人の関係"は、母親には見えません。少し幸せになりました。きっと、その女の子もそうなんでしょうね。人って、うれしいときには、笑顔などで誰かにそれを分け与えたくなるもんなんです。ぼくはただ、それに応えただけ。

　この女の子がそのとき感じたような幸せを、いつまでも持続してほしい。この子が将来、コンビニ食なんかでいのちを削ってほしくはないなぁと、子ども好きのぼくは本当にいまそう感じています。でも日本の食べものの状況は、なんとも深刻です。皆さん、それが見えないだけ。いや見ようとしないだけ。世界でも異様な状態だと言っていいと思います。

　たとえば、日本人全体のいのちが、アメリカの巨大穀物商社「カーギル社」などという一企業の手の上にのっかっているなんて、想像できますか。外国の一企業に、ぼくたちの大切ないのちをゆだねる。日本の酪農への動物飼料、それに種子、はたまた大豆製品にいたるまで、ほとんどの食品に同社は手を染めて支配しているんですね。日本人には為すすべもない。先ほどの女の子のような未来のいのち、そして現在の日本人のいのちの基、食べものを、すっかり外国に頼っている異様な国、ニッポン。

　いくらコンピュータを操る能力に長けていても、肝腎のそれを操る人間が壊れている。そんな現実を知るにつけ、本書では、ただ単に、食べものだけ、コンビニ食だけを述べたつもりではありません。そんなぼくたちの暮らしの背景に何があるのか、誰がいるのか、それらを、もう一度見つめ直そうよ。そして暮らしをシンプルにし、心をもっと暖め合おうよ。ぼくはそんな気持ちで本書を書き上げたつもりです。

　宮沢賢治は、「農は国の基」と言いました。いいことを言いますよね。サムサの夏（賢治の言葉。寒い夏のこと）や日照りのときに、東北の大地にへば

りついて頑張っている農民の姿。自分のいのちを自分で守る。そこに、賢治は人間としてのプライドを感じていたんですね。外国に食糧をすっかりゆだね、毎日コンビニ食を頬張っているぼくたちに、その思いが一片でもあるのかどうか。いつも自分に問いかけたいなと、ぼくは思います。

農業は気候に大きく左右されます。その対策を地道にせずに、すべて外国に依存するようないまの政策は、やはりヘンだと思うんですよね。いまの政府は、夏に冷害が起こって米が穫れなくなれば、「しめた、古々米を処理するチャンスだぞ」ぐらいにしか思っていないのではないですか。農民たちの涙を、汗を、どれぐらい自分のこととして実感しているのか。

食べものをおろそかにし、粗末にし、大地を外国に売り渡すような国に、ぼくはいつもあ然としているんです。賢治が生きていたら、何と言って嘆くのでしょう。「このあほんだらめ。ワシらの地道な努力をコケにしよって。ワシャもう知らんで！」なんて、叫ぶのでしょうか（あ、賢治は関西弁じゃなかった）。

少年Aが卒業文集に貼り付けた
　　尾崎 豊の歌詞コピー「15の春」

そんな賢治が、「ほら、ワシの予測したとおりじゃろうが」とため息をつくかのような寒い事件が、21世紀に入ってこのところ、日本列島の各地で噴き出しています。

2003年8月、埼玉県の熊谷で起こった4人を拉致殺傷した事件もそうでした。15歳の少年と16歳の少女。この二人がこの事件の主役だったのです。やりきれなさを感じます。悔しさでつい唇を噛んでしまいます。

第1報を聞いたときのぼくの心境。想像できますか。か細いぼくの心は激しく動揺し（本当は、心臓に鋼のような毛が生えているとよく言われますけれど）、頭の中は真っ白になって考えることさえ不可能になりました（もともと空っぽなんですが）。

子どもたちに責はない。ぼくはそう思います。だっていまの社会、ぼくたち大人自身が操縦しているのじゃありませんか。違いますか。あなた自身がハンドルを握り、子どもたちは、日本というバスに乗せられ、ただ心地よく揺られているだけ。アクセルやブレーキ、ハンドル操作を間違えて、迷路に入り込んだぼくたち大人の運転の仕方こそが、いま真剣に問われているのではありませんか。

事件が起こるたび、大人たちは、冷ややかな目を注いで非難の指を子どもたちに突き刺します。でもその指をよく見て下さい。その人差し指を除いた3本の指。それは間違いなく、指を指す本人に向けられているのです。大人のあなたが悪い。絶対に悪い。人間として生まれてきたはずの子どもたちは、誰がみずから好きこのんで他人を傷つけましょう。誰が好きこのんで涙を求めましょう。

この事件は、殺人の実行犯こそ26歳のある男だったのですが、その原因はなんと、15歳の少年と16歳の少女にあ

ったんです。その少女と交際していたある28歳の男性を、この男がまず殺し、それを見ていたというだけでまったく何の関係もない3人の女性を、少年と少女たちが拉致して殺したり重傷を負わせたという、本当に悲惨な事件でした。

この15歳の少年は、この年の春に中学校を卒業したと言います。小学5年のときに両親が離婚。そして引き取られた母もまもなく病死しました。あとは児童養護施設や祖父母宅を転々。結局、いとこが保護者となって、1日2000円の食費を与えられてアパートでひとり住まいをしていたというんですね。

日ごとに学校への欠席数は増え、教師が母親の話をしたら、ただ一言「死んだ」と言って涙をためていたそうです。そして卒業文集には1行も書かず、その替わりにただ1枚、尾崎豊の「15の春」の歌詞コピーが、紙の上に貼り付けてありました。

その歌詞。
「……とにかくもう学校や家には帰りたくない　自分の存在が何なのかさえ解らず震えている15の夜」。

彼の気持ちが、痛いほど分かりませんか。彼を支えてくれる大人の顔が見えない。彼をみつめてやれる大人がいない。つらいです。

16歳の少女もそうでした。小学6年のときから髪を染めて金髪にし、中学3年の6月に家出をしたんです。そして最後は、自立支援施設で卒業するのですが、周りの大人に対する不信がこのような事件を生んだのじゃないかと、ぼくは思っています。

文部科学省の発表によれば、中学卒業後に就職も進学もしない子が、なんと、全国で約2万人もいるんですね(2003年現在)。この少年と少女も、やはり無職でした。社会のどこにも彼らを受け止めてくれる職場がない。涙を落としに帰る故郷もない。心を暖めてくれる懐もない。慰めてくれるはずの大人もいない。そしてもちろん彼らの周囲には、人間の心を作る大切な、毎日の食べものなどについて真剣に話してくれる人たちもいなかったことでしょう。

親も、教師も、周囲の大人たちも、その意味ではみな同罪です。もちろんぼくも。中学校を卒業して、何もしていない15歳が、毎年毎年全国に2万人もいて、心寂しく暮らしているなんて、こんな寒々しい社会を誰が想像したでしょうか。

学校と違って、社会には卒業式はないのです。彼らは一生、いま述べたような事件に巻き込まれる心配を抱え込みながら、大人不信の中で生きてゆく。こんな社会を、世界に向かって誰が先進国だなんて言えますか。

そんな彼らの食べたり飲んだりするものについても、毎日のTVのCMを見るまでもなく、必要なものは知らされず、まったく不必要なものばかりが誇張されて宣伝され、その影響を受けてなおさら心も体もすさんでゆく。この悪循環をぼくたちはどう解けばいいことでしょう。

「アミノ酸飲料？　なんじゃらほい」
きっと賢治なら、こう言うだろうなあ

　そうそう宣伝と言えば、よく巷(ちまた)で叫ばれているあの「アミノ酸飲料」。まあ、本書をすでにお読みになられた皆さんに対してなら、ぼくがこんなものにいまさら、どうのこうの言うことはないのかもしれません。でも、次々にこのような"人造食品"を発明する企業の群れ。その裏側に隠されたもくろみを、もうそろそろ全国民で気づきたい。

　たとえば、「燃焼系(ねんしょうけい)アミノ式」（サントリーフーズ）なんて、まるでエンジンを燃焼させる部品みたいな名前ですが、何のことはない。果糖や液糖にグルタミン酸ナトリウムなどのアミノ酸系を混ぜて、それに甘味料(かんみりょう)までも添加したペットボトル入りの工業製品じゃないですか。

　何が新鮮なのでしょう。何を燃焼するのでしょう。まさかこんなものを飲むだけで、たちまち健康になるなんて、当の企業でさえ思っていないに違いありません。ボーッとした国民、とくに若い人たちに、何か飲ませるものはないかなあと知恵を絞ったあげく、こんなものを"発明"したのでしょう。国民も翻弄(ほんろう)されたものです。

　それに「アミノサプリ」（キリンビバレッジ）。これには、疲れたくない、太りたくない、キレイな肌でいたい……なんていうコピーが踊っていますが、これもなんのことはない、砂糖にグルタミン酸ナトリウムなどを混ぜて、香料を加えたものじゃありませんか。何が目新しいのでしょう。

　こうした人為的に作られた化学物質を体に入れて、多くのかたは喜んでいらっしゃる。でもこのアミノ酸飲料も人工的。ビタミン剤だって人工的。カルシウム錠さえ人工的。すべて体外で作られたものです。たとえ体内の組織と同じ名前が付いていても、それらはけっして、体内に存在するものとそっくり同じものではないんです。

　本文でも書きましたが、たとえばカルシウム錠だけ体内に入れると、マグネシウムとの比率が２：１でなければ、かえって体内にあったカルシウムは体外に放出されるんでしたね。何にでもバランスがあります。何かが不足だからと言って、それだけを無理矢理体内に詰め込むのは工業的な発想。体はけっして機械ではなく、ぼくたち自身でさえまだまだ解明できない神秘的な存在なんですね。そのあたりをしっかり押さえておきたい。サプリメントなどに飛びつくのは、ぼくにとっては本当に滑稽(こっけい)な光景です。この「アミノ酸飲料」とやらも、その意味でサプリメントなんですね。

　ぼくは本書で、食べものや飲みものは、あくまで"保守的に"と述べました。先祖たちが大事に食べてきたものを頑固に守ってゆきたい。先祖たちはこんな「アミノ酸飲料」なんかはけっして飲んではいなかったでしょう。本書の第６章でも述べたように、穀物や豆類を５、青菜類を２、小魚などを１の割合で毎日食べ続ければ、まったくこんなものに大枚をはたく必要はないはずです。

そんな大切なことにはまったく手を抜き、どうでもいいことに大切なお金をつぎ込んで、そして心と体を壊す。そしてそのあげく健康が心配になってこんな新しい"人造食品"を体に入れる。こんな寂しい悪循環の発想は、本書の読者ならいま金輪際(こんりんざい)捨てて下さい。ぼくが本書の中で述べたようなほんものの暮らしは、お金がかかりません。むしろ、医療費などが不必要になるだけ皆さんの懐(ふところ)は心だけでなく、金銭的にも暖かくなるかもしれません。

コンビニの棚には、このような人造飲料水だけでなく、いまの食事情がいっぱい詰まっています。そのため、ぼくはよく"視察"と称してのぞきに行くんです。自分では自分のことをいつも無口だと思っているのですが(?)、なぜか一言二言口数が多くて(どこが無口)、どこの店長さんや店員さんたちともすぐに親しくなりすぎて、ちょっと困ってしまうことはあるんですがね。

そのため、心がちょっぴり痛むこともしばしば。でも長い目で見れば、彼ら真面目に働く人たちのためにも、全国の店がいい食材に替えて行ってくれることをいつも望んでいるんです。

そして、あの少年少女のような行動に走る若者を、一人でも二人でも少なくしたい。それこそぼくたち大人の責任じゃありませんか。ぜひ本書を注意深くお読みになり、熱い心を持っていらっしゃる皆さんといっしょに、手を取り合って協力したいなと思っています。

ここまで読んできて下さり、ありがとうございました。ぼくのつたない文章で、きっと笑い転(ころ)げながら、頁を繰ってこられたのでしょうね。でもたった一つでもいい、何かが本書から皆さんの心にポ〜ンと忍び込み、しっかりと離れずにしがみついてくれればうれしいな、とぼくは思っています。

いくら人間が、情報社会などという複雑な仕組みをこしらえたとしても、そんなものは、ほかの生きものたちにとっては笑止千万。いのちの根幹は、単純なものなんです。彼らに聞いてみれば、そんなことすぐ分かるでしょう。彼らは、自分の大切ないのちを守る食べものをいかにして確保するか、いつも真剣に考えて生きています。一歩譲っても、いのちがもはや宿っていないコンビニ食なんかを求めようとはしないでしょう。その寸前までいのちの宿っていたものを求める。その意味で、まったく無駄なことはしません。

ぼくたちのように、ついでに「じゃ、何かメシでも食うかい」じゃなく、「いざ行かん。いのちの基の食いものを捕らえに、いざ行かん」なんですね。この迫力。この真剣さ。この違い。人間も、本来は同じじゃありませんか。

本書では、皆さんの脇腹を、ちょっぴりくすぐりながらお話をしてきました。皆さんがこれから歩まれる人生の道の両側に、ハッピー色をした花を1輪でも2輪でも添(そ)えることができたとすれば、ぼくは本望です。

皆さんの歩む人生街道(かいどう)の両側に、
ハッピー色した花をズラリ咲かせたい
　　　　　　　　　　　山田博士

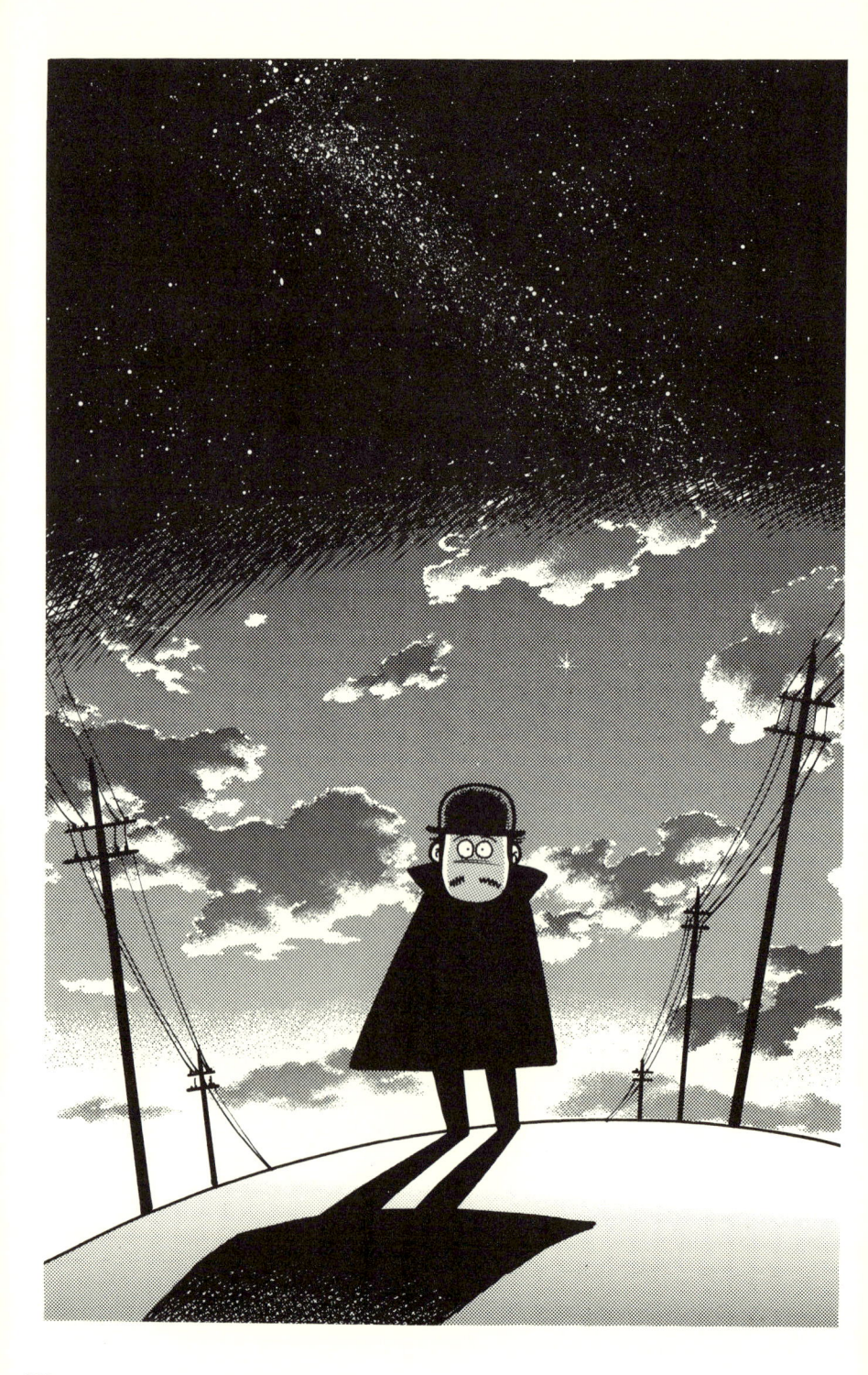

参考資料

出所 1 :『子どもと健康』73号、2003.4.30、瀧井宏臣論文 "摂食障害、その不気味な蔓延"
出所 2 :『農民』511号、2001.10.8、"中国・黒龍江省の米作り"
出所 3 :『朝日新聞』2003.10.2、"中国エビから抗生物質"
出所 4 :『朝日新聞』2003.10.28、"あふれる窒素どうする"
出所 5 :『丸元淑生のスーパーヘルス』丸元淑生著、新潮社、1988.11
出所 6 :『日常茶飯事』2003.10月号、佐藤章夫論文 "牛乳と日常茶飯"
出所 7 :「NHKラジオ」2001.12.12（17：20前後放送）
出所 8 :『白髪は体の赤信号』高橋由美子著、主婦の友社、1982.10
出所 9 :『環境ホルモンから子どもを守る』マイケル・スモーレンほか著、コモンズ、1998.10（検査は日本食品分析センター）
出所10 :『食品と暮らしの安全』113号、1998.9.1（検査は日本食品分析センター）
出所11 :『北のくらし』362号、1998.12.31
出所12 :『生活と自治』2002.7月号

◉いのち腹ぺこクイズの答え◉

【1】　Q1）2　　Q2）3　　【5】　Q1）3　　Q2）1
【2】　Q1）3　　Q2）2　　【6】　Q1）3　　Q2）3
【3】　Q1）2　　Q2）2　　【7】　Q1）3　　Q2）1
【4】　Q1）3　　Q2）1

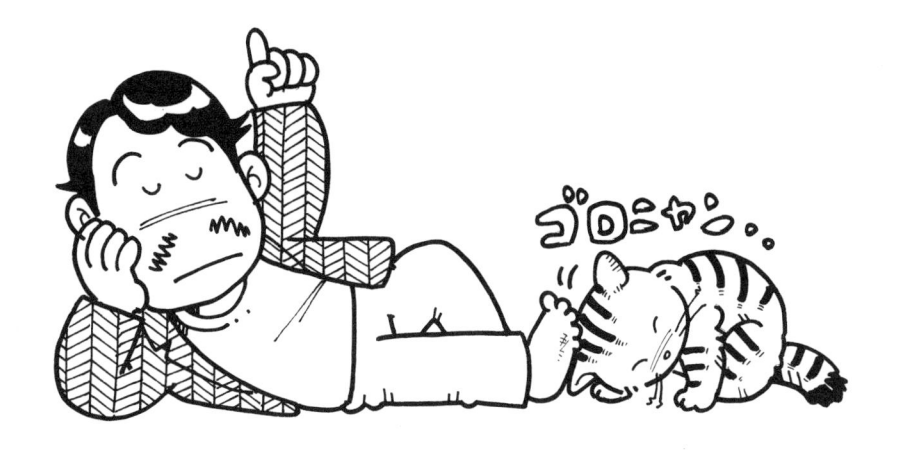

ニッポン人の心と体を救う初めての、連載小説マガジン
月刊『お馬鹿なファストフード』
―― FOOL　FAST　FOOD ――

　本書の中で述べてきたような事実を、毎号、持続的に楽しむことができる小さな月刊誌をぼくは発行しています。コミカルな連載小説のスタイルですので、毎号が待ち遠しくなり、知らぬ間に暮らしが変わるようになるでしょう。ご家族で、学校で、ぜひお読み下さい。保存されると「宝物」になります。

　病気で父を亡くした女子高生が主人公。コンビニ食やファストフードがいかに心と行動に影響を及ぼすか、なんと商品名を実際に挙げて公表しています。作者は、山田博士。保存のできる楽しいイラスト入りの「郵送版」と、お気軽な「メール版」とがあります。全国の学校や家庭に配信中ですが、連載小説ですので、いつでも話の最初の号からお送りします。「郵送版」は5回分が2500円（送料含む）、「メール版」は10回分が1500円。詳しくは下記のHPを。あるいは、下記の事務所までご連絡下さい。毎回お楽しみに。

●以下については、ぼくの事務所までご連絡下さい。（HPもどうぞ）
・「いのち運転教習所」は、通信制の教習所。全10回で、いのちの運転の仕方を、ぼくが実際に添削してお話ししてゆきます。修了生には「いのち運転免許証」を授与。修了生が各地で活躍しています。中学生以上ならOKです。
・自然派「子ども板前」養成塾は、親子一組の参加が原則。包丁を子どものときから持ってもらうための、一生役立つ料理教室。ぼくがお話と実技を行います。小4以上ならOK。お一人でも欠員があれば可。独身のかたもどうぞ。
・「博々亭（ひろびろてい）」は、1985年から続いている山田の読者の会。いろいろな職種のかたが集います。毎月最終土曜日の3時から5時まで（7月と12月はのぞく）。場所は東京・恵比寿の店。無料ですが、定員制ですので、お問い合わせ下さい。こんなぼくですが、膝を突き合わせてお話ができます。中学生も参加されますよ。お葉書下されば、空席があるかどうかご連絡します。

事務所：〒107-0052　東京都港区赤坂2－10－15
宮原第2ビル3階　山田博士（ひろし）いのち研究所
電話　03－3589－2658　FAX　03－3505－3363
URL：http://www.kt.rim.or.jp/~setu/yama.shtml

略歴

山田博士●文
やまだひろし

1947年、福井県小浜市生まれ。18歳で上京し、大学時代は大学新聞編集長を務める。当時、復帰前の沖縄に"パスポート"を携えて渡り、当地のすさまじい現状を視察して、後の人生に大きな影響を受ける。卒業後はいくつかの出版社に勤務し、政官財や医療、教育関係の知己を得る。1975年、『暮しの赤信号』をノースポンサーで発行。主な著書には、『脱コンビニ食！』(平凡社新書)、『あぶないコンビニ食』、『続あぶないコンビニ食』、『外食店健康度ランキング』(ともに三一新書)など。日本危機管理学会会員。山田博士いのち研究所主宰。

熊谷さとし●絵
くまがい

1954年、宮城県仙台市に生まれる。漫画家、村野守美氏に師事し、学習漫画家として活躍中。一方、趣味のフィールドワークが高じて、動物専門学校やカルチャーセンターで「野生動物ウオッチング」の講師も務める。野生動物観察会、講演会を続けながら「環境教育」に力を注いでいる。代表作品『エイズって何だろう？』(ポプラ社)、『ちいさな動物学者のための観察ブック』(ブロンズ新社)、フォー・ビギナーズ・サイエンス『誰もがかかる化学物質過敏症』(現代書館)他多数(現在150冊)。

FOR BEGINNERS SCIENCE ⑪
最新 危ないコンビニ食

2004年4月10日　第1版第1刷発行
2008年5月25日　第1版第2刷発行
文・山田博士
絵・熊谷さとし
装幀・足立秀夫

発行所　株式会社現代書館
発行者　菊地泰博
東京都千代田区飯田橋3-2-5
郵便番号 102-0072
電話 (03)3221-1321
FAX (03)3262-5906
振替 00120-3-83725
http://www.gendaishokan.co.jp/

写植版下・太平社
印刷・東光印刷所／平河工業社
製本・越後堂製本

©Printed in Japan, 2004
制作協力　岩田純子
定価はカバーに表示してあります。
落丁・乱丁本はおとりかえいたします。
ISBN4-7684-1211-4

FOR BEGINNERS SCIENCE

20世紀は科学の時代と言われた。しかし、21世紀は近代科学の反省の時でもある。それは、先端科学の成果が、必ずしも人類の未来を見定めたものではないのではないか、という反省である。反省とは否定ではない。もう一度考え直すということだ。私たちには分かっているようで、実は曖昧なことが多い。先端科学は、凡人には理解不可能なものなのだろうか？　このシリーズは、健康を中心に、私たちが日常的に享受している科学の成果を根本から問い直し、安全な生活を提案してみようとして企画された。(定価各1500円＋税)

既刊
①電磁波
②遺伝子組み換え(食物編)
③新築病
④誰もがかかる化学物質過敏症
⑤遺伝子組み換え動物
⑥最新 危ない化粧品
⑦遺伝子組み換え イネ編
⑧プラスチック
⑨資源化する人体
⑩最新 危ない水
⑪最新 危ないコンビニ食

FOR BEGINNERS シリーズ(定価各1200円＋税)

歴史上の人物、事件等を文とイラストで表現した「見る思想書」。世界各国で好評を博しているものを、日本では小社が版権を獲得し、独自に日本版オリジナルも刊行しているものである。

①フロイト
②アインシュタイン
③マルクス
④反原発*
⑤レーニン*
⑥毛沢東*
⑦トロツキー*
⑧戸　籍
⑨資本主義*
⑩吉田松陰
⑪日本の仏教
⑫全学連
⑬ダーウィン
⑭エコロジー*
⑮憲　法
⑯マイコン
⑰資本論
⑱七大経済学
⑲食　糧
⑳天皇制
㉑生命操作
㉒般若心経
㉓自然食*
㉔教科書
㉕近代女性史
㉖冤罪・狭山事件*
㉗民　法
㉘日本の警察
㉙エントロピー
㉚インスタントアート
㉛大杉栄*
㉜吉本隆明
㉝家　族
㉞フランス革命
㉟三島由紀夫
㊱イスラム教
㊲チャップリン
㊳差　別
㊴アナキズム*
㊵柳田国男
㊶非暴力
㊷右　翼
㊸性
㊹地方自治
㊺太宰治
㊻エイズ
㊼ニーチェ
㊽新宗教
㊾観音経
㊿日本の権力
(51)芥川龍之介
(52)ライヒ
(53)ヤクザ
(54)精神医療
(55)部落差別と人権
(56)死　刑
(57)ガイア
(58)刑　法
(59)コロンブス
(60)総覧・地球環境
(61)宮沢賢治
(62)地　図
(63)歎異抄
(64)マルコムX
(65)ユング
(66)日本の軍隊(上巻)
(67)日本の軍隊(下巻)
(68)マフィア
(69)宝　塚
(70)ドラッグ
(71)にっぽん(NIPPON)
(72)占星術
(73)障害者
(74)花岡事件
(75)本居宣長
(76)黒澤　明
(77)ヘーゲル
(78)東洋思想
(79)現代資本主義
(80)経済学入門
(81)ラカン
(82)部落差別と人権Ⅱ
(83)ブレヒト
(84)レヴィ-ストロース
(85)フーコー
(86)カント
(87)ハイデガー
(88)スピルバーグ
(89)記号論
(90)数学
(91)西田幾多郎
(92)部落差別と宗教
(93)司馬遼太郎と「坂の上の雲」
(94)六大学野球
(95)神　道
(96)新選組
(97)チョムスキー

以後続刊　＊は品切